儿科常见病的诊断与治疗

ERKE CHANGJIANBING
DE ZHENDUAN YU ZHILIAO

主 编 刘景珍 袁高乐 李绍鹏 等

U0891085

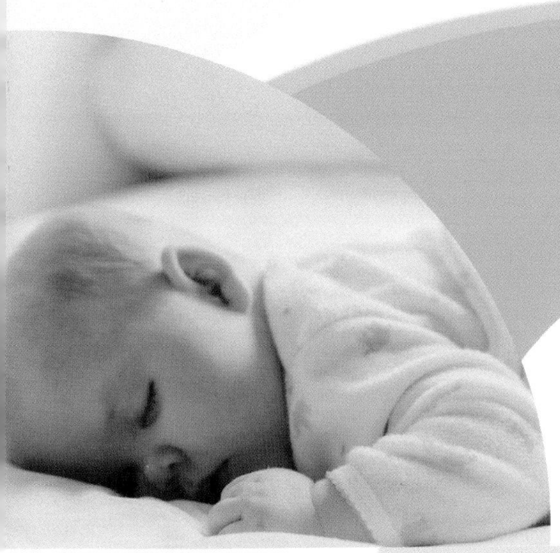

河南大学出版社
HENAN UNIVERSITY PRESS
·郑州·

图书在版编目（CIP）数据

儿科常见病的诊断与治疗 / 刘景珍等主编 . — 郑州 : 河南大学出版社， 2019.8
ISBN 978-7-5649-3853-6

Ⅰ . ①儿…　Ⅱ . ①刘…　Ⅲ . ①小儿疾病 – 常见病 – 诊疗　Ⅳ . ① R72

中国版本图书馆 CIP 数据核字（2019）第 163399 号

责任编辑： 付会娟
责任校对： 张雪彩
封面设计： 卓弘文化

出版发行： 河南大学出版社
地址：郑州市郑东新区商务外环中华大厦 2401 号
邮编：450046
电话：0371-86059750（高等教育与职业教育出版分社）
0371-86059701（营销部）
网址：www.hupress.com
印　　刷： 北京虎彩文化传播有限公司
版　　次： 2019 年 8 月第 1 版
印　　次： 2019 年 8 月第 1 次印刷
开　　本： 880 mm × 1230 mm　1/16
印　　张： 11.75
字　　数： 381 千字
定　　价： 72.00 元

（本书如有质量问题，请与河南大学出版社营销部联系调换）

编 委 会

主　编　刘景珍　袁高乐　李绍鹏　唐慧雅

副主编　沙玉根　刘彩霞　程婷婷　谭慧卿　王和林
张　慧　胡小苏　张　建　祝艳华　黄园园

编　委（按姓氏笔画排序）

王和林　重庆市开州区妇幼保健院
刘彩霞　十堰市太和医院（湖北医药学院附属医院）
刘景珍　湖北省恩施土家族苗族自治州中心医院
李绍鹏　深圳龙岗中心医院（深圳市第九人民医院）
沙玉根　南京医科大学附属儿童医院
张　建　河南中医药大学第一附属医院
张　慧　长春中医药大学附属医院
胡小苏　重庆市开州区人民医院
祝艳华　吉林省中医药科学院
袁高乐　南昌大学第一附属医院
唐慧雅　南京市江宁医院
黄园园　吉林大学第一医学院
程婷婷　重庆市开州区妇幼保健院
谭慧卿　玉溪市儿童医院

前言

儿童是人类的希望、社会的未来、祖国的花朵，儿童的身心健康决定了一个民族的兴衰，儿童疾病是影响儿童健康的最主要因素。而对疾病而言，最主要的是诊断和治疗，只有诊断明确才能有正确的治疗，才能使身体早日康复。随着科学技术的迅猛发展，医学技术随之发展，儿科学的理论与诊断技术也有了很大的提高。应用先进的诊断技术和治疗方法对小儿疾病给以及时的、正确的治疗，以促进小儿早日康复并健康地发育成长，是广大儿科工作者的神圣职责。为了给广大儿科医生、在校医学生等提供一本全面的、实用的儿科诊疗书籍，我们组织多名儿科专家编写此书，希望可以满足国内各级医疗机构以及儿科医务工作者之需。

本书以儿科基础知识开篇，着重介绍了儿科各个系统常见疾病的病因、发病机制、诊断治疗以及预防等，内容囊括循环系统、呼吸系统、血液系统、内分泌系统、神经肌肉系统等多个系统的常见疾病，并浅涉临床中最常遇到的儿科中医诊疗知识。内容全面翔实，条理清楚，与临床紧密结合，既有一定的深度和广度，又有实际应用价值，值得有志学习儿科知识或从事儿科临床事业的相关人员参考借鉴。

参与编写本书的作者均为国内儿科一线医师，多系儿科领域的知名专家，有些曾编写了数本著作，并参与制定了儿科常见疾病的诊疗标准。他们以丰富的临床经验和扎实的儿科基础知识为本书打下了坚实的基础。在此，我们对他们为本书做出的贡献和付出的心血表示衷心的感谢。

在编写本书的过程中，我们虽力求写作方式及文笔风格一致，但难免会有疏漏之处，望广大读者不吝赐教，多提宝贵意见，以便再版时修订。

编　者

2019 年 8 月

目录

第一章

生长发育

生长发育是指从受精卵到成人期的整个过程。生长和发育是小儿不同于成人的重要特点。生长是指儿童身体各器官、系统的长大和形态变化，是量的增加；发育是指细胞、组织、器官的分化完善与功能成熟的动态过程，是质的变化。生长和发育两者紧密相关，生长是发育的物质基础，生长的量的变化一定程度上反映了身体各器官、系统的成熟状况。

第一节　生长发育规律

人体各器官、系统生长发育的速度和先后顺序按一定的规律进行，认识到规律性有助于儿科工作者对儿童生长发育状况做出正确的评价与指导。

（一）生长发育是连续的、有阶段性的过程

生长发育在整个儿童时期不断进行，但各年龄阶段生长发育有一定的特点，不同年龄阶段生长速度不同。例如，体重和身长在生后第一年，尤其前三个月增加很快，第一年为生后的第一个生长高峰；第二年以后生长速度逐渐减慢，至青春期生长速度又加快，出现第二个生长高峰。

（二）各系统器官生长发育不平衡

人体各系统器官的发育顺序遵循一定规律。如神经系统发育较早，脑在生后两年内发育较快；淋巴系统在儿童期迅速生长，于青春期前达高峰，以后逐渐下降；生殖系统发育较晚。其他系统如心、肝、肾、肌肉的发育基本与体格生长相平行（图 1–1）。这种各系统发育速度的不同与其在不同年龄的生理功能有关。

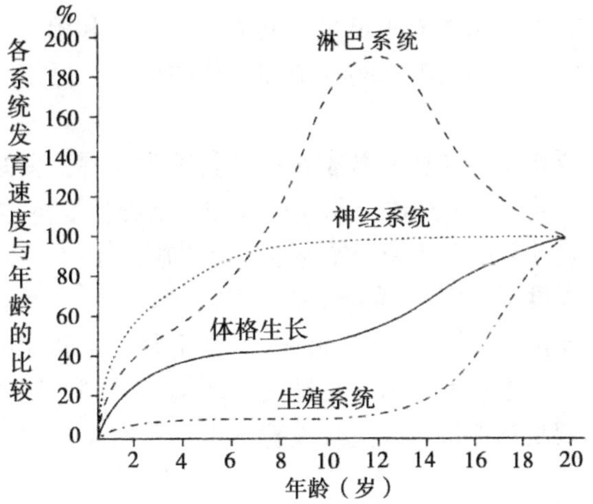

图 1–1　主要系统生长规律

（三）生长发育的一般规律

生长发育遵循由上到下、由近到远、由粗到细、由低级到高级、由简单到复杂的规律。如出生后运动发育的规律是：先抬头、后抬胸，再会坐、立、行（从上到下）；从臂到手，从腿到脚的活动（近到远）；从全掌抓握到手指拾取（从粗到细）；先画直线后画圈、图形（简单到复杂）；先会看、听、感觉事物，认识事物，发展到有记忆、思维、分析、判断（低级到高级）。

（四）生长发育的个体差异

儿童生长发育虽按一定总规律发展，但在一定范围内受遗传、环境的影响，存在着相当大的个体差异，每个人生长的“轨道”不会完全相同。因此，儿童的生长发育水平有一定的正常范围，所谓的正常值不是绝对的，评价时必须考虑个体的不同影响的因素，才能做出正确的判断。

第二节　影响生长发育的因素

一、遗传因素

细胞染色体所载基因是决定遗传的物质基础。父母双方的遗传因素决定小儿生长发育的“轨道”或特征、潜力、趋向。种族、家族的遗传信息影响深远，如皮肤、头发的颜色、面型特征、身材高矮、性成熟的迟早、对营养素的需要量、对传染病的易感性等。在异常情况下，严重影响小儿生长发育的遗传代谢缺陷病、内分泌障碍、染色体畸形等，更直接与遗传有关。

二、环境因素

（一）营养

儿童的生长发育，包括宫内胎儿生长发育，需充足的营养素供给。当营养素供给比例恰当，加之适宜的生活环境，可使生长潜力得到最好的发挥。宫内营养不良的胎儿不仅体格生长落后，严重时还影响脑的发育；生后营养不良，特别是第 1 ~ 2 年的严重营养不良，可影响体重、身高及智能的发育，使身体免疫、内分泌、神经调节等功能低下，甚至影响到成人期的健康。

（二）疾病

疾病对生长发育的阻挠作用十分明显。急性感染性疾病常使体重减轻；长期慢性疾病则影响体重和身高的发育；内分泌疾病常引起骨骼生长和神经系统发育迟缓；先天性疾病，如先天性心脏病、肾小管酸中毒等对生长发育的影响更为明显。

（三）母亲情况

胎儿在宫内的发育受孕母生活环境、营养、情绪、疾病等各种因素的影响。母亲妊娠早期的病毒性感染可导致胎儿先天畸形；妊娠期严重营养不良可引起流产、早产和胎儿体格生长以及脑的发育迟缓；妊娠早期受到某些药物、X 线照射、环境中毒物和精神创伤的影响，可使胎儿发育受阻。

（四）生活环境

生活环境对儿童健康的重要作用，往往易被家长和儿科医生忽视。良好的居住环境，如阳光充足、空气新鲜、水源清洁、无噪音、居住条件舒适，配合良好的生活习惯、科学护理、良好教养、体育锻炼、完善的医疗保健服务等都是促进儿童生长发育达到最佳状态的重要因素。随着社会的进步，生命质量的提高，生活环境的好坏在一定程度上决定儿童生长发育的状况。

综上所述，遗传决定了生长发育的潜力，这种潜力从受精卵开始就受到环境因素的作用与调节，表现出个人的生长发育模式。因此，生长发育水平是遗传与环境的共同作用的结果。作为儿科医生必须充分熟悉这些因素的作用，正确判断和评价小儿生长发育情况，及时发现问题，查明原因予以纠正，以保证儿童正常生长发育。

第三节　体格生长

一、体格生长常用指标

体格生长应选择易于测量、有较大人群代表性的指标来指示。一般常用的形态指标有体重、身高（长）、坐高（顶臀长）、头围、胸围、上臂围、皮下脂肪等。

二、出生至青春前期的体格生长规律

（一）体重的增长

体重为各器官、系统、体液的总重量。其中，骨骼、肌肉、内脏、体脂、体液为主要成分。因体脂与体液变化较大，体重在体格生长指标中最易波动。体重易于准确测量，是最易获得的反映儿童生长与营养状况的指标。儿科临床中常用体重计算药量、静脉输液量。

新生儿出生体重与胎次、胎龄、性别以及宫内营养状况有关。我国 2005 年九市城区调查结果显示，男婴出生体重平均为 3.33 ± 0.49kg，女婴为 3.24 ± 0.39kg，与世界卫生组织（WHO）的参考值相近（男 3.3kg，女 3.2kg）。出生后体重增长应为胎儿宫内体重生长的延续。生后一周内因摄入不足，加之水分丢失、胎粪排出，可出现暂时性体重下降或称生理性体重下降，约在生后 3 ~ 4 日达最低点，下降范围为 3% ~ 9%，以后逐渐回升，至出生后第 7 ~ 10 日应恢复到出生时的体重。如果体重下降超过 10% 或至第 10 天还未恢复到出生时的体重，则为病理状态，应分析其原因。如生后及时合理喂哺，可减轻或避免生理性体重下降的发生。出生时体重受宫内因素的影响大，生后与营养、疾病等因素密切相关。

随着年龄的增加，儿童体重的增长逐渐减慢。我国 1985 年、1995 年及 2005 年调查资料显示，正常足月婴儿生后第一个月体重增加可达 1 ~ 1.7kg，生后 3 个月体重约等于出生时的体重的 2 倍；第一年内婴儿前 3 个月体重的增加值约等于后 9 个月内体重的增加值，即 12 个月龄时婴儿体重约为出生时的 3 倍（9kg），是生后体重增长最快的时期，系第一个生长高峰；生后第二年体重增加 2.5 ~ 3.5kg，2 岁时体重约为出生时的 4 倍（12kg）；2 岁至青春前期体重增长减慢，年增长值约 2kg。

儿童体重的增长为非等速地增加，进行评价时应以个体儿童自己体重增长的变化为依据，不可用“公式”计算来评价，也不宜以人群均数（所谓“正常值”）当作“标准”看待。当无条件测量体重时，为便于医务人员计算小儿用药量和液体量，可用以下公式估计体重（表 1–1）：

表 1–1　正常儿童体重、身高估计公式

年龄	体重（kg）	中年龄	身高（cm）
3~12 月	[年龄（月）+9]/2	12 月	75
1~12 岁	年龄（岁）×2+8	2~12 岁	年龄（岁）×7 + 75

测量方法：排空大小便，脱去小儿衣帽，矫正体重计指针为“0”。小儿体重增加过快过多，常见于儿童肥胖症；过少或不增，常见于营养不良。

（二）身材的增长

1. 身高（长）

身高指头部、脊柱与下肢长度的总和。多数 3 岁以下儿童立位测量不易准确，应仰卧位测量，称为身长。立位与仰卧位测量值相差 1 ~ 2cm。

身高（长）的增长规律与体重相似。年龄越小增长越快，会出现婴儿期和青春期两个生长高峰。出生时身长平均为 50cm，生后第一年身长增长最快，约为 25cm；前 3 个月身长增长 11 ~ 12cm，约等于后 9 个月的增长值，1 岁时身长约 75cm；第二年身长增长速度减慢，约 10cm 左右，即 2 岁时身长约 85cm；2 岁以后身高每年增长 5 ~ 7cm。2 岁以后每年身高增长低于 5cm，为生长速度下降。身长在进入青春早期时出现第二个增长高峰，其增长速度是儿童期的 2 倍。女孩进入青春期较男孩约早 2 年，故女孩在 10 ~ 13 岁时常较同龄男孩为高；男孩的青春发育期虽开始晚，而持续时间较女孩长，故男孩最终成人身高通常较女孩为高。身高（长）的生长受遗传、内分泌、宫内生长水平的影响较明显，短期的疾病与营养波动不易影响身高（长）的生长。

2. 坐高（顶臀长）

坐高是头顶到坐骨结节的长度。与身长测量一致，3 岁以下儿童仰卧位测量为顶臀长。坐高增长代表头颅与脊柱的生长。

3. 指距

指距是两上肢水平伸展时两中指尖距离，代表上肢长骨生长。

（三）头围的增长

经眉弓上缘至枕后结节绕头一周的长度。头围的增长与脑和颅骨的生长有关。胎儿期脑生长居全身各系统的领先地位，故出生时头围相对大，平均 32 ~ 34cm；与体重、身长增长相似，第一年前 3 个月头围的增长（6cm）约等于后 9 个月头围的增长值（6cm），即 1 岁时头围约为 46cm；生后第二年头围增长减慢，约为 2cm，2 岁时头围约 48cm；2 ~ 15 岁头围仅增加 6 ~ 7cm；15 岁时头围接近成人约为 54 ~ 58cm。头围测量在 2 岁内最有价值。

婴幼儿期连续追踪测量头围比一次测量更重要。头围大小与双亲的头围有关；较小的头围常提示脑发育不良；头围增长过速往往提示脑积水。

（四）胸围的增长

胸围代表肺与胸廓的生长。出生时胸围约 32cm，略小于头围 1 ~ 2cm。1 岁左右胸围约等于头围。1 岁至青春前期胸围应大于头围（约为头围 + 年龄 -1cm）。1 岁左右头围与胸围的增长在生长曲线上形成头、胸围的交叉，此交叉时间与儿童营养、胸廓的生长发育有关，生长较差者头、胸围交叉时间延后。我国 2005 年九市城区体格生长的衡量数字显示男童头、胸围交叉时间为 15 个月龄，提示我国儿童胸廓生长较落后，除营养因素外，可能与不重视爬的训练和胸廓锻炼有关。

（五）上臂围的增长

上臂围代表肌肉、骨骼、皮下脂肪和皮肤的生长。1 岁以内上臂围增长迅速，1 ~ 5 岁增长缓慢，约 1 ~ 2cm。因此，有人认为在无条件测体重和身高的地方，可用测量左上臂围筛查 5 岁以下儿童营养状况：>13.5cm 为营养良好；12.5 ~ 13.5cm，营养中等；<12.5cm 为营养不良。

（六）身体比例与匀称性

在生长过程中，身体的比例与匀称性生长有一定规律。

1. 头与身长比例

在宫内与婴幼儿期头领先生长，而躯干、下肢生长则较晚，生长时间也较长。这样，头、躯干、下肢长度的比例在生长进程中发生变化。头长占身长（高）的比例在婴幼儿为 1/4，到成人后为 1/8（图 1–2）。

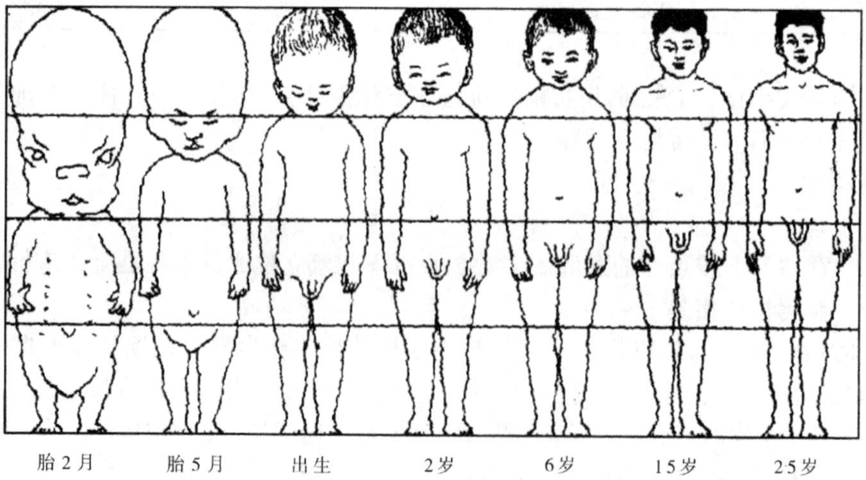

图 1–2 胎儿至成人身体各期比例

2. 体型匀称

体型匀称表示体型（形态）生长的比例关系，如身高的体重（Weight for height，W/H），胸围/身高（身高胸围指数），体重（kg）/身高（cm）×1 000（Quetelet 指数），体重（kg）/身高（cm）^{2}×104（Kaup 指数，幼儿用），年龄的体块指数（BMI/age）等。

3. 身材匀称

以坐高（顶臀长）与身高（长）的比例表示，反映下肢的生长情况。坐高（顶臀长）占身高（长）的比例由出生时的 67% 下降到 14 岁时的 53%。

任何影响下肢生长的疾病，都可使坐高（顶臀长）与身高（长）的比例停留在幼年状态，如甲状腺功能低下与软骨营养不良。

4. 指距与身高

正常时，指距略小于身高（长）。如指距大于身高 1 ~ 2cm，对诊断长骨的异常生长有参考价值，如蜘蛛样指（趾）（马方综合征）。

三、青春期的体格生长规律

青春期是儿童到成人的过渡期，受性激素等因素的影响，体格生长出现第二个高峰（peak height velocity，PHV），有明显的性别差异。男孩的身高增长高峰约晚于女孩2年，且每年身高的增长值大于女孩，因此男孩比女孩高。一般来说，男孩骨龄 15 岁，女孩骨龄 13 岁时，身高生长达最终身高的 95%。不论男女孩，在青春期前的 1 ~ 2 年中生长速度略有减慢。女孩在乳房发育后（约 9 ~ 11 岁），男孩在睾丸增大后（11 ~ 13 岁）身高开始加速生长，1 ~ 2 年生长达 PHV，此时女孩年身高平均增加 8 ~ 9cm，男孩 9 ~ 10cm。在第二生长高峰期，身高增加值约为最终身高的 15%。PHV 提前者，身高的停止增长较早。

青春期体重的增长与身高平行，同时内脏器官增长。女性耻骨与髂骨下部的生长与脂肪堆积，臀围加大。男性则有肩部增宽、下肢较长、肌肉增强的不同体形特点。

四、体格生长评价

儿童处于快速生长发育阶段，身体形态及各部分比例变化较大。充分了解儿童各阶段生长发育的规律、特点，正确评价儿童生长发育状况，及早发现问题，给予适当的指导与干预，对促进儿童的健康生长十分重要。

（一）资料分析及表示方法

1. 衡量体格生长的统计学表示方法

常用以下方法：

（1）均值离差法：正常儿童生长发育状况多呈正态分布，常用均值离差法，以平均值（$\bar{x}$）加减标准差（SD）来表示，如 68.3% 的儿童生长水平在（$\bar{x}$ ±1SD 范围内；95.4% 的儿童在$\bar{x}$ ±2SD 范围内；99.7% 的儿童在$\bar{x}$ ±3SD 范围内。

（2）百分位数法：当测量值呈偏正态分布时，百分位数法能更准确地反映所测数值的分布情况。当变量呈正态分布时，百分位数法与离差法两者相应数相当接近。由于样本常呈偏正态分布，则两者的相应数值略有差别。

在体格生长评价时两者都广泛应用，目前一般都用百分位法。离差法计算较简单；百分位数法计算相对较复杂，但精确。

（3）中位数法：当样本变量为正态分布时，中位数等于均数与第 50 百分位数。当样本变量分布不是完全正态时，选用中位数而不是算术平均数作为中间值。因此时样本中少数变量分布在一端，用均数表示则对个别变量值影响大。故用中位数表示变量的平均水平较妥。

2. 界值点的选择

通常以均值离差法$\bar{x}$ ±2SD（包括总体的 95%），为正常范围；百分位数法以 P_3 ~ P_{97}（包括总体的 94%），为正常范围；标准差的离差值以 ±2 以内为正常范围。

3. 测量值的表示

（1）表格：将测量数值以表格形式列出，便于查询，但不够直观。

（2）生长曲线：按各等级的数值绘制成曲线图。优点是较等级数值直观，不仅能较准确了解儿童的发育水平，还能对儿童某项指标进行定期纵向观察，易看出该小儿生长的趋势有无偏离现象，以便及早发现原因及采取干预措施（图 1-3）。

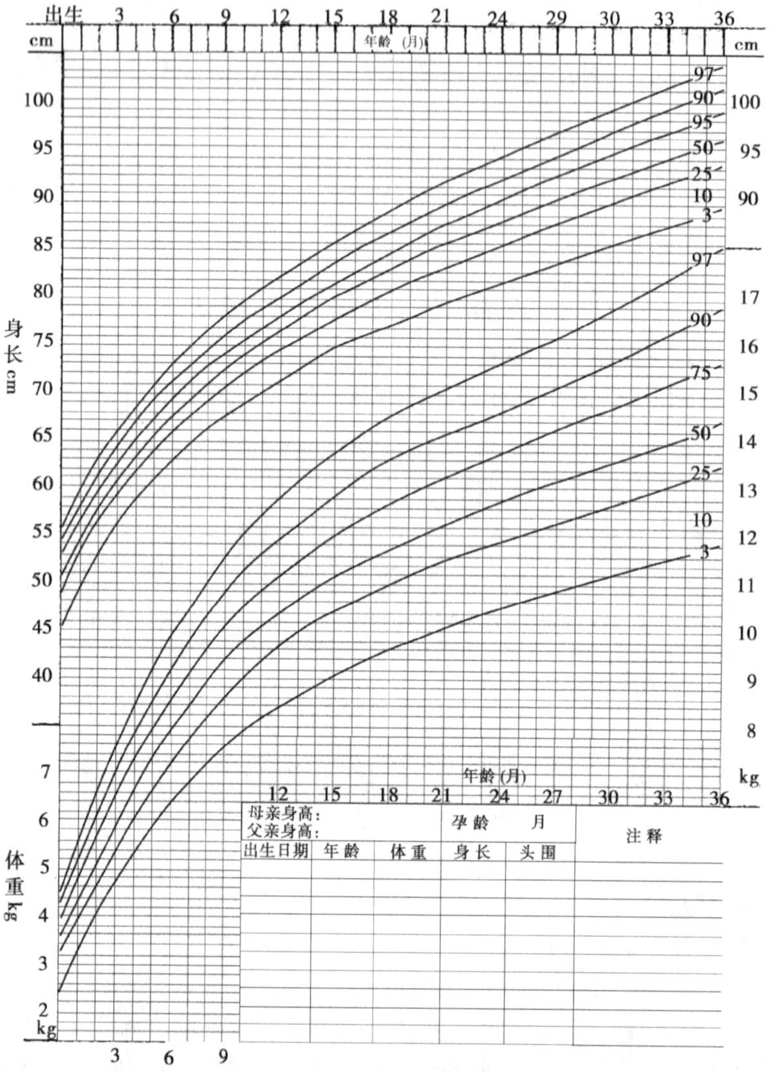

图 1-3　生长曲线

4. 评价结果表示

（1）等级划分：方法简单，利用均值加减标准差或直接用百分位数进行分级，据要求的不同可分为三等、五等、六等级等。五等级划分方法见表 1-2。三等级划分法以 $>\bar{x}+2SD$ 为上、$\bar{x}\pm 2SD$ 为中、$<\bar{x}-2SD$ 为下。等级划分法用于横断面的测量值分析，如发育水平、体型匀称的评价。

表 1-2　五等级划分方法

等级	离差法	百分位数法
上	$>\bar{x}+2SD$	$>P_{97}$
中上	$\bar{x}+(1SD-2SD)$	$P_{75}\sim P_{97}$
中	$\bar{x}\pm 1SD$	$P_{25}\sim P_{75}$

续 表

等级	离差法	百分位数法
中下	$\bar{x}$ –（1SD – 2SD）	P_3~P_{25}
下	< $\bar{x}$ – 2SD	> P_3

（2）测量值的计算：如用于定期纵向的测量值分析（生长速度的评价），即将两次连续测量值的差与参数中相同年龄的数值差比较，或身材匀称度的计算等。

（二）体格生长评价

正确评价儿童体格生长状况，必须注意采用准确的测量用具及统一的测量方法，定期纵向观察。同时有可用的参考人群值，参照人群值的选择决定评价的结果。WHO 推荐美国国家卫生统计中心（NCHS）汇集的测量资料作为国际参照人群值。中国卫生部建议采用 2005 年中国九大城市儿童的体格生长数据为中国儿童参照人群值。

儿童体格生长评价包括发育水平、生长速度以及匀称程度三个方面。

1. 发育水平

将某一年龄时点所获得的某一项体格生长指标测量值（横断面测量）与参考人群值比较，得到该儿童在同质人群中所处的位置，即为此儿童该项体格生长指标在此年龄的生长水平，通常以等级表示其结果。生长水平包括所有单项体格生长指标，如体重、身高（长）、头围、胸围、上臂围等，可用于个体或群体儿童的评价。

早产儿体格生长有一允许的“落后”年龄范围，即此年龄后应“追上”正常足月儿的生长。进行生长水平评价时应矫正胎龄至 40 周胎龄（足月）后再评价，身长至 40 月龄、头围至 18 月龄、体重至 24 月龄后不再矫正。

有些单项测量，如骨龄代表发育成熟度，也反映发育水平。同样，体格测量值也可以生长的年龄来代表发育水平或成熟度。如一个 2 岁男孩身高 76cm，身高生长水平为下等，其身高的生长年龄相当于 1 岁。

发育水平评价的优点是简单、易于掌握与应用。对群体儿童体格发育水平评价可了解该群体儿童的体格状况；对个体儿童评价仅表示该儿童已达到的水平，不能说明过去存在的问题，也不能预示该儿童的生长趋势。

2. 生长速度

生长速度是对某一单项体格生长指标定期连续测量（纵向观察），将获得的该项指标在某一年龄阶段的增长值与参照人群值比较，得到该儿童该项体格生长指标的生长速度。以生长曲线表示生长速度最简单、直观，定期体检是生长速度评价的关键。儿童年龄小，生长较快，定期检查间隔时间不宜太长。这种动态纵向观察个体儿童的生长规律方法，可发现每个儿童都有自己稳定的生长轨道，体现个体差异。因此，生长速度的评价较发育水平更能真实了解儿童生长状况。生长速度正常的儿童生长基本正常。

3. 匀称程度

匀称程度是对体格生长指标之间关系的评价。

（1）体型匀称度：表示体型（形态）生长的比例关系。实际工作中常选用身高的体重表示一定身高的相应体重增长范围，间接反映身体的密度与充实度。将实际测量与参照人群值比较，结果常以等级表示。

（2）身材匀称：以坐高（顶臀高）/ 身高（长）的比值反映下肢生长状况。按实际测量计算结果与参照人群值计算结果比较。结果以匀称、不匀称表示。

第四节 各系统的生长发育

一、骨骼

（一）头颅骨

除头围外，还可据骨缝闭合及前后囟闭合时间来衡量颅骨的生长。婴儿出生时颅骨缝稍有分开，约于3～4月龄时闭合。出生时后囟很小或已闭合，最迟约6～8周龄闭合。前囟出生时约1～2cm，以后随颅骨生长而增大，6月龄左右逐渐骨化而变小，约在1～1.5岁闭合。前囟大小以两个对边中点连线的长度表示。前囟检查在儿科临床很重要，如脑发育不良时头围小、前囟小或关闭早；佝偻病、甲状腺功能低下时前囟闭合延迟；颅内压增高时前囟饱满，常见脑积水、脑炎、脑膜炎、脑肿瘤等疾病，而凹陷则常见于极度消瘦或脱水患儿。

（二）脊柱

脊柱的增长反映脊椎骨的生长。生后第一年脊柱生长快于四肢，以后四肢生长快于脊柱。出生时脊柱无弯曲，仅呈轻微后凸。3个月左右抬头动作的出现使颈椎前凸；6个月后能坐，出现胸椎后凸；1岁左右开始行走，出现腰椎前凸。这样的脊椎自然弯曲至6～7岁才为韧带所固定。生理弯曲的形成与直立姿势有关，是人类的特征，有加强脊柱弹性作用。椎间盘的继续形成是青春后期躯干继续增长的主要原因。注意儿童坐、立、走姿势，选择适宜的桌椅，对保证儿童脊柱正常形态很重要。

（三）长骨

长骨是从胎儿到成人期逐渐完成的。长骨的生长主要由长骨干骺端的软骨骨化，骨膜下成骨，使长骨增长、增粗，当骨骺与骨干融合时，标志长骨停止生长。

随年龄的增加，长骨干骺端的软骨次级骨化中心按一定顺序及骨解剖部位有规律地出现（图1-4）。骨化中心出现可反映长骨的生长成熟程度。用X线检查测定不同年龄儿童长骨干骺端骨化中心出现的时间、数目、形态的变化，并将其标准化，即为骨龄（bone age）。出生时腕部尚无骨化中心，股骨远端及胫骨近端已出现骨化中心。因此判断长骨的生长，婴儿早期应摄膝部X线骨片，年长儿摄腕部X线骨片了解其腕骨、掌骨、指骨的发育。腕部出生时无骨化中心，其出生后的出现顺序为：头状骨、钩骨（3个月左右）；下桡骨（约1岁）；三角骨（2～2.5岁）；月骨（3岁左右）；大、小多角骨（3.5～5岁）；舟骨（5～6岁）；下尺骨骺（6～7岁）；豆状骨（9～10岁）；10岁时出齐，共10个。故1～9岁腕部骨化中心的数目（骨龄）约为其岁数加1。骨生长明显延迟的儿童应加摄膝部X线骨片。

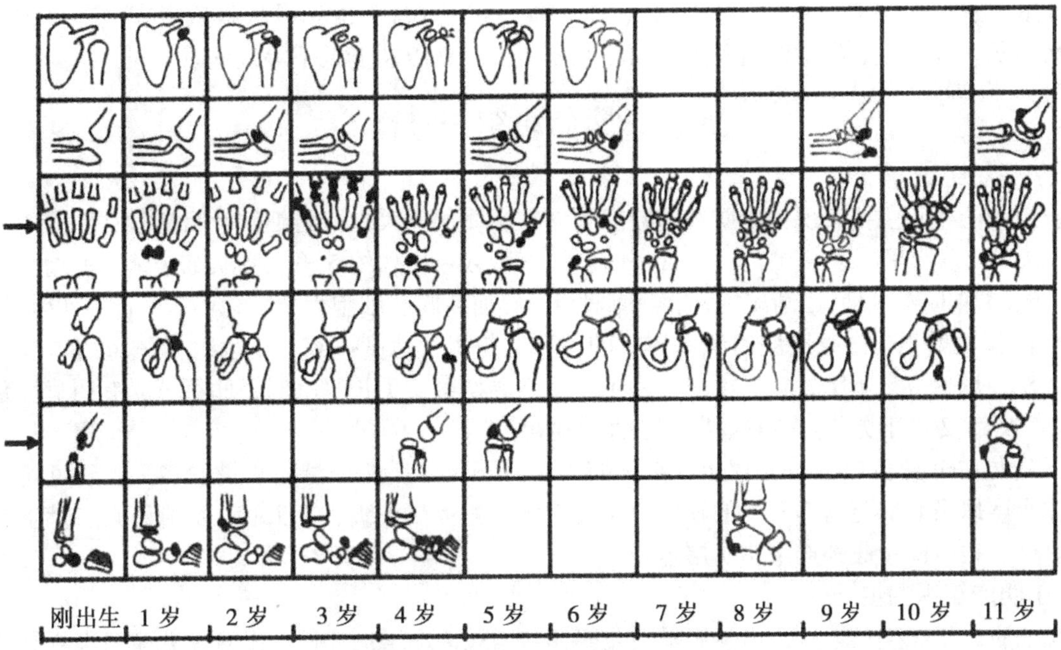

图 1-4　次级骨化中心出现的顺序

骨生长与生长激素、甲状腺素、性激素有关。骨龄在临床上有重要诊断价值，如甲状腺功能低下症、生长激素缺乏症骨龄明显延后，真性性早熟、先天性肾上腺皮质增生症骨龄超前。但正常骨化中心出现的年龄差异较大，诊断骨龄延迟时一定要慎重。

二、牙齿

牙齿生长与骨骼有一定关系，但因胚胎来源不完全相同，牙齿与骨骼的生长不完全平行。出生时乳牙已骨化，乳牙牙胞隐藏在颌骨中，被牙龈覆盖；恒牙的骨化从新生儿期开始，18 ~ 24 个月时第三恒臼齿已骨化。人一生有乳牙（20 个）和恒牙（32 个）两副牙齿。生后 4 ~ 10 个月乳牙开始萌出，12 个月后未萌出者为乳牙萌出延迟。乳牙萌出顺序一般为下颌先于上颌、自前向后（图 1-5），约于 2.5 岁时乳牙出齐。乳牙萌出时间个体差异较大，与遗传、内分泌、食物性状有关。

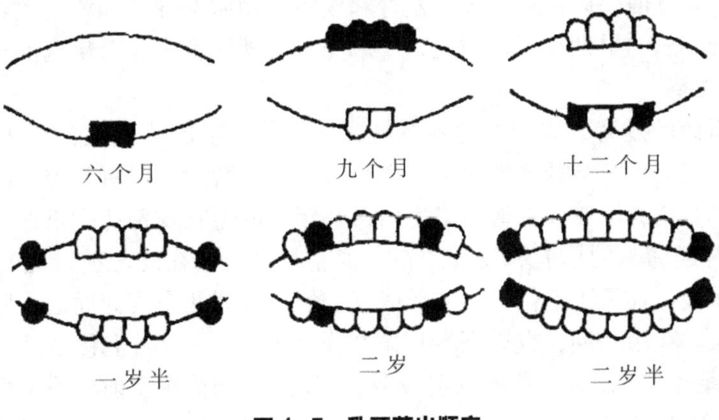

图 1-5　乳牙萌出顺序

6 岁左右萌出第一颗恒牙（第一恒磨牙，在第二乳磨牙之后）；6 ~ 12 岁阶段乳牙逐个被同位恒牙替换，其中第 1、2 双尖牙代替第 1、2 乳磨牙，此期为混合牙列期；12 岁萌出第二恒磨牙；约在 18 岁以后萌出第三恒磨牙（智齿），也有终生第三恒磨牙不萌出者。

出牙为生理现象，出牙时个别婴儿可有低热、唾液增多、发生流涎及睡眠不安、烦躁等症状。健康的牙齿生长与蛋白质、钙、磷、氟、维生素 C、维生素 D 等营养素和甲状腺激素有关。食物的咀嚼有利于牙齿生长。牙齿生长异常时可见外胚层生长不良、甲状腺功能低下等疾病。

三、脂肪组织和肌肉

（一）脂肪组织

脂肪组织的生长主要表现为脂肪细胞数目的增加和体积增大。脂肪细胞数目增加从胎儿中期开始到 1 岁末达高峰，以后呈减速增加。2 ~ 15 岁时脂肪细胞数目增加约 5 倍。脂肪细胞体积的增大从胎儿后期至出生时增加 1 倍，以后逐渐减慢，学龄前期至青春前期脂肪细胞大小变化不大。青春期生长加速时，脂肪细胞体积又增加。全身脂肪组织占体重的百分比与生长速度一致：出生时占体重的 16%，第一年增加至 22%，以后逐渐下降，5 岁为 12% ~ 15%。青春期第二生长高峰时，此百分比有明显性别差异，女孩为 24.6%，2 倍于男孩。故青春期女孩大多显得丰满。

皮下脂肪占全身脂肪的 50% 以上。皮下脂肪测量不仅可反映全身脂肪量的多少，还可间接判断体成分、体密度以及肥胖与营养不良的程度。实际工作中测量二头肌、三头肌、肩胛下角和髂上四个部位的皮脂厚度，很少测量腹部皮下脂肪层。

（二）肌肉组织的生长

胎儿期肌肉组织生长较差，出生后随小儿躯体和四肢活动增加才逐渐发育。儿童肌肉纤维较细，间质组织较多。生后肌肉的生长主要是肌纤维增粗，5 岁以后则肌肉增长明显，并有性别差异，男孩肌肉占体重比例明显大于女孩。出生时婴儿肌肉张力较高，以四肢屈肌为著。随大脑皮层的发育，1 ~ 2 月后肌张力逐渐减退，一般上肢到 2 ~ 2.5 月龄，下肢 3 ~ 4 月龄肌张力正常，肢体可自由伸屈活动。

肌肉的生长与营养状况、生活方式、运动量密切有关。从小让婴儿经常进行被动或主动性的运动，如俯卧、翻身、爬行、行走、体操、游戏等，可促进肌肉纤维增粗，使肌肉活动能力和耐力增强。运动既能促进肌肉发育，又可消耗体内脂肪，预防肥胖，使小儿变得灵活健壮。可通过观察儿童主动运动的灵活程度和被动运动时肌肉抵抗程度，触诊肌肉发达情况以及握力来检查儿童肌肉生长。肌肉生长异常可见于重度营养不良、进行性肌萎缩等病症。

四、神经心理发育

在儿童成长过程中，神经心理的正常发育与体格生长具有同等重要的意义。小儿的神经心理发育健康与否与其所处的环境和受到教养水平的关系尤为密切。神经心理发育包括感知、运动、语言、情感、思维、判断和意志性格等方面，以神经系统的发育和成熟为物质基础。和体格生长一样，神经心理发育的异常可能是某些系统疾病的早期表现，因此，了解儿童心理发育规律对疾病的早期诊断很有帮助。

（一）神经系统的发育

在胎儿期，神经系统的发育领先于其他各系统，新生儿脑重已达成人脑重 25% 左右，此时神经细胞数目已与成人相同，但其树突与轴突少而短。出生后脑重的增加主要由于神经细胞体积增大和树突的增多、加长，以及神经髓鞘的形成和发育。出生后第一年脑的生长发育特别迅速，1 岁时脑重达 900g，为成人脑重的 60%。神经髓鞘的形成和发育约在 4 岁左右完成，在此之前，尤其在婴儿期，各种刺激引起的神经冲动传导缓慢，且易于泛化，不易形成兴奋灶，故婴儿易疲劳而进入睡眠状态。

脊髓随年龄而增长。在胎儿期，脊髓下端在第 2 腰椎下缘，4 岁时上移至第 1 腰椎，在进行腰椎穿刺时应注意，以免造成脊髓损伤。婴儿肌腱反射较弱，腹壁反射和提睾反射也不易引出，到 1 岁时才稳定。3 ~ 4 个月前的婴儿肌张力较高，凯尔尼格（Kernig）征可为阳性，2 岁以下儿童巴宾斯基（Babinski）征阳性亦可为生理现象。

（二）感知的发育

1. 视感知发育

新生儿已有视觉感应功能，瞳孔有对光反应，不少新生儿有眼球震颤的现象，3 ~ 4 周后自行消失。

新生儿在安静清醒状态下可短暂注视物体，但只能看清 15 ~ 20cm 内的事物。1 个月后可凝视光源，开始有头眼协调；3 ~ 4 个月时喜看自己的手，头眼协调较好；6 ~ 7 个月时目光可随上下移动的物体垂直方向转动；8 ~ 9 个月时开始出现视深度感觉，能看到小物体；18 个月时已能区别各种形状；2 岁时可区别垂直线与横线；5 岁时已可区别各种颜色；6 岁时视深度已充分发育。

2. 听感知发育

出生时鼓室无空气，听力差；生后 3 ~ 7 日听觉已相当良好；3 ~ 4 个月时头可转向声源，听到悦耳声时会微笑；7 ~ 9 个月时能确定声源，区别语言的意义；13 ~ 16 个月时可寻找不同响度的声源；4 岁时听觉发育已经完善。听感知发育和儿童的语言发育直接相关，听力障碍如果不能在语言发育的关键期内或之前得到确诊和干预，则可因聋致哑。

3. 味觉和嗅觉发育

（1）味觉：出生时味觉发育已很完善；4 ~ 5 月甚至对食物轻微的味道改变已很敏感，为味觉发育关键期，此期应适时添加各类食物。

（2）嗅觉：出生时嗅觉中枢与神经末梢已发育成熟；3 ~ 4 月时能区别愉快与不愉快的气味；7 ~ 8 月开始对芳香气味有反应。

4. 皮肤感觉的发育

皮肤感觉包括触觉、痛觉、温度觉及深感觉等。触觉是引起某些反射的基础。新生儿眼、口周、手掌、足底等部位的触觉已很灵敏，而前臂、大腿、躯干的触觉则较迟钝。新生儿已有痛觉，但较迟钝，第 2 个月起才逐渐改善。出生时温度觉就很灵敏，尤其对冷的反应；2 ~ 3 岁时能通过接触区分物体的软、硬、冷、热等属性。

（三）运动的发育

运动发育可分为大运动（包括平衡）和细运动两大类。

1. 平衡与大运动

（1）抬头：新生儿俯卧时能抬头 1 ~ 2 秒；3 个月时抬头较稳；4 个月时抬头很稳。

（2）坐：6 个月时能双手向前撑住独坐；8 个月时能坐稳，并能左右转身。

（3）翻身：7 个月时能有意识地从仰卧位翻身至俯卧位或从俯卧位至仰卧位。

（4）爬：7 ~ 8 个月时可用手支撑胸腹，使上身离开床面，有时可在原地转动身体；8 ~ 9 个月可用双上肢向前爬。

（5）站、走、跳：8 个月时可扶站片刻，10 个月时可扶走，11 个月时可独自站立片刻；15 个月可独自走稳；24 个月时可双足并跳；30 个月时会独足跳。

2. 细动作

新生儿两手紧握拳；3 ~ 4 个月时握持反射消失，可自行玩手；6 ~ 7 个月时出现换手与捏、敲等探索性动作；9 ~ 10 个月时可用拇、食指拾物，喜撕纸；12 ~ 15 个月时学会用匙，乱涂画；18 个月时能叠 2 ~ 3 块方积木；2 岁时可叠 6 ~ 7 块方积木，并会翻书。

（四）语言的发育

语言是人类特有的高级神经活动，语言的发育与大脑、咽喉部肌肉的正常发育及听觉有关，要经过发音、理解和表达 3 个阶段。新生儿已会哭叫，以后咿呀发音；6 月龄时能听懂自己的名字；12 月龄时能说简单的单词，如“再见”“妈妈”。18 月龄时能用 15 ~ 20 个字，并指认说出家庭主要成员的称谓；24 月龄时能指出简单的人、物名和图片；到 3 岁时几乎能指认许多物品名，并说有 2 ~ 3 个字组成的短句；4 岁时能讲述简单的故事情节。

（五）心理活动的发展

1. 早期的社会行为

2 ~ 3 个月时小儿以笑、停止啼哭等行为，以眼神和发音表示认识父母；3 ~ 4 个月的婴儿开始出现社会反应性的大笑；7 ~ 8 个月的小儿可表现出认生、对发声玩具感兴趣等；9 ~ 12 个月时是认生的高峰；12 ~ 13 个月小儿喜欢玩变戏法和躲猫猫游戏；18 个月的儿童逐渐有自我控制能力，成人在附近时可独自玩很久；2岁时不再认生，易与父母分开；3岁后可与小朋友做游戏。

2. 注意的发展

婴儿期以无意注意为主，随着年龄的增长逐渐出现有意注意。5 ~ 6岁后儿童能较好控制自己的注意力。

3. 记忆的发展

记忆是将所学得的信息贮存和“读出”的神经活动过程，可分为感觉、短暂记忆和长久记忆3个不同的系统。长久记忆又分为再认和重现两种，再认是以前感知的事物在眼前重现时能被认识，重现是以前感知的事物虽不在眼前重现，但可在脑中重现。1岁内婴儿只有再认而无重现，随年龄的增长，重现能力亦增强。幼年儿童只按事物的表面特性记忆信息，以机械记忆为主。随着年龄的增长和理解、语言思维能力的加强，逻辑记忆逐渐发展。

4. 思维的发展

这是心理活动的高级形式。1岁以后的儿童开始产生思维，在3岁以前只有最初级的形象思维；3岁以后开始有初步抽象思维；6 ~ 11岁以后儿童逐渐学会综合分析、分类比较等抽象思维方法，具有进一步独立思考的能力。

5. 想象的发展

新生儿无想象能力；1 ~ 2岁儿童仅有想象的萌芽。3岁后儿童随经验和语言的发展，已有初步的有意想象，如将几个布娃娃放在一起，设想是妈妈、哥哥和自己等；学龄前期儿童仍以无意想象为主，有意想象和创造性想象到学龄期才迅速发展。

6. 情绪、情感的发展

外界环境对情绪的影响甚大，新生儿因生后不易适应宫外环境，较多处于消极情绪中，表现不安、啼哭，而哺乳、抱、摇、抚摸等则可使其情绪愉快。婴幼儿情绪表现特点是时间短暂、反应强烈、容易变化、外显而真实。随着年龄的增长，儿童对不愉快因素的耐受性逐渐增加，能够有意识地控制自己，使情绪趋向稳定。幼儿期的小儿已可区分好与不好、喜欢与不喜欢；随年龄的增长和与周围人交往的增加，使儿童对客观事物的认识逐步深化，情感也日益分化，产生信任感、安全感、同情感、友谊感、荣誉感等。

7. 个性和性格的发展

婴儿期由于一切生理需要均依赖成人，逐渐建立对亲人的依赖性和信任感。幼儿时期已能独立行走，说出自己的需要，故有一定自主感，但又未脱离对亲人的依赖，常出现违拗言行与依赖行为相交替现象。学龄前期小儿生活基本能自理，主动性增强，但主动行为失败时易出现失望和内疚。学龄期开始正规学习生活，重视自己勤奋学习的成就，如不能发现自己学习潜力将产生自卑。青春期体格生长和性发育开始成熟，社交增多，心理适应能力增强但容易波动，在感情问题、伙伴问题、职业选择、道德评价和人生观等问题上处理不当时易发生性格变化。性格一旦形成即相对稳定。故家长、老师和社会的关心爱护和正确引导对青春期少年建立优秀品质十分重要。

表1-3 小儿运动、语言、神经精神发育过程简表

年龄	动作	语言	适应周围人物的能力与行为
新生儿	无规律，不协调动作：紧握拳	能哭叫	铃声可使全身活动减少
2月	直立及俯卧位时能抬头	发出和谐的喉音	能微笑，有面部表情，眼随物转动
3月	仰卧位变为侧卧位	咿呀发音	头可随看到的物品或听到的声音转动180°；注意自己的手
4月	扶着髋部时能坐；在俯卧位时能用两手撑起胸部；手能握持玩具	笑出声	抓面前物体，自己玩弄手，见食物表示喜悦，较有意识地哭和笑
5月	扶腋下能站立：两手各拿一玩具	能“喃喃地”发出单词音节	伸手取物，能辨别人声，望镜中人笑

续 表

年龄	动作	语言	适应周围人物的能力与行为
6月	能独坐一会，用手摇玩具		能认识熟人和陌生人，自拉衣服，自握脚玩
7月	会翻身，自己独坐很久，将玩具能从一手换入另一手	能无意识发“爸爸”“妈妈”等复音	能听懂自己的名字，自握饼干吃
8月	会爬，能自己坐起来、躺下去；会扶着栏杆站起来，会拍手	能重复大人所发简单音节	注意观察大人的行动，开始认识物体，两手会传递玩具
9月	试独站，能从抽屉中取出玩具	能懂几个较复杂的词语，如“再见”“欢迎”等	看见熟人会伸手要人抱，能与人合作游戏
10~11月	能独站片刻，扶椅或推车能走几步，拇、食指对指拿东西	开始用单词，一个单词表示很多意义	模仿成人的动作如招手、再见，抱奶瓶自食
12月	独走，弯腰拾东西，能将圆圈套在小棍上	能叫出物品的名字，如灯、车，指出自己的手、眼、鼻、嘴等	对人和事物有喜憎之分，穿衣服合作，用杯喝水
15月	走得好，不能蹲着玩，能叠一块积木，能爬台阶	说出几个词和自己的名字	表示同意，不同意
18月	有目标地扔皮球	能认识和指出身体的部位	会表示大小便，懂命令，自己进食
2岁	能双脚跳，手的动作更准确，会用勺吃饭	说2~3个字构成的句子	能完成简单的动作，如拾起地上的物品，能表达喜、怒、怕、懂
3岁	能跑，会骑三轮车，会洗手、洗脸，脱、穿简单衣服	能说短歌谣，数几个数	能认识画上的东西，认识男、女，自称“我”，表现自尊心、同情心，害羞
4岁	能爬梯子，会穿鞋	能唱歌	能画人像，初步思考问题，记忆力强、好发向
5岁	能单腿跳，会系鞋带	开始识字	能分辨颜色，数10个数，知物品用途及性能
6~7岁	参加简单劳动，如扫地、擦桌子、剪纸、泥塑等	能讲故事	能数几十个数，可简单加减，喜独立自主

第五节　儿童神经心理发育的评价

儿童神经心理发育的水平表现在儿童在感知、运动、语言和心理等过程中的各种能力，对这些能力的评价称为心理测试。心理测试仅能判断儿童神经心理发育的水平，没有诊断疾病的意义。心理测试需由经专门训练的专业人员根据实际需要选用，不可滥用。

一、能力测验

（一）筛查性测验

（1）丹佛发育筛查法（DDST）：DDST主要用于6岁以下儿童的发育筛查，实际应用时对小于4.5岁的儿童较为适用。该测验共103个项目，分为大运动、细运动、个人适应性行为、语言四个能区。结果为正常、异常、可疑或不可测。对异常或可疑者应进一步做诊断性测试。

（2）绘人测试：适用于5 ~ 9.5岁儿童。要求被测儿童依据自己的想象绘一全身正面人像，以身体部位、各部比例和表达方式的合理性计分。绘人法测试结果与其他智能测试的相关系数在0.5以上，与推理、空间概念、感知能力的相关性更显著。该法可个别测试，也可进行集体测试。

（3）图片词汇测试（PPVT）：适用于4 ~ 9岁儿童的一般智能筛查。该法可测试儿童听、视觉、知识、推理、综合分析、语言词汇、注意力、记忆力等。PPVT的工具是120张图片，每张有黑白线条画四幅，测试者说一个词语，要求儿童指出其中相应的一幅画。该法可个别测试，也可进行集体测试；方法简单，尤其适用于语言或运动障碍者。

（二）诊断测验

（1）Gesell发育量表：适用于4周至3岁的婴幼儿，从大运动、细动作、个人—社会、语言和适应性行为五个方面测试，结果以发育商（DQ）表示。

（2）Bayley婴儿发育量表：适用于2 ~ 30个月婴幼儿，包括精神发育量表、运动量表和婴儿行为记录。

（3）Standford-Binet智能量表：适用于2 ~ 18岁儿童。测试内容包括幼儿的具体智能（感知、认知、记忆）和年长儿的抽象智能（思维、逻辑、数量、词汇），用以评价儿童学习能力以及对智能发育迟缓者进行诊断及程度分类，结果以智商（IQ）表示。

（4）Wechsler学前及初小儿童智能量表（WPPSI）：适用于4 ~ 6.5岁儿童。通过编制一整套不同测试题，分别衡量不同性质的能力，将得分综合后可获得儿童多方面能力的信息，较客观地反映学前儿童的智能水平。

（5）Wechsler儿童智能量表修订版（WISC- R）：适用于6 ~ 16岁儿童，内容与评分方法同WPPSI。

二、适应性行为测试

智力低下的诊断与分级必须结合适应性行为的评定结果。国内现多采用日本S-M社会生活能力检查，即婴儿—初中学生社会生活能力量表。此量表适用于6月 ~ 15岁儿童社会生活能力的评定。

第六节　心理行为异常

一、儿童行为异常

儿童在发育过程中出现的行为问题较为常见，对儿童身心健康的影响很大。近年调查资料表明，我国少年儿童的行为问题检出率为8.3% ~ 12.9%。儿童行为问题表现在儿童日常生活中，容易被家长忽略，或被过分严重估计。因此，区别正常的和异常的儿童行为非常必要，目前有多种衡量儿童行为的量表可用于帮助区分儿童异常的行为问题。

儿童的行为问题一般可分为：①生物功能行为问题，如遗尿、遗便、多梦、睡眠不安、夜惊、食欲不佳、过分挑剔饮食等；②运动行为问题，如儿童擦腿综合征、咬指甲、磨牙、吸吮手指、咬或吸衣物、挖鼻孔、咬或吸唇、活动过多等；③社会行为问题，如破坏、偷窃、说谎、攻击等；④性格行为问题，如惊恐、害羞、忧郁、社交退缩、交往不良、违拗、易激动、烦闹、胆怯、过分依赖、要求注意、过分敏感、嫉妒、发脾气等；⑤语言问题，如口吃等。男孩的行为问题常多于女孩，男孩多表现运动与社会行为问题；女孩多性格行为问题。儿童行为问题的发生与父母对子女的期望、教养方式、父母的文化、学习环境等显著相关。多数儿童的行为问题可在发育过程中自行消失。

（一）屏气发作

为表现为呼吸运动暂停的一种异常性格行为问题，多发于6 ~ 18月婴幼儿，5岁前会逐渐自然消失。呼吸暂停发作常在情绪急剧变化时，如发怒、恐惧、剧痛、剧烈叫喊时出现，常有换气过度现象，使呼吸中枢受抑制，哭喊时屏气，脑血管扩张，脑缺氧时可有昏厥、丧失意志、口唇发绀、躯干、四肢挺直，甚至四肢抽动等症状，持续0.5 ~ 1分钟后呼吸恢复，症状缓解，口唇返红，全身肌肉松弛而清醒，一日可发作数次。这种婴儿性格多暴躁、任性、好发脾气。对此类儿童应加强家庭教养，遇矛盾冲突时应耐心说理解释，避免粗暴打骂，尽量不让孩子有发脾气、哭闹的机会。

（二）吮拇指癖、咬指甲癖

3 ~ 4个月后的婴儿生理上有吮吸要求，常自吮手指尤其是拇指以安定自己。这种行为常发生在饥饿时和睡前，多随年龄增长而消失。但有时婴儿因心理上得不到满足而精神紧张、恐惧焦急，未获得父母充分的爱，又缺少玩具、音乐、图片等视听觉刺激，孤独时便吮拇指自娱，渐成习惯，直至年长时尚不能戒除。长期吮手指可影响牙齿、牙龈及下颌发育，致下颌前突、齿列不齐，妨碍咀嚼。咬指甲癖的形成过程与吮拇指癖相似，也系情绪紧张、感情需求得不到满足而产生的不良行为，多见于学龄前期和学龄期儿童。对这类孩子要多加爱护和关心，消除其抑郁孤独心理；当其吮拇指或咬指甲时应将其注意力分散到其他事物上，鼓励儿童建立改正坏习惯的信心，切勿打骂讽刺，使之产生自卑心理。在手指上涂抹苦药等方法也往往起不到好的效果。

（三）遗尿症

正常幼儿在2 ~ 3岁时已能控制排尿，如在5岁后仍发生不随意排尿即为遗尿症，大多数发生在夜间熟睡时，称夜间遗尿症。遗尿症可分为原发性和继发性两类：原发性遗尿症较多见，多半有家族史，男多于女（2 ∶ 1 ~ 3 ∶ 1），无器质性病变，多因控制排尿的能力迟滞所致；继发性遗尿症大多由于全身性或泌尿系疾病如糖尿病、尿崩症等引起，其他如智力低下、神经精神创伤、泌尿道畸形、感染，尤其是膀胱炎、尿道炎、会阴部炎症等也可引起继发性遗尿现象。继发性遗尿症在处理原发疾病后症状即可消失。

原发性遗尿发生在夜间为多，偶见白天午睡时。发生频率不一，自每周1 ~ 2次至每夜1次、甚至一夜数次不等。健康状况欠佳、疲倦、过度兴奋紧张、情绪波动等都可使症状加重，有时会自动减轻或消失，亦可复发。约50%患儿可于3 ~ 4年内发作次数逐渐减少而自愈，也有一部分患儿持续遗尿直至青春期，往往造成严重的心理负担，影响正常生活与学习。对遗尿症患儿必须首先除外能引起继发性遗尿的全身或局部疾病，详细询问病史，有无尿急、尿频、尿痛等泌尿系感染症状；家庭、学校、周围社会情况对其有无影响等。全身和会阴部检查也很重要。应做的检验项目包括尿常规、尿糖、中段尿培养等。

原发性遗尿症的治疗首先要取得家长和患儿的合作。医生应指导家长安排适宜的生活制度和坚持排尿训练，绝对不能在小儿发生遗尿时加以责骂、讽刺、处罚等，否则会加重患儿心理负担。应训练患儿将排尿间隔逐渐延长，每次排尿务必排尽；晚餐后应控制入水量，睡前排尿，不宜过度兴奋；睡熟后父母可在其经常遗尿时间之前唤醒，使其习惯于觉醒时主动排尿，必要时亦可采用警报器协助训练。药物治疗效果约80%左右，常用者为去氨加压素（desmopessin），为抗利尿药，以减少泌尿量，每次0.1 ~ 0.2μg，睡前口服，疗程3 ~ 6个月，亦可应用盐酸丙咪嗪治疗，5岁以上每次12.5 ~ 25mg，每晚一次。

（四）儿童擦腿综合征

儿童擦腿综合征是儿童通过擦腿引起兴奋的一种运动行为障碍。在儿童中并不少见，女孩与幼儿更多见。发生擦腿综合征的儿童智力正常，发作时神志清醒，多在入睡前、醒后或玩耍时发作，可被分散注意力而终止。发作时，女孩喜坐硬物，手按腿或下腹部，双下肢伸直交叉夹紧，手握拳或抓住东西使劲；男孩多表现伏卧在床上、来回蹭，或与女孩类似表现。女孩发作后外阴充血，分泌物增多或阴唇色素加深；男孩阴茎勃起，尿道口稍充血，有轻度水肿。有研究认为，儿童擦腿综合征是因外阴局部受刺激形成反复发作习惯，也有认为发作时儿童有性激素水平紊乱。虽然该病病因不明，治疗意见亦不统一，但使患儿平时生活轻松愉快，解除心理压力，鼓励其参与各种游戏活动等心理行为治疗是公认的必要措施。发作时以有趣事物分散儿童的注意力、睡前让儿童疲倦后很快入睡、醒后立即起床等均可减少发作机会。从小应注意儿童的会阴清洁，除每日清洗外，尽早穿满裆裤保护会阴皮肤，避免感染。有时发作的表现需与癫痫鉴别，应做脑电图。儿童擦腿综合征多随年龄增长而逐渐自行缓解。

（五）注意力缺乏多动障碍

为学龄儿童中常见的行为问题，主要表现为注意力不集中、多动、冲动行为，常伴有学习困难，但智能正常或接近正常。男孩发生率明显高于女孩。病因尚不肯定。

二、学习障碍

学习不仅是阅读、书写、计算等能力，还包括获得这些技能的整个学习过程。学习的必要条件是要有正常发展的认知能力、正常的感觉（尤其是听、视觉）器官功能、正常的运动发育、正常情绪和良好的环境。学习障碍属特殊发育障碍，是指在获得和运用听、说、读、写、计算、推理等特殊技能上有明显困难，并表现出相应的多种障碍综合征。临床上常把由于各种原因如智力低下、多动、情绪和行为问题、特殊发育障碍所引起的学业失败统称学习困难。中枢神经系统的某些功能障碍也会导致学习技能上的困难。学龄期儿童发生学习障碍者较多，小学 2 ～ 3 年级为发病的高峰，男孩多于女孩。学习障碍可有学习能力的偏异（如操作或语言能力）；协调运动障碍，如眼手协调差、影响绘图等精细运动技能的获得；分不清近似音，影响听、说与理解；理解与语言表达缺乏平衡，听与阅读时易遗漏或替换，不能正确诵读，构音障碍，交流困难；知觉转换障碍，如听到“狗”时不能就想到“狗”，立即写出“狗”字；视觉—空间知觉障碍，辨别能力差，常分不清 6 与 9、b 与 d 等，影响阅读能力等。学习障碍的儿童不一定智力低下，但由于其认知特性导致患儿不能适应学校学习和日常生活。在拒绝上学的儿童中有相当部分是学习障碍儿童，对他们应仔细了解、分析原因，采取特殊教育对策。

第二章

营养与营养性疾病

第一节 儿童营养基础

一、营养素与参考摄入量

对婴儿和儿童来说，营养供给量的基本要求应是满足生长需要、避免营养素缺乏。营养素参考摄入量（dietary reference intakes，DRIs）包括 4 项内容：平均需要量（estimated average requirement，EAR）是某一特定性别、年龄及生理状况群体中对某营养素需要量的平均值，摄入量达到 EAR 水平时可以满足群体中半数个体对该营养素的需要；推荐摄入量（recommended nutrient intake，RNI）可以满足某一特定群体中绝大多数（97% ~ 98%）人体的需要；适宜摄入量（adequate intake，AI）是通过观察或实验室获得的健康人群某种营养素的摄入量，在不能确定 RNI 时使用；可耐受最高摄入量（tolerable upper intake level，UL）是平均每日可以摄入该营养素的最高量。如果个体摄入量呈常态分布，则一个人群的 RNI = EAR+2SD。多数营养素都有一个可耐受最高摄入量 UL，当摄入量超过 UL 时，发生毒副作用的危险性增加。

营养素分为：能量，宏量营养素（蛋白质、脂类、碳水化合物），微量营养素（矿物质，包括常量元素和微量元素，维生素），其他膳食成分（膳食纤维、水）。

（一）能量代谢

儿童所需能量主要来自食物中的宏量营养素。儿童总能量消耗量包括基础代谢率、食物的热力作用、组织生长合成、活动和排泄过程的能量消耗。儿童能量的需要与年龄和不同的状态有关。能量单位是大卡或千卡（kcal），1984 年国家规定能量以千焦耳（kJ）为单位，1kcal = 4.184kJ，或 1kJ = 0.239kcal。

1. 基础代谢率（BMR）

小儿基础代谢的能量需要量较成人高，并随年龄增长、体表面积的增加逐渐减少。基础代谢所需热能，在婴儿约为 55kcal（230.12kJ）/（kg · d），7 岁时为 44kcal（184.10kJ）/（kg · d），12 岁时每日约需 30kcal（125.52kJ）/（kg · d），成人时为 25kcal（104.6kJ）~ 30kcal（125.52kJ）/（kg · d）。

2. 食物的热力作用（For thermic effect of food，TEF）

食物中的宏量营养素除了为人体提供能量，本身在消化、吸收过程中出现能量消耗额外增加的现象，即食物代谢过程中所产生的能量，如氨基酸的脱氨以及转化成高能磷酸键产生的能量消耗，称为食物的热力作用。食物的热力作用与食物成分有关。蛋白质的热力作用最高，蛋白质本身吸收、消化所需能量相当于摄入蛋白质产能的 30%。脂肪的热力作用为 4%，碳水化合物为 6%。婴儿食物含蛋白质多，食物热力作用占总能量的 7% ~ 8%，年长儿的膳食为混合食物，其 TEF 为 5%。

3. 活动消耗（For physical activity）

儿童活动所需能量与身体大小、活动强度、活动持续时间、活动类型有关。故活动所需能量波动较大，并随年龄增加而增加。当能量摄入不足时，儿童可表现为活动减少。

4. 排泄消耗（For excrete）

正常情况下未经消化吸收的食物的损失约占总能量的10%，腹泻时增加。

5. 生长所需（For growth）

组织生长合成消耗能量为儿童特有，生长所需能量与儿童生长的速度呈正比，即随年龄增长逐渐减少。

以上五部分能量的总和就是儿童能量的需要量。一般认为基础代谢占能量的50%，排泄消耗占能量的10%，生长和运动所需能量占32% ~ 35%，食物的特殊动力作用占7% ~ 8%。婴儿能量平均需要量为95kcal（397.48kJ）/（kg·d），1岁后以每岁计算。

（二）宏量营养素

1. 碳水化合物

碳水化合物为供能的主要来源。6个月以内婴儿的碳水化合物主要是乳糖、蔗糖、淀粉。2岁以上儿童膳食中，碳水化合物所产的能量应占总能量的55% ~ 65%。保证充分碳水化合物摄入，提供合适的比例的能量来源是重要的，如碳水化合物产能 >80% 或 <40% 都不利于健康。

2. 脂类

脂类为脂肪、胆固醇、磷脂的总称，是人体重要的营养素之一。脂类是机体的第二供能营养素。人体不能合成的不饱和脂肪酸称为必需脂肪酸，如亚油酸（$C_{18:2}$）、亚麻酸（$C_{18:2}$）。亚油酸是n-6系的脂肪酸，可衍生多种n-6不饱和脂肪酸，如花生四烯酸。亚油酸在体内可转变成亚麻酸和花生四烯酸，故亚油酸是最重要的必需脂肪酸。植物可合成亚油酸。必需脂肪酸参与构成线粒体、细胞膜、体内磷脂、前列腺素的合成；参与胆固醇代谢；n- 3脂肪酸与视力、认知发育有关；动物实验发现精子的形成与必需脂肪酸有关。脂肪所提供的能量占婴儿总能量的45%（35% ~ 50%），随着年龄的增长，脂肪占总能量比例下降，年长儿为25% ~ 30%。

3. 蛋白质

蛋白质主要由20种基本氨基酸组成，其中8种体内不能合成的氨基酸称为必需氨基酸（essential amino acids，EAAs，异亮氨酸、亮氨酸、赖氨酸、蛋氨酸、苯丙氨酸、苏氨酸、色氨酸、缬氨酸）。对婴儿来说，组氨酸为必需氨基酸；早产儿肝脏酶活性较低，胱氨酸、酪氨酸、精氨酸、牛磺酸可能也是必需的。婴儿的肾脏及消化器官尚未发育完全，过高的蛋白质摄入对婴儿有潜在的损害。4 ~ 6个月婴儿在乳量充足的情况下不必增加其他蛋白质的摄入。儿童及青少年生长发育旺盛，处于人体发育成熟的关键阶段，应供给全面均衡的营养，包括充足的蛋白质供给。蛋白质供能占总能量的8% ~ 15%。食物中优质蛋白质含量高，必需氨基酸比例恰当，如动物蛋白、大豆蛋白，生物利用率高，蛋白质供能占总能量的较低。1岁内婴儿蛋白质的RNI为1.5 ~ 3g/（kg·d）。婴幼儿生长发育旺盛，保证蛋白质的供给量与质量是非常重要的，故儿童食物中应有50%以上的优质蛋白质。食物的合理搭配可达到蛋白质互补，可使必需氨基酸的种类和数量相互补充，使之更接近人体的需要，从而可提高食物的生物价值。例如，小麦、米、玉米等蛋白质缺乏赖氨酸，而豆类则富含赖氨酸，故谷类、玉米如配以大豆即可补充蛋白质中赖氨酸的不足。食物加工，如豆制品的制作可使蛋白质与纤维素分开，消化率从整粒食用的60%提高到90%以上。为满足儿童生长发育的需要，应首先保证能量供给，其次是蛋白质。宏量营养素应供给平衡，比例适当，否则会发生代谢紊乱。如儿童能量摄入不足，机体会动用自身的能量储备甚至消耗组织以满足生命活动能量的需要。相反，如能量摄入过剩，则能量在体内的储备增加，造成异常的脂肪堆积。

（三）微量营养素

1. 矿物质

（1）常量元素：已发现人体有20余种必需的无机元素，占人体重量的4% ~ 5%。每日膳食需要量都在100μg以上的称为常量元素。其中含量 >5g 的有钙、磷、镁、钠、氯、钾、硫7种。常量元素主要参与构成人体组织成分，如骨骼、牙齿等硬组织大部分由钙、磷、镁组成，而软组织含钾较多；在细胞外液中与蛋白质共同调节细胞膜的通透性，维持水电解质平衡；调节神经肌肉兴奋性；参与酶的构成，激活酶的活性。

（2）微量元素：在体内含量很少，含量绝大多数小于人体重的0.01%，需通过食物摄入，具有十分重要生理功能的元素为微量元素。在必需微量元素（碘、锌、硒、铜、钼、铬、钴、铁8种）中，铁、碘、锌为容易缺乏的微量营养素；可能必需元素包括锰、硅、硼、矾、镍5种；有潜在毒性，但在低剂量时可能具有人体必需功能的元素为氟、镉、汞、砷、铝、锂、锡7种。必需微量元素是酶、维生素必需的活性因子，构成或参与激素的作用，参与核酸代谢。

2. 维生素

维生素是维持人体正常生理功能所必需的一类有机物质，其主要功能是调节人体的新陈代谢，并不产生能量。虽然需要量不多，但多数维生素在体内不能合成或合成量不足，故必须由食物中得到供给。维生素分为脂溶性和水溶性两类，脂溶性维生素排泄缓慢，缺乏时症状出现较迟，过量易致中毒。水溶性维生素易溶于水，其多余部分可迅速从尿中排泄，不易储存，需每日供给；缺乏后迅速出现症状，过量一般不易发生中毒。维生素的供给量不分年龄、性别。对儿童来说，维生素A、D、C、B_1是容易缺乏的微量营养素。

（四）其他膳食成分

1. 膳食纤维

膳食纤维主要来自植物的细胞壁，为不被小肠酶消化的非淀粉多糖，包括纤维素、半纤维素、木质素、果胶、树胶、海藻多糖等。膳食纤维有吸收大肠水分、软化大便、增加大便体积、促进肠蠕动等功能。膳食纤维在大肠被细菌分解，产生短链脂肪酸，降解胆固醇，改善肝代谢，防止肠萎缩。年长儿、青少年膳食纤维的适宜摄入量为20～35g，婴幼儿可从谷类、新鲜蔬菜、水果中获得一定量的膳食纤维。

2. 水

所有的新陈代谢和体温调节活动都必须要有水的参与才能完成，水是人体内的重要成分。水主要由饮用水和食物中获得；组织代谢和食物在体内氧化过程也可产生一部分水（100kcal约可产生12g水）。儿童全身含水量较成人多，如新生儿全身含水量约占体重的78%，1岁时为65%，成人全身含水量占体重的60%～65%。一健康婴儿每日消耗体液10%～15%，成人2%～4%。体内水的分布也因年龄而异。儿童水的需要量与能量摄入、食物种类、肾功能成熟度、年龄等因素有关。婴儿新陈代谢旺盛，水的需要量相对较多，为150mL/（kg·d），以后每3岁减少约25mL/（kg·d）。

二、小儿消化系统功能发育与营养关系

儿科医生掌握与了解小儿消化系统解剖发育知识非常重要，如吸吮、吞咽的机理、食道运动、肠道运动发育、消化酶的发育水平等，可正确指导家长喂养婴儿，包括喂养的方法、食物的量以及比例等。

（一）消化酶的成熟与宏量营养素的消化、吸收

1. 蛋白质

胃蛋白酶可凝结乳类。胎儿34周时胃主细胞开始分泌胃蛋白酶，出生时活性低，3个月后活性增加，18个月时达成人水平。生后1周胰蛋白酶活性增加，1个月时已达成人水平。故出生时新生儿消化蛋白质能力较好。生后几个月小肠上皮细胞渗透性高，有利于母乳中的免疫球蛋白吸收，但也会增加异体蛋白（如牛奶蛋白、鸡蛋白蛋白）、毒素、微生物以及未完全分解的代谢产物吸收机会，产生过敏或肠道感染。因此，对婴儿，特别是新生儿食物的蛋白质应有一定限制。

2. 脂肪

新生儿胃脂肪酶发育较好，而胰脂肪酶几乎无法测定，2～3岁达成人水平。因此，婴儿吸收脂肪的能力随年龄增加而提高，如33～34周的早产儿脂肪的吸收率为65%～75%，足月儿脂肪的吸收率为90%，生后6个月婴儿对脂肪的吸收率达95%以上。

3. 碳水化合物

0～6个月婴儿食物中的碳水化合物主要是乳糖，其次为蔗糖和少量淀粉。肠双糖酶的出现是肠功能发育的标志。肠双糖酶发育与胎龄有关，胎儿8个月时肠蔗糖酶、麦芽糖酶的活性达最高；肠乳糖酶活性逐渐增加，足月时达高峰。生后肠乳糖酶维持较高活性，消化乳糖好，断乳后乳糖酶活性逐渐下降。

出生时婴儿唾液腺淀粉酶和胰淀粉酶完全测不到；出生至 3 月内唾液腺淀粉酶活性低，3 月后其活性逐渐增高，2 岁时达成人水平，4 ~ 6 个月婴儿开始分泌胰淀粉酶。因此，婴儿生后几个月消化淀粉能力较差，不宜过早添加淀粉类食物。随淀粉酶的成熟，婴儿消化淀粉能力逐渐提高。

（二）与进食技能有关的消化道发育

1. 觅食反射

觅食反射是婴儿出生具有的一种最基本的进食动作。

2. 吸吮发育

婴儿口腔解剖发育特点是婴儿吸吮的基础，如口腔小、舌短而宽、无牙、颊脂肪垫、颊肌与唇肌发育好。2 月龄左右的婴儿吸吮动作成熟；4 月龄时婴儿吸、吞动作可分开，可随意吸、吞；婴儿 5 个月时吸吮强，从咬反射到有意识咬的动作出现；6 月龄婴儿可有意识张嘴接受勺及食物；8 月婴儿仍以上唇吸吮勺内食物。

3. 吞咽发育

出生时吞咽是反射引起，主要为舌体后部运动。4 ~ 6 月龄时舌体下降，舌的前部逐渐开始活动，可判别进食的部位，食物放在舌上可咬和吸，食物可达舌后部吞咽。

4. 挤压反射

新生儿至 3 ~ 4 月婴儿对固体食物出现舌体抬高、舌向前吐出的挤压反射。

5. 咀嚼

咀嚼是有节奏的咬运动、滚动、磨的口腔协调运动。咀嚼发育代表小儿消化功能发育成熟。消化过程的口腔阶段的咀嚼动作是婴儿食物转换所必需的技能。

（三）胃排空（胃的运动）

胃排空与食糜的组成有关，脂肪、蛋白质可延长排空时间。如凝块大、脂肪多的食物影响胃的蠕动和分泌功能，胃内停留时间较长。水在胃的排空时间约 0.5 ~ 1 小时，母乳约 2 ~ 3 小时，牛乳 3 ~ 4 小时，混合食物 4 ~ 5 小时。温度、年龄、全身状况亦可影响排空时间。

第二节　婴儿喂养方法

一、母乳喂养

母乳喂养是自人类以来就存在的一种天然喂养方式，而人工喂养只有 100 多年的历史。人工喂养科学技术的发展虽然拯救了许多生命，但在母亲和婴儿双方都产生问题，如营养、疾病、情感等问题。

（一）人乳的特点

人乳是婴儿天然的最好食物，对婴儿的健康生长发育有不可替代作用。一个健康的母亲可提供足月儿正常生长到 6 月所需要的营养素、能量、液体量。哺乳不仅供给婴儿营养，同时还提供一些可供婴儿利用的现成物质，如脂肪酶、SIgA 等，直到婴儿体内可自己合成。因此，母乳喂养是婴儿从胎内完全依赖母亲摄取营养和断乳后完全独立生活的一种过渡营养方式。

1. 营养丰富

人乳营养生物效价高，易被婴儿利用。人乳含必需氨基酸比例适宜。人乳所含酪蛋白为 p– 酪蛋白，含磷少、凝块小；人乳所含白蛋白为乳清蛋白，促乳糖蛋白形成；人乳中酪蛋白与乳清蛋白的比例为 1 ∶ 4，与牛乳（4 ∶ 1）有明显差别，易被消化吸收。人乳中宏量营养素产能比例适宜。人乳喂养的婴儿很少产生过敏。人乳中乙型乳糖（β – 双糖）含量丰富，利于脑发育；利于双歧杆菌、乳酸杆菌生长，产生 B 族维生素；促进肠蠕动；乳糖在小肠远端与钙形成螯合物，降低钠在钙吸收时的抑制作用，避免了钙在肠腔内沉淀，同时乳酸使肠腔内 pH 下降，有利小肠钙的吸收。人乳含不饱和脂肪酸较多，初乳中更高，有利于脑发育。人乳的脂肪酶使脂肪颗粒易于吸收。人乳中电解质浓度低、蛋白质分子小，适宜婴儿不成熟的肾发育水平。人乳矿物质易被婴儿吸收，如人乳中钙、磷比例适当（2 ∶ 1），含乳糖多，钙吸收好；人乳中含低分子量的锌结合因子—配体，易吸收，锌利用率高；人乳中铁含量为0.05mg/dL与牛奶（0.05mg/dL）相似但人乳中铁吸收率（49%）高于牛奶（4%）。人乳中维生素D含量较低，应鼓励家长让婴儿生后尽早进行户外活动，促进维生素D皮肤的光照合成，或适当补充维生素D。人乳中维生素K含量较低，除鼓励乳母合理膳食多吃蔬菜、水果以外，乳母应适当补充维生素K，以提高乳汁中维生素K的含量。

2. 生物作用

（1）缓冲力小：人乳pH为3.6（牛奶pH为5.3），对酸碱的缓冲力小，不影响胃液酸度（胃酸pH为0.9～1.6），利于酶发挥作用。

（2）含不可替代的免疫成分（营养性被动免疫）：初乳含丰富的SIgA，早产儿母亲乳汁的SIgA高于足月儿。人乳中的SIgA在胃中稳定，不被消化，可在肠道发挥作用。人乳中含有大量免疫活性细胞，初乳中更多，其中85%～90%为巨噬细胞，10%～15%为淋巴细胞；免疫活性细胞释放多种细胞因子而发挥免疫调节作用。人乳中的催乳素也是一种有免疫调节作用的活性物质，可促进新生儿免疫功能的成熟。人乳含较多乳铁蛋白，初乳含量更丰富（可达1741mg/L），是人乳中重要的非特异性防御因子。人乳的乳铁蛋白对铁有强大的螯合能力，能夺走大肠杆菌、大多数需氧菌和白色念珠菌赖以生长的铁，从而抑制细菌的生长。人乳的乳铁蛋白有杀菌、抗病毒、抗炎症和调理细胞因子的作用。人乳中的溶菌酶能水解革兰阳性细菌胞壁中的乙酰基多糖，使之破坏并增强抗体的杀菌效能。人乳的补体及双歧因子含量也远远多于牛乳。双歧因子促乳酸杆菌生长，使肠道pH达4～5，抑制大肠杆菌、痢疾杆菌、酵母菌等生长。人乳中补体、乳过氧化酶等参与机体免疫。低聚糖是人乳所特有的。人乳中低聚糖与肠黏膜上皮细胞的细胞黏附抗体的结构相似，可阻止细菌黏附于肠黏膜；促使乳酸杆菌及双歧杆菌的生长。

（3）生长调节因子：为一组对细胞增殖、发育有重要作用的因子，如牛磺酸、激素样蛋白（上皮生长因子、神经生长因子），以及某些酶和干扰素。

3. 其他

母乳喂养还有经济（仅1/5人工喂养费用）、方便、温度适宜、有利于婴儿心理健康的优点。母亲哺乳可加快乳母产后子宫复原，减少再受孕的机会。

（二）人乳的成分变化

1. 各期人乳成分

初乳为孕后期与分娩4～5日以内的乳汁；5～14日为过渡乳；14日以后的乳汁为成熟乳。人乳中的脂肪、水溶性维生素、维生素A、铁等营养素与乳母饮食有关，而维生素D、E不易由血进入乳汁，故与乳母饮食成分关系不大。初乳量少，深柠檬色，碱性，比重1.040～1.060（成熟乳1.030），每日量约15～16mL；初乳含脂肪较少而蛋白质较多（主要为免疫球蛋白）；初乳中维生素A、牛磺酸和矿物质的含量颇丰富，并含有初乳小球（充满脂肪颗粒的巨噬细胞及其他免疫活性细胞），对新生儿的生长发育和抗感染能力十分重要。随哺乳时间的延长，蛋白质与矿物质含量逐渐减少。各期乳汁中乳糖的含量较恒定。

2. 哺乳过程的乳汁成分变化

每次哺乳过程乳汁的成分亦随时间而变化。如将哺乳过程分为三部分，即第一部分分泌的乳汁脂肪低而蛋白质高，第二部分乳汁脂肪含量逐渐增加而蛋白质含量逐渐降低，第三部分乳汁中脂肪含量最高，可能是给婴儿停止哺乳的一个“安全信号”。

3. 乳量

正常乳母平均每天泌乳量随时间而逐渐增加，成熟乳量可达700～1000mL。一般产后6个月后乳母泌乳量与乳汁的营养成分逐渐下降。判断奶量是否充足是以婴儿体重增长情况、尿量多少与睡眠状况等综合判断。劝告母亲不要轻易放弃哺乳。

（三）建立良好的母乳喂养

成功的母乳喂养应当是母子双方都积极参与并感到满足。当母亲喂养能力提高，婴儿的摄乳量也将提高。因此，建立良好的母乳喂养有三个条件，一是孕母能分泌充足的乳汁；二是哺乳时出现有效的射乳反射；三是婴儿有力地吸吮。

1. 产前准备

大多数健康的孕妇都具有哺乳的能力，但真正成功的哺乳则需孕妇身、心两方面的准备和积极的措施。保证孕母合理营养，孕期体重增加适当（12 ~ 14kg），母体可贮存足够脂肪，供哺乳能量的消耗。

2. 乳头保健

孕母在妊娠后期每日用清水（忌用肥皂或酒精之类）擦洗乳头；乳头内陷者用两手拇指从不同的角度按捺乳头两侧并向周围牵拉，每日数次；哺乳后可挤出少许乳汁均匀地涂在乳头上，乳汁中丰富的蛋白质和抑菌物质对乳头表皮有保护作用。这些方法可防止因出现乳头皲裂及乳头内陷而中止哺乳。

3. 刺激催乳素分泌

吸吮对乳头的刺激可反射性地促进泌乳。0 ~ 2 月的小婴儿每日多次、按需哺乳，使吸吮有力，乳头得到多次刺激，乳汁分泌增加。有力地吸吮是促进乳汁分泌的重要因素，使催乳素在血中维持较高的浓度。产后 2 周乳晕的传入神经特别敏感，诱导催产素分泌的条件反射易于建立，是建立母乳喂养的关键时期。吸吮是主要的条件刺激，应尽早开奶（产后 15 分钟 ~ 2 小时内）。尽早开奶可减轻婴儿生理性黄疸，同时还可减轻生理性体重下降、低血糖等症状。

4. 促进乳房分泌

吸乳前让母亲先湿热敷乳房，促进乳房循环流量。2 ~ 3 分钟后，从外侧边缘向乳晕方向轻拍或按摩乳房，促进乳房感觉神经的传导和泌乳。两侧乳房应先后交替进行哺乳。若一侧乳房奶量已能满足婴儿需要，则可每次轮流哺喂一侧乳房，并将另一侧的乳汁用吸奶器吸出。每次哺乳应让乳汁排空。

5. 正确的喂哺技巧

正确的母儿喂哺姿势可刺激婴儿的口腔动力，有利于吸吮。正确的喂哺技巧还包括如何唤起婴儿的最佳进奶状态，如哺乳前让婴儿用鼻推压或舔母亲的乳房，哺乳时婴儿的气味、身体的接触都可刺激乳母的射乳反射；等待哺乳的婴儿应是清醒状态、有饥饿感、已更换干净的尿布。

6. 乳母心情愉快

因与泌乳有关的多种激素都直接或间接地受下丘脑的调节，下丘脑功能与情绪有关。故泌乳受情绪的影响很大，心情压抑可以刺激肾上腺素分泌，使乳腺血流量减少，阻碍营养物质和有关激素进入乳房，从而使乳汁分泌减少。刻板地规定哺乳时间也可造成精神紧张，故在婴儿早期应采取按需哺乳的方式并保证孕妇和乳母的身心愉快和充足的睡眠，避免精神紧张，可促进泌乳。

（四）不宜哺乳的情况

凡是母亲感染 HIV、患有严重疾病应停止哺乳，如慢性肾炎、糖尿病、恶性肿瘤、精神病、癫痫或心功能不全等。乳母患急性传染病时，可将乳汁挤出，经消毒后哺喂。乙型肝炎的母婴传播主要发生在临产或分娩时，是通过胎盘或血液传递的，因此乙型肝炎病毒携带者并非哺乳的禁忌证。母亲感染结核病，但无临床症状时可继续哺乳。

二、部分母乳喂养

同时采用母乳与配方奶或兽乳喂养婴儿为部分母乳喂养，有两种情况。

1. 补授法

母乳喂养的婴儿体重增长不满意时，提示母乳不足。此时用配方奶或兽乳补充母乳喂养为补授法，适宜 4 月内的婴儿。补授时，母乳哺喂次数一般不变，每次先哺母乳，将两侧乳房吸空后再以配方奶或兽乳补足母乳不足部分。这样有利于刺激母乳分泌。补授的乳量由小儿食欲及母乳量多少而定，即“缺多少补多少”。

2. 代授法

用配方奶或兽乳替代一次母乳量，为代授法。母乳喂养婴儿至 4 ~ 6 月龄时，为断离母乳开始引入配方奶或兽乳时宜采用代授法。即在某一次母乳哺喂时，有意减少哺喂母乳量，增加配方奶量或兽乳，逐渐替代此次母乳量。依次类推直到完全替代所有的母乳。4 个月内的婴儿母乳量不足时，如用代授法，减少了母乳哺喂次数，乳头得到的刺激减少，乳汁分泌降低。4 ~ 6个月婴儿如用补授法，婴儿易眷恋母乳，难以断离。

三、人工喂养

4个月以内的婴儿由于各种原因不能进行母乳喂养时，完全采用配方奶或其他兽乳，如牛乳、羊乳、马乳等喂哺婴儿，称为人工喂养。

（一）兽乳的特点（以牛乳为例）

人工喂养时常用牛乳，但成分不适合婴儿。

1. 乳糖含量低

牛乳的乳糖含量低于人乳，主要为甲型乳糖，有利于大肠杆菌的生长。

2. 宏量营养素比例不当

牛乳蛋白质含量较人乳为高，且以酪蛋白为主，酪蛋白易在胃中形成较大的凝块；牛乳的氨基酸比例不当；牛乳脂肪颗粒大，而且缺乏脂肪酶，较难消化；牛乳不饱和脂肪酸（亚麻酸）（2%）低于人乳（8%）。牛乳含磷高，磷易与酪蛋白结合，影响钙的吸收。

3. 肾负荷重

牛乳含矿物质比人乳多3 ~ 3.5倍，增加婴儿肾脏的溶质负荷，对婴儿肾脏有潜在的损害。

4. 缺乏免疫因子

牛乳缺乏各种免疫因子是与人乳的最大区别，故牛乳喂养的婴儿患感染性病的机会较多。羊乳的营养价值与牛乳大致相同，蛋白质凝块较牛奶细而软，脂肪颗粒大小与人乳相仿。但羊乳中叶酸含量很少，长期哺给羊乳易致巨幼红细胞性贫血。马乳的蛋白质和脂肪含量少，能量亦低，故不宜长期哺用。

（二）牛乳的改造

由于种类的差异，兽乳所含的营养素不适合人类的婴儿。故一般人工喂养和婴儿断离母乳时应首选配方奶。

1. 配方奶粉

配方奶粉是以牛乳为基础改造的奶制品，使宏量营养素成分尽量“接近”于人乳，适合于婴儿的消化能力和肾功能，如降低其酪蛋白、无机盐的含量等；添加一些重要的营养素，如乳清蛋白、不饱和脂肪酸、乳糖；强化婴儿生长时所需要的微量营养素如核苷酸、维生素A、维生素D、β胡萝卜素和微量元素铁、锌等。使用时按年龄选用。

合理的奶粉调配在保证婴儿营养摄入中至关重要。一般市售配方奶粉配有统一规格的专用小勺，重量比均为1 ∶ 7，如盛4.4g奶粉的专用小勺，一勺宜加入30mL温开水。

2. 全牛乳的家庭改建

若如无条件选用配方奶而采用兽乳喂养婴儿时，必须改造，不宜直接采用兽乳喂养婴儿。

（1）加热：煮沸可达到灭菌的要求，且能使奶中的蛋白质变性，使之在胃中不易凝成大块。

（2）加糖：婴儿食用全牛乳应加糖。这不是为增加牛乳甜味或增加能量（因牛乳与母乳能量相近），而是改变牛乳中宏量营养素的比例，利于吸收，软化大便。一般每100mL牛奶中可加蔗糖5 ~ 8g。加糖过多或过少均不利于婴儿营养。

（3）加水：降低牛奶矿物质、蛋白质浓度，减轻婴儿消化道、肾负荷。稀释奶仅用于新生儿，生后不满2周者可采用2 ∶ 1奶（即2份牛奶加1份水），以后逐渐过渡到3 ∶ 1或4 ∶ 1奶，满月后即可用全奶。

（三）奶量摄入的估计（6个月以内）

实际工作中为正确指导家长或评价婴儿的营养状况，常常需要估计婴儿奶量的摄入量。婴儿的体重、RNIs以及奶制品规格是估计婴儿奶量的必备资料。

1. 配方奶粉摄入量估计

一般市售婴儿配方奶粉100g供能约500kcal（2029N），婴儿能量需要量约为100kcal/（kg · d）

[418.4N/（kg·d）]，故需婴儿配方奶粉 20g/（kg·d）可满足需要。按规定调配的配方奶蛋白质与矿物质浓度接近人乳，只要奶量适当，总液量亦可满足需要。

2. 全牛奶摄入量估计

100mL 全牛奶 67kcal（280.33kJ），8% 糖牛乳 100mL 供能约 100kcal（418.4kJ），婴儿的能量需要量为 100kcal/（kg·d）[418.4 kJ/（kg·d）]，婴儿需 8% 糖牛乳 100mL/（kg·d）。全牛奶喂养时，因蛋白质与矿物质浓度较高，应两次喂哺之间加水，使奶与水量（总液量）达 150mL/（kg·d）。

（四）正确的喂哺技巧

同母乳喂养一样，人工喂养喂哺婴儿亦需要有正确的喂哺技巧，包括正确的喂哺姿势、唤起婴儿的最佳进奶状态。人工喂养喂哺婴儿应特别注意选用适宜的奶嘴和奶瓶、奶液的温度、喂哺时奶瓶的位置。

四、婴儿食物转换

婴儿期随着生长发育的逐渐成熟，需要有由出生时的纯乳类向成人固体食物转换的过渡时期。过渡时期食物常称之换乳食物，亦称辅食，或断乳食物。在这个食物转换的过渡时期应让婴儿逐渐接受成人固体食物，培养儿童对各类食物的喜爱和自己的进食能力。

（一）不同喂养方式婴儿的食物转换

婴儿喂养的食物转换过程是让婴儿逐渐适应各种食物的味道、培养婴儿对其他食物感兴趣、逐渐由乳类为主要食物转换为进食固体为主的过程。由于生后不同的喂养方式在食物转换的过渡时期婴儿喂养的模式略有不同。母乳喂养婴儿的食物转换问题是帮助婴儿逐渐用配方奶或兽乳完全替代母乳，同时引入其他食物；部分母乳喂养和人工喂养婴儿的食物转换是逐渐引入其他食物。

（二）过渡期食物

过渡期食物是除母乳或配方奶（兽乳）外，为过渡到成人固体食物所添加的富含能量和各种营养素的泥状食物（半固体食物）。给婴儿引入食物的时间和过程应适合婴儿的接受能力，保证食物的结构、风味等能够被婴儿接受。应根据婴儿发育状况决定引入其他食物。一般应在婴儿体重达6.5 ~ 7kg时引入，此时年龄多为 4 ~ 6 月龄。

给婴儿首先选择的其他食物应易于吸收、能满足生长需要又不易产生食物过敏的食物。因 4 ~ 6 个月龄的婴儿体内贮存铁消耗已尽，选择的食物还应给婴儿补充铁营养。通常能满足这些条件的食物是强化铁的米粉。其次引入的食物是根块茎蔬菜、水果，可补充维生素、矿物质营养；7 ~ 8 个月龄后逐渐引入动物性食物，如鱼类、蛋类、肉类和豆制品。引入的食物制作应以当地食物为基础，注意食物的质地、营养密度、卫生、制作多样性。此期仍应保证 600 ~ 800mL 乳类，为婴儿营养的主要来源。

最初的对新食物的抵抗可通过多次体验改变。因此，婴儿食物转变期有一对其他食物的习惯过程。此期让婴儿熟悉多种食物，特别是蔬菜类，有利于儿童期转换的食物。因此食物加入应由少到多，即在哺乳后立即给予婴儿少量强化铁的米粉（1 勺—2 勺—多勺），6 ~ 7 月龄后可代替 1 ~ 2 次乳量；一种到多种，如蔬菜的引入，应每种菜泥（茸）尝 2 次 / 日，直至 3 ~ 4 日婴儿习惯后再换另一种，以刺激味觉的发育。单一食物引入的方法可帮助了解婴儿是否出现食物过敏。为训练婴儿的进食能力应注意引入的方法和食物的质地。如用勺、杯进食可帮助口腔动作协调，学习吞咽；7 ~ 9 个月后食物的质地从泥（茸）状过渡到碎末状可帮助学习咀嚼，增加食物的能量密度。此期还应注意婴儿神经心理发育对食物转变的作用，如允许手抓食物，既可增加婴儿进食的兴趣，又有利于眼手动作协调和培养独立能力。

（三）婴儿期易出现的问题

1. 溢乳

15% 的婴儿常出现溢乳，可因过度喂养、不成熟的胃肠运动类型、不稳定的进食时间所致。同时，婴儿胃水平位置，韧带松弛、易折叠；贲门括约肌松弛，幽门括约肌发育好的消化道的解剖生理特点使 6 个月内的小婴儿常常出见胃食道反流（gastroesophageal reflux，GER）。此外，喂养方法不当，如奶头过大、吞入气体过多时，婴儿也往往出现溢乳。

2. 食物引入时间不当

过早引入固体食物影响母乳铁吸收，增加食物过敏、肠道感染的机会；过晚引入其他食物，错过味觉、咀嚼功能发育关键年龄，造成进食行为异常，断离母乳困难，以致婴儿营养不足。

3. 能量及营养素摄入不足

8 ~ 9 个月的婴儿已可接受能量密度较高的成人固体食物。如经常食用能量密度低的食物或摄入液量过多，婴儿可表现进食后不满足，体重增长不足、下降，或在安睡后常于夜间醒来要求进食。摄入食物单调，易发生营养素缺乏。

婴儿后期消化功能发育较成熟，应注意逐渐增加婴儿 6 个月后的固体食物能量密度比，满足生长需要。避免给婴儿过多液量影响进食，因婴儿食物构成仍有较多的乳类，食物质地较软，含水量已较多。

4. 进餐频繁

胃的排空与否与消化能力密切相关。婴儿进餐频繁（超过 7 ~ 8 次 / 日）或延迟停止夜间进食，使胃排空不足，影响婴儿食欲。一般安排婴儿一日六餐有利于消化。

5. 喂养困难

难以适应环境、过度敏感气质的婴儿常常有不稳定的进食时间，常常表现喂养困难。

（四）幼儿进食特点

1. 生长速度减慢

一岁后儿童生长逐渐平稳。因此，幼儿进食相对稳定，较婴儿期旺盛的食欲相对略有下降。

2. 心理行为影响

幼儿神经心理发育迅速，对周围世界充满好奇心，表现出探索性行为，进食时也表现出强烈的自我进食欲望。成人如忽略了儿童的要求，仍按小婴儿的方法抚养，儿童可表示不合作与违拗心理；而且儿童注意力易被分散，儿童进食时玩玩具、看电视等做法都会降低对食物的注意力，进食下降。应允许儿童参与进食，满足其自我进食欲望，培养独立进食能力。

3. 家庭成员的影响

家庭成员进食的行为和对食物的反应可作为小儿的榜样。由于学习与社会的作用，小儿的进食过程形成了以后接受食物的类型。如给小儿食物是在一积极的社会情况下（如奖励或与愉快的社会行为有关），则小儿对食物的偏爱会增加；强迫进食可使小儿不喜欢有营养的食物。

4. 进食技能发育状况

幼儿的进食技能发育状况与婴儿期的训练有关，错过训练吞咽、咀嚼的关键期，长期食物过细，幼儿期会表现不愿吃固体食物或“包在嘴中不吞”。

5. 食欲波动

幼儿有准确的判断能量摄入的能力。这种能力不但是一餐中表现出来，连续几餐都可被证实。幼儿可能一日早餐吃很多，次日早餐什么也没吃；一天中吃得少的早餐可能会有吃较多的中餐和较少的晚餐。变化的进食行为提示幼儿有调节进食的能力。研究显示，幼儿餐间摄入的差别可达 40%，但一日的能量摄入比较一致，只有 10% 的变化。

（五）幼儿膳食安排

膳食中各种营养素和能量的摄入需满足该年龄阶段儿童的生理需要，蛋白质每日 40g 左右，其中优质蛋白（动物性蛋白质和豆类蛋白质）应占总蛋白的 1/3 ~ 1/2。蛋白质、脂肪和碳水化合物产能之比约为（10% ~ 15%）：（25% ~ 30%）：（50% ~ 60%）。但膳食安排需合理，四餐（奶类 2，主食 2）两点为宜。频繁进食、夜间进食、过多饮水均会影响小儿的食欲。

五、营养状况评价的原则

儿童营养状况评价一般通过临床询问和营养调查进行评估，包括临床表现、体格发育评价、膳食调查以及实验室检查。因此，仅仅据膳食评价结果尚不能确定人群或个体的营养状况，但把通过准确地收集膳食摄入资料，正确选择评价参考值（因营养素不同，DRIs 提供的参数不同），将膳食营养素摄入量与相应的 DRIs 进行比较还是合理的。

1. 个体营养素摄入量评估

对一个人的膳食评价是为了说明此个体的营养素摄入量是否充足，可比较实际摄入量和相应人群需要量中值加以判断。如摄入量远高于需要量中值，则此人的摄入量是充足的；反之，如摄入量远低于需要量中值，则此人的摄入量是可能不充足的。

2. 群体营养素摄入量评估

对一个群体的膳食评价是为了说明群体中某种营养素的摄入量不足或过多的流行情况（比例），以及亚人群间摄入量的差别。用比较营养素的摄入量与需要量来评价。

3. 膳食调查

（1）膳食调查方法：①称重法：实际称量各餐进食量，以生 / 熟比例计算实际摄入量。查“食物成分表”得出今日主要营养素的量（人均量）。通常应按季节、食物供给不同每季度测一次。调查需准备表格、食物成分表、计算器、秤（称食物、器皿重）。称重法的优点是准确，但较复杂，调查时间较长（3 ~ 4 日）。多应用集体儿童膳食调查，也可据调查目的选择个人进行膳食调查。常以平均数法分析结果，即从每日摄入食物种类、数量计算各种食物中某营养素的总量，用日人数算出人平均摄入量。日人数为三餐人数的平均数。（如三餐就餐儿童数相差太大，应按日人数计算出人平均摄入量。日人数 = 早餐主食量 / 早餐人数 + 中餐主食量 / 中餐人数 + 晚餐主食量 / 晚餐人数）②询问法：多用于个人膳食调查，采用询问前 1 ~ 3 日进食情况进行计算。询问法简单，易于临床使用，但因结果受被调查对象报告情况或调查者对市场供应情况以及器具熟悉程度的影响而不准确。使用频数表、询问表分类询问，多种方法结合可增加结果的可靠性。计算与结果分析同称重法。③记账法多用于集体儿童膳食调查，以食物记出入库的量算。记账法简单，但结果不准确，要求记录时间较长。计算与结果分析同称重法。多用于集体儿童膳食调查。

（2）膳食评价：将膳食调查结果与 DRIs 比较。①营养素摄入：当能量摄入 >85%RNI 或 AI 时，显示能量摄入足够，<70% 说明能量摄入不足；当蛋白质摄入 >80% RNI 或 AI 时，显示蛋白质摄入足够，<70% 说明蛋白质摄入不足；优质蛋白应占膳食中蛋白质 1/2 以上；矿物质、维生素摄入应 >80%RNI 或 AI。②宏量营养素供能比例：膳食中宏量营养素比例应适当，即蛋白质产能应占总能量的 10% ~ 15%，脂类占总能量的 20% ~ 25%，碳水化合物占总能量的 50% ~ 60%。③膳食能量分布：每日三餐食物供能亦应适当，即早餐供能应占一日总能量的 25% ~ 30%，中餐应占总能量的 35% ~ 45%，点心占总能量的 10%，晚餐应占总能量的 25% ~ 30%。

4. 体格发育评价

5. 体格检查

除常规体格检查外，注意有关营养素缺乏体征。

6. 实验室检查

了解机体某种营养素贮存、缺乏水平。通过实验方法测定小儿体液或排泄物中各种营养素及其代谢产物或其他有关的化学成分，了解食物中营养素的吸收利用情况。

第三节　营养基础蛋白质 – 热能营养不良

蛋白质 – 热能营养不良（protein–energy malnutrition，PEM）是因缺乏热量和（或）蛋白质所致的一种营养缺乏症，主要见于 3 岁以下婴幼儿。其临床特征为体重减轻、皮下脂肪减少或消失、渐进性消瘦或水肿，常伴有各器官不同程度的功能紊乱及多种营养素缺乏。临床常见三种类型，以能量供给不足为主的消瘦型，蛋白质供给不足为主的浮肿型，以及介于两者之间的消瘦 – 浮肿型。本病多因喂养不当或疾病引起。

一、病因

（一）喂养不当

喂养不当是导致营养不良的重要原因，如母乳不足而未及时添加其他富含蛋白质的食品；奶粉配制过稀；突然停奶而未及时添加辅食；长期以淀粉类食品（粥、米粉、奶糕）喂养等。

（二）消化吸收障碍

如消化系统解剖或功能上的异常均可影响食物的消化和吸收。

（三）需要量增多

急、慢性传染病、生长发育快速阶段等均可因需要量增多而造成营养相对缺乏；糖尿病、大量蛋白尿、发热性疾病、甲状腺功能亢进、恶性肿瘤等均可使营养素的消耗量增多而导致营养不足。

二、病理生理

（一）新陈代谢失常

1. 蛋白质

摄入不足或组织蛋白消耗过多而出现负氮平衡。当血清总蛋白 <40g/L、白蛋白 <20g/L 时可发生低蛋白性水肿。

2. 脂肪

能量摄入不足时，体内大量脂肪消耗用于供能，故血清胆固醇下降。肝脏是脂肪代谢的主要器官，当体内脂肪消耗过多过快，超过肝的代谢能力时可致肝脂肪浸润及变性。

3. 碳水化合物

摄入不足致糖原贮备减少或消耗过多，易发生低血糖，重者昏迷或猝死。

4. 水、盐代谢

由于体内大量脂肪消耗，故细胞外液相对增多，低蛋白血症可进一步加剧而呈现浮肿。PEM 时细胞外液呈低渗状态。发生腹泻时易致低渗性脱水、低钾血症、低钙血症和低镁血症。

5. 维生素

PEM 常伴多种维生素和微量元素缺乏而出现相应症状。

（二）各系统功能低下

1. 消化系统

胃肠运动功能减弱，消化酶分泌减少，酶活力降低，影响消化和吸收功能，易发生腹泻、肠道菌群失调。

2. 中枢神经系统

处于抑制状态，常有精神萎靡或与烦躁交替出现、表情呆滞、反应迟钝。

3. 心血管系统

心肌收缩力减弱，心搏出量减少，血压降低。

4. 泌尿系统

肾小管重吸收功能低下，尿量增多而尿比重下降。

5. 免疫系统

非特异性和特异性免疫功能均低下，易并发各种感染性疾病。

三、临床表现

儿童发生营养不良时首先表现为体重不增，若营养不良未及时纠正，继之出现体重下降。身高也会受影响，表现为增长缓慢并逐渐远离参考值。皮下脂肪逐渐减少甚至消失。最先出现皮下脂肪减少的部位是腹部，依次按腹、胸、背、腰、四肢、臀、面颊的顺序逐渐消失。患儿常伴有营养性贫血及维生素和微量元素缺乏症，并易患各种感染性疾病。

（一）分度

1. 3岁以下小儿营养不良分度

见表2–1，图2–1，图2–2。

表2–1　3岁以下小儿营养不良分度

	Ⅰ度（轻）	Ⅱ度（中）	Ⅲ度（重）
体重低于正常均值	10%～25%	25%～40%	>40%
腹部皮褶厚度	0.8~0.4cm	0.4cm 以下	消失
身长	尚正常	低于正常	明显低于正常
消瘦	不明显	明显	皮包骨样
皮肤	尚正常	稍苍白、松弛	明显苍白，干皱，弹性消失
肌肉	基本正常	弹性差，松弛	肌肉萎缩，肌张力低下
精神状态	稍不活泼	较萎靡，不安，易疲乏，多哭	呆滞，反应低下，与烦躁交替

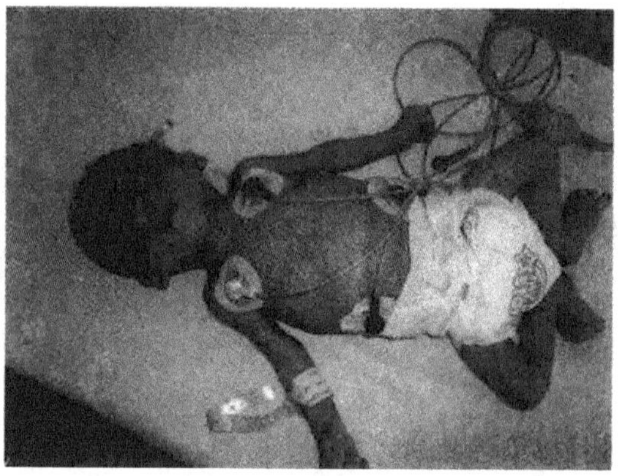

图2–1　Ⅱ度营养不良

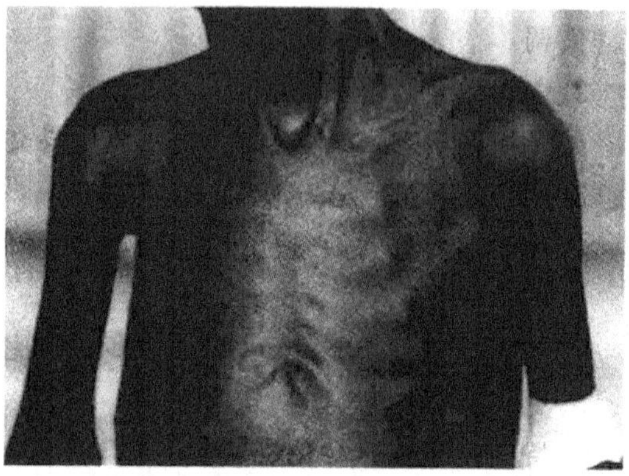

图2–2　Ⅲ度营养不良

（二）分型

1. 消瘦型

以能量供应不足为主者，表现为消瘦型营养不良，体重明显降低，皮下脂肪消失，皮包骨样，两颧突出，额部皱纹，“小老头”貌，反应淡漠或易激惹，体温低，心率缓慢，心音低钝，呼吸浅表，全身肌张力低下，腹壁凹陷呈舟状腹或因肠胀气而膨隆，记忆力减退，注意力不集中，神经精神发育落后，头发干枯。

2. 水肿型

以蛋白质供应不足为主者，表现为水肿型营养不良，轻到重度凹陷性水肿，可有皮肤紫癜，食欲减退，精神不振，毛发干枯，肝脏肿大，血浆白蛋白低于25g/L。

3. 混合型

蛋白质和总能量均供应不足者。多为长期喂食淀粉类食物所致，表现为体重可接近正常，呈虚胖状，面色苍白，肌肉松弛，可有轻度水肿，为消瘦—水肿型营养不良，又称泥膏样儿。

4. 按臂围判断分型

在没有条件测量体重和身长的地区，可通过简易地测量上臂围来评价。1～5岁小儿臂围大于13.5cm为营养良好，12.5～13.5cm为营养中等，而低于12.5cm为营养不良。

四、并发症

（一）感染

因非特异及特异性免疫功能均低下，易继发各种感染如上呼吸道感染、鹅口疮、支气管肺炎、结核病、中耳炎、尿路感染、败血症等，特别是婴儿腹泻，迁延不愈，加重营养不良，形成恶性循环。

（二）各种维生素、微量元素缺乏

常见者为维生素 A 缺乏，有时也有维生素 B、C、D 的缺乏，锌缺乏常见。

（三）自发性低血糖

患儿有时可突然发生面色灰白、神志不清、脉搏减慢、呼吸暂停等低血糖症状。

五、实验室检查

血清白蛋白浓度降低；必需氨基酸、牛磺酸降低，必需氨基酸与非必需氨基酸的比值降低；血清酶活性降低；血糖、血清胆固醇降低；血各种电解质降低、各种维生素和微量元素降低；血浆类胰岛素生长因子 -1（IGF-1）、视黄醇结合蛋白、前白蛋白、甲状腺素结合前白蛋白、转铁蛋白等降低是早期诊断营养不良的指标。

六、诊断

根据临床上有皮下脂肪减少、消瘦、体重下降、生长缓慢及全身各系统功能紊乱等症状，结合年龄、喂养史、既往疾病史等可做出诊断。另外在诊断本病的同时还要做出病因诊断。

七、治疗

（一）维持基本生命活动

对于重度营养不良患儿要积极纠正脱水、酸中毒及电解质紊乱，注意控制休克、自发性低血糖、心肾功能衰竭的发生。

（二）消除病因

消除病因才能避免病情进一步加重。

（三）调整饮食

选择易于消化吸收并富含蛋白质和维生素的食物，有母乳者尽可能母乳喂养，必要时给予静脉营养治疗。轻度营养不良可按 250 ~ 330kJ/kg 开始；中、重度者应从少到多逐渐过渡，以免因不能耐受而加重病情，开始供能 167 ~ 250kJ/kg，以满足基础代谢所需，待消化功能恢复且食欲良好可逐渐增至 502 ~ 628kJ/kg，蛋白质从 1.5 ~ 2.0g/kg 开始，可逐渐增至 3.0 ~ 4.5g/kg。

（四）促进食欲和增进代谢

可口服各种消化酶，皮下注射普通胰岛素 2 ~ 3 单位，1 次 /d，连用 1 ~ 2 周，以增进食欲，为防止发生低血糖，注射前先口服葡萄糖 20 ~ 30g。苯丙酸诺龙为蛋白质同化类固醇制剂，能促进机体对蛋白质的合成，并能增强食欲，每次 0.5 ~ 1mg/kg，肌肉注射，一周 1 ~ 2 次，连用 2 ~ 3 周。

（五）治疗并发症

有并发症的患儿应做相应的治疗。

（六）中医治疗

中药婴儿健脾散、参苓白术散能调整脾胃功能，对改善食欲有一定疗效。针灸、推拿、捏脊等也有一定作用。

八、预防

（1）合理喂养、培养良好的饮食卫生习惯，鼓励母乳喂养，大力宣传基本的喂养知识和技能，注意防止儿童不良饮食卫生习惯的形成。

（2）合理安排生活作息制度，培养良好的生活规律。

（3）开展生长发育监测工作，以便及早发现营养偏离并及时纠正。

（4）积极预防和治疗相关疾病，全面实施预防接种，防治常见病、多发病。注意治疗慢性消耗性疾病和先天畸形。对体弱儿进行系统管理。

（5）母亲应注意孕期保健特别是营养保健，尽量减少早产儿和低出生体重儿的发生。

第四节　小儿肥胖症

小儿单纯性肥胖（obesity）是由于长期能量摄入超过人体的消耗，使体内脂肪过度积聚、体重超过一定范围的一种营养障碍性疾病。体重超过同性别、同身高参照人群均值的20%即可称为肥胖。小儿单纯性肥胖症在我国呈逐步增多的趋势，目前约占5% ~ 8%。肥胖不仅影响儿童的健康，且儿童期肥胖可延续至成人，容易引起高血压、糖尿病、冠心病、胆石症、痛风等疾病，对本病的防治应引起社会及家庭的重视。

一、病因

（1）能量摄入过多：长期摄入高热量食物，超过机体代谢需要，多余的能量便转化为脂肪贮存体内，导致肥胖。

（2）活动量过少：活动过少和缺乏适当的体育锻炼是发生肥胖症的重要因素，即使摄食不多也可引起肥胖。肥胖儿童大多不喜爱运动，形成恶性循环。

（3）遗传因素：肥胖有高度的遗传性，目前认为肥胖的家族性与多基因遗传有关。肥胖双亲的后代发生肥胖者高达70% ~ 80%；双亲之一肥胖者，后代肥胖发生率约为40% ~ 50%；双亲正常的后代发生肥胖者仅10% ~ 14%。

（4）其他：如进食过快或饱食中枢和饥饿中枢调节失衡以致多食；精神创伤（如亲人病故或学习成绩低下）以及心理异常等因素亦可导致儿童过量进食。

二、病理生理

引起肥胖的原因为脂肪细胞数目增多或体积增大。人体脂肪细胞数量的增多主要在出生前3个月、生后第一年和11 ~ 13岁三个时期，若肥胖发生在这三个时期，即可引起脂肪细胞数目增多性肥胖，治疗较困难且易复发；而不在此脂肪细胞增殖时期发生的肥胖，脂肪细胞体积增大而数目正常，治疗较易奏效。肥胖患儿可有下列代谢及内分泌改变。

（一）体温调节与能量代谢

肥胖儿对外界体温的变化反应较不敏感，用于产热的能量消耗较正常儿少，使肥胖儿有低体温倾向。

（二）脂类代谢

肥胖儿常伴有血浆甘油三酯、胆固醇、极低密度脂蛋白（VLDL）及游离脂肪酸增加，但高密度脂蛋白（HDL）减少。故以后易并发动脉硬化、冠心病、高血压、胆石症等疾病。

（三）蛋白质代谢

肥胖者嘌呤代谢异常，血尿酸水平增高，易发生痛风症。

（四）内分泌变化

内分泌变化在肥胖小儿较常见。

（1）甲状腺功能的变化：总 T_4、游离 T_4、总 T_3、游离 T_3、反 T_3、蛋白结合碘、吸 ^{131}碘率等均正常，下丘脑 - 垂体 - 甲状腺轴也正常，但发现 T_3 受体减少，被认为是产热减少的原因。

（2）甲状旁腺激素及维生素D代谢：肥胖儿血清PTH水平升高，25-（OH）D_3 及24，25 -（OH）$_2D_3$ 水平也增高，可能与肥胖的骨质病变有关。

（3）生长激素水平的变化：肥胖儿血浆生长激素减少；睡眠时生长激素分泌高峰消失；在低血糖

或精氨酸刺激下，生长激素分泌反应迟钝。但肥胖儿 1GF-I 分泌正常，胰岛素分泌增加，对生长激素的减少起到了代偿作用，故患儿无明显生长发育障碍。

（4）性激素的变化：女性肥胖患者雌激素水平增高，可有月经不调和不孕；男性患者因体内脂肪将雄激素芳香化转变为雌激素，雌激素水平增高，可有轻度性功能低下、阳痿，但不影响睾丸发育和精子形成。

（5）糖皮质激素：肥胖患儿尿 17- 羟类固醇、17- 酮类固醇及皮质醇均可增加，但血浆皮质醇正常或轻度增加，昼夜规律存在。

（6）胰岛素与糖代谢的变化：肥胖者有高胰岛素血症的同时又存在胰岛素抵抗，致糖代谢异常，可出现糖耐量减低或糖尿病。

三、临床表现

肥胖可发生于任何年龄，但最常见于婴儿期、5 ~ 6 岁和青春期。患儿食欲旺盛且喜吃甜食和高脂肪食物。明显肥胖儿童常有疲劳感，用力时气短或腿痛。严重肥胖者由于脂肪的过度堆积限制了胸廓和膈肌运动，使肺通气量不足、呼吸浅快，故肺泡换气量减少，造成低氧血症、气急、紫绀、红细胞增多、心脏扩大或出现充血性心力衰竭甚至死亡，称肥胖 - 换氧不良综合征（或 pickwickian syndrome）。

体格检查可见患儿皮下脂肪丰满，但分布均匀，腹部膨隆下垂，严重肥胖者可因皮下脂肪过多，使胸腹、臀部及大腿皮肤出现皮纹；因体重过重，走路时两下肢负荷过重可致膝外翻和扁平足。女孩胸部脂肪堆积应与乳房发育相鉴别，后者可触到乳腺组织硬结。男性肥胖儿因大腿内侧和会阴部脂肪堆积，阴茎可隐匿在阴阜脂肪垫中而被误诊为阴茎发育不良。肥胖小儿性发育常较早，故最终身高常略低于正常小儿。由于怕被别人讥笑而不愿与其他小儿交往，故常有心理上的障碍，如自卑、胆怯、孤独等。

四、实验室检查

肥胖儿甘油三酯、胆固醇大多增高，严重患者血清白蛋白也增高；常有高胰岛素血症，血生长激素水平减低，生长激素刺激试验的峰值也较正常小儿为低。肝脏超声波检查常有脂肪肝。

五、诊断

小儿体重为同性别、同身高参照人群均值 10% ~ 19% 者为超重；超过 20% 者便可诊断为肥胖症；20% ~ 29% 者为轻度肥胖；30% ~ 49% 者为中度肥胖；超过 50% 者为重度肥胖。体块指数（body mass index，BMI）是评价肥胖的另一种指标。BMI 是指体重（kg）/ 身长的平方（m^2），小儿 BMI 随年龄性别而有差异，评价时可查阅图表，如 BMI 值在 P_{85} ~ P_{95} 为超重，超过 P_{95} 为肥胖，须与可引起继发性肥胖的疾病鉴别。

六、鉴别诊断

（一）伴肥胖的遗传性疾病

1. Prader-Willi 综合征

呈周围型肥胖体态、身材矮小、智能低下、手脚小、肌张力低、外生殖器发育不良。本病可能与位于 15q12 的 SNRPN 基因缺陷有关。

2. Laurence-Moon-Biedl 综合征

周围型肥胖、智能轻度低下、视网膜色素沉着、多指趾、性功能减低。

3. Alstrom 综合征

中央型肥胖，视网膜色素变性、失明、神经性耳聋、糖尿病。

（二）伴肥胖的内分泌疾病

1. 肥胖生殖无能症（Frohlich syndrome）

本症继发于下丘脑及垂体病变，其体脂主要分布在颈、颏下、乳房、下肢、会阴及臀部，手指、足趾显得纤细、身材矮小，第二性征延迟或不出现。

2. 其他内分泌疾病

如肾上腺皮质增生症、甲状腺功能减低症、生长激素缺乏症等虽有皮脂增多的表现，但均各有其特点，故不难鉴别。

七、治疗

肥胖症的治疗原则是减少产热能性食物的摄入和增加机体对热能的消耗，使体内脂肪不断减少，体重逐步下降。饮食疗法和运动疗法是两项最主要的措施，药物或外科手术治疗均不宜用于小儿。

（一）饮食疗法

鉴于小儿正处于生长发育阶段以及肥胖治疗的长期性，故多推荐低脂肪、低碳水化合物和高蛋白食谱。低脂饮食可迫使机体消耗自身的脂肪储备，但也会使蛋白质分解，故需同时供应优质蛋白质。碳水化合物分解成葡萄糖后会强烈刺激胰岛素分泌，从而促进脂肪合成，故必须适量限制。食物的体积在一定程度上会使患儿产生饱腹感，故应鼓励其多吃体积大而热能低的蔬菜类食品，其纤维还可减少糖类的吸收和胰岛素的分泌，并能阻止胆盐的肠肝循环，促进胆固醇排泄，且有一定的通便作用。白萝卜、胡萝卜、青菜、黄瓜、番茄、莴苣、苹果、柑橘、竹笋等均可选择。良好的饮食习惯对减肥具有重要作用，如避免晚餐过饱、不吃夜宵、不吃零食、少吃多餐、细嚼慢咽等。

（二）运动疗法

适当的运动能促使脂肪分解，减少胰岛素分泌，使脂肪合成减少，蛋白质合成增加，促进肌肉发育。肥胖小儿常因动作笨拙和活动后易累而不愿锻炼，可鼓励和选择患儿喜欢和有效易于坚持的运动，如晨间跑步、散步、做操等，每天坚持至少运动 30 分钟，活动量以运动后轻松愉快、不感到疲劳为原则。运动要循序渐进，不要求之过急。如果运动后疲惫不堪，心慌气促以及食欲大增均提示活动过度。

（三）心理治疗

应鼓励患儿与其他小儿交往，使患儿树立自信心，并取得学校及社会的配合，消除他人的歧视行为。

八、预防

孕妇在妊娠后期要适当减少摄入脂肪类食物，防止胎儿体重增加过重；要宣传肥胖儿不是健康儿的观点，使家长摒弃“越胖越健康”的陈旧观念；父母肥胖者更应定期监测小儿体重，以免小儿发生肥胖症。

第三章

新生儿和新生儿疾病

第一节　新生儿概述

新生儿（neonate，newborn）是指从脐带结扎到出生后 28 天内的婴儿。新生儿在儿科学中占据重要位置，是儿科发病率和死亡率最高的阶段。死亡病例中，尤以早产儿和低体重儿的比例最高。研究新生儿生理、病理、疾病防治及保健等方面的学科称为新生儿学（neonatology）。

新生儿学原属于儿科学的一部分，近数十年来发展十分迅速，现已形成独立的学科。对重症新生儿和早产儿建立起新生儿重症监护室和转运系统，运用新的诊疗技术使新生儿的死亡率大大减少。新生儿是胎儿的继续，与产科密切相关，因此又是围生医学（perinatology）的一部分。围生期（perinatal period）是指产前、产时和产后的一个特定时期。由于各国的经济卫生情况不同、医疗保健水平差异很大，国内外对其定义不同，我国将围生期定义为自妊娠 28 周（此时胎儿体重约 1 000g）到出生后满 7 天为止。围生期的婴儿称围生儿，由于经历了宫内迅速生长、发育以及从宫内到宫外环境转换阶段，因此，其死亡率和发病率均居于人的一生之首，尤其是生后 24 小时内。

一、新生儿分类有几种不同的方法

（一）按胎龄分类

胎龄（gestational age，GA）自母亲末次月经第一天算起，到分娩为止，通常以周表示。①胎龄满 37 周到不满 42 周（260 ~ 293 天）出生者称足月新生儿；②胎龄满 28 周到未满 37 周（小于 259 天）者，称早产儿；③满 42 周或以上（大于 294 天）者，称过期产儿。

（二）按体重分类

出生体重指出生 1 小时内的体重。①正常出生体重儿（normal birth weight，NBW）为 2 500 ~ 4 000g。②不管胎龄如何，凡出生体重不足 2 500g 者，均称低出生体重儿（low birthweight，LBW），它包括大多数早产儿和小于胎龄儿；③体重低于 1 500g 者称为极低体重儿（VLBW）；④体重低于 1 000g 称为超低体重儿（ELBW）；⑤体重超过 4 000g 者称巨大儿（macrosomia）。

（三）根据出生体重与胎龄的关系分类

①出生体重在同胎龄儿平均体重的第 10 百分位数以下者称小于胎龄儿；②在第 10 百分位和第 90 百分位之间者称适于胎龄儿；③在第 90 百分位以上者，称大于胎龄儿。

（四）根据生后周龄分类

①生后 1 周以内为早期新生儿（early newborn）；②生后 2 ~ 4 周为晚期新生儿（late newborn）。

（五）高危儿（hight risk infant）

高危儿指出生后已经发生或可能发生危重疾病而需要特殊监护的新生儿。以下情况可列为高危儿：①高危妊娠孕母的婴儿；②孕母为 Rh 阴性血型，过去有死胎、畸形或死亡史的婴儿；③孕母在妊娠期有疾病史（包括感染性疾病、妊娠高血压综合征、糖尿病、心脏病、慢性肾炎等）或有吸烟、吸毒、酗酒史和羊膜早破、羊水胎粪污染的新生儿；④有难产、手术产等异常分娩的新生儿；⑤有出生窒息或患多种疾病的新生儿；⑥早产儿、低出生体重儿、巨大儿、小于或大于胎龄儿等。

第二节　正常足月儿和早产儿的特点与护理

正常足月儿（normal term infant）是指出生时胎龄满 37 周不足 42 周、体重≥ 2 500g 且≤ 4 000g、无畸形和疾病的活产婴儿。早产儿（preterm infant）又称未成熟儿，指胎龄不足 37 周的活产婴儿。我国早产儿的发生率约为 5% ~ 10%，其死亡率约为 12.7% ~ 20.8%，且胎龄越小，体重越轻，死亡率越高，尤其 1 000g 以下的早产儿，其伤残率较高，因此预防早产对降低死亡率、减少伤残率具有重要意义。

新生儿由母体内生活转到体外独立生活，体内发生了一系列重大变化，这些解剖和生理上的改变构成了新生儿的特点。

一、正常足月儿和早产儿外观特点

不同胎龄的正常足月儿和早产儿在外观上各具特点（见表 3–1，图 3–1）。

表 3–1　正常足月儿和早产儿鉴别

	足月儿	早产儿
皮肤	肤色红润、皮下脂肪丰满、毳毛少	绛红、水肿、发亮、毳毛多
头	头大（占全身比例 1/4）	头更大（占全身比例 1/3）
头发	头发分条清楚	细软、乱如绒线头
耳壳	软骨发育良好、耳舟成形、直挺	软、缺乏软骨，耳舟不清楚
指、趾甲	达到或超过指、趾端	未达指、趾端
乳腺	结节 > 4mm，平均 7mm	无结节或结节 <4mm
跖纹	足纹遍及整个足底	足底纹理少、足跟光滑
外生殖器	男婴睾丸已降人阴囊 女婴大阴唇遮盖小阴唇	男婴睾丸未降 女婴大阴唇不能遮盖小阴唇

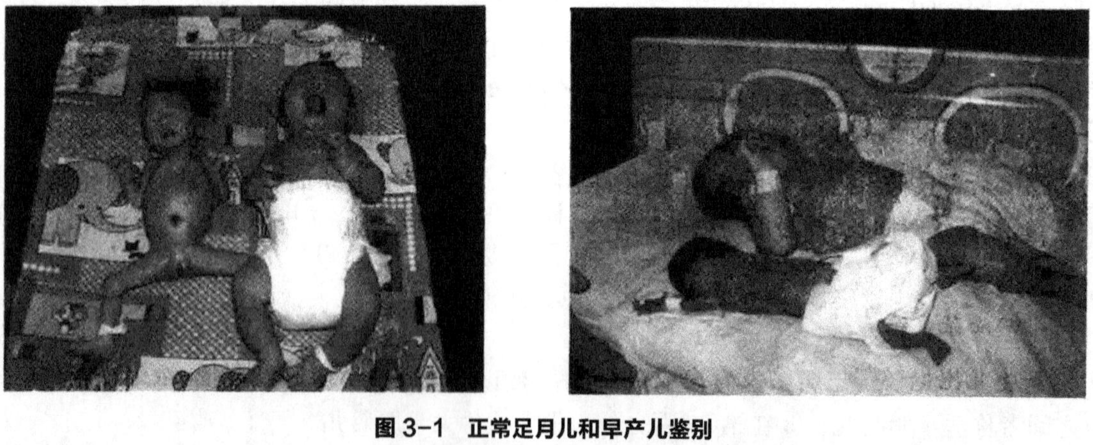

图 3–1　正常足月儿和早产儿鉴别

二、正常足月儿与早产儿生理特点

（一）呼吸系统

新生儿鼻腔狭窄，几乎无下鼻道，鼻黏膜富于血管，轻微炎症即可鼻腔阻塞，引起新生儿烦躁、拒奶和呼吸困难。由于喉部黏膜及声带亦富于血管，故发炎时能导致喉梗阻。新生儿时期呼吸中枢及肋间肌发育不够成熟，呼吸运动主要依靠膈肌的升降而呈腹式呼吸。呼吸浅表、节律不匀，呼吸频率较快，安静时约 40 次 /min，如大于 60 ～ 70 次 /min 称呼吸急促。

早产儿因呼吸中枢相对不成熟，呼吸浅快常不规则，甚至有呼吸暂停（呼吸停止 >20s，伴心率减慢 <100 次 /min，并出现青紫），胎龄越小，发生率越高，常于生后 1 ～ 3 天出现。因肺泡表面活性物质少，易发生呼吸窘迫综合征；咳嗽反射差及咳嗽无力，易发生呼吸道梗阻、吸入性肺炎及肺不张。

（二）循环系统

生后由于脐带结扎和肺呼吸的建立，血液循环途径和动力学发生了重大变化，由胎儿血液循环变为正常血液循环，卵圆孔与动脉导管功能关闭。但当患严重肺炎、酸中毒、低氧血症时，肺血管压力升高，当压力等于或超过体循环时，可致卵圆孔、动脉导管重新开放，出现右向左分流，称持续胎儿循环或持续肺动脉高压。新生儿的心率较快，波动范围较大，约 90 ～ 160 次 /min，有时有窦性心律不齐；早产儿心率更快，可达 120 ～ 160 次 /min。由于血液分布多集中于躯干和内脏，四肢较少，故新生儿四肢末梢易发凉或青紫。足月儿血压平均为 70/50mmHg，早产儿较低，部分可伴有动脉导管开放。

（三）消化系统

新生儿贲门括约肌松弛，幽门括约肌较紧张，胃呈水平位，故易发生溢乳，早产儿更多见。肠道相对较长，肠管壁较薄，通透性高，有利于吸收母乳中各种营养物质，但也易使肠腔内毒素及消化不全产物通过而进入血循环，引起中毒症状。足月儿除胰淀粉酶外其他消化酶均已具备。早产儿各种消化酶不足，胆酸分泌较少，不能将脂肪乳化，故脂肪消化吸收较差。在缺氧缺血、喂养不当情况下，易发生坏死性小肠结肠炎。新生儿于生后 24 小时内排出绿色黏稠的胎便（由脱落的上皮细胞、浓缩的消化液及胎儿时期吞入的羊水组成），3 ～ 4 天后转为黄色粪便。若生后 24 小时仍不排胎便者，应仔细查找有无肛门闭锁或其他消化道畸形。新生儿肝葡萄糖醛酸转移酶活力较低，是新生儿生理性黄疸的主要原因。早产儿肝功能更不成熟，生理性黄疸程度更重，且持续时间长，同时肝内糖原贮存少，肝合成蛋白质能力差，常易发生低血糖和低蛋白血症。

（四）泌尿系统

新生儿出生时肾结构已发育完成，但肾功能仍不成熟，肾小球滤过率低，浓缩功能差，故不能迅速有效地处理过多水和溶质，易发生水肿或脱水。新生儿肾小管对糖回吸收能力低下，早产儿尤甚，当葡萄糖输注率过高时常有尿糖出现。早产儿肾浓缩功能更差，排钠分数低，肾小管对醛固酮反应低下，易出现低钠血症。碳酸氢根的肾阈值极低和肾小管排酸能力差，易引起晚期代谢性酸中毒，牛奶喂养可使内源性氢离子增加，故人工喂养早产儿应喂早产儿配方乳。

新生儿出生后一般在 24 小时内排尿，1 周内每日排尿可达 20 次。个别新生儿可因尿内含有较多的尿酸盐结晶而使尿液呈粉红色，可引起排尿不畅、梗塞无尿，此时只需多饮水使尿液稀释即可助尿酸盐排出，如果新生儿超过 24 ～ 48 小时仍未排尿者，应仔细查找原因。

（五）血液系统

足月儿初生时红细胞为（5 ～ 7）$\times 10^{12}$/L，血红蛋白约为 150 ～ 220g/L，早产儿可稍低。血红蛋白中胎儿血红蛋白（HbF）约占 70% ～ 80%，5 周后降至 55%，以后逐渐被成人型血红蛋白取代。白细胞数生后第 1 天为（15 ～ 20）$\times 10^9$/L，3 天后明显下降，早产儿较低为（6 ～ 8）$\times 10^9$/L；分类计数中以中性粒细胞为主，4 ～ 6 天后以淋巴细胞为主。血小板计数均在（200 ～ 300）$\times 10^9$/L。足月儿血容量平均为 85 ～ 100mL/kg，早产儿血容量为 85 ～ 110mL/kg。由于早产儿红细胞生成素水平低下、先天性铁储备少、血容量迅速增加，“生理性贫血”出现早，而且胎龄越小，贫血持续时间越长，程度越严重。

（六）神经系统

新生儿脑相对较大，约重 300 ～ 400g，占体重 10% ～ 12%（成人仅 2%）。脊髓相对较长，末端约在第 3 ～ 4 腰椎水平，故腰椎穿刺应在第 4 ～ 5 椎间隙进针。足月儿大脑皮层兴奋性低，睡眠时间长，觉醒时间一昼夜仅为 2 ～ 3 小时。

足月儿出生已具备多种暂时性原始反射，如觅食反射、吸吮反射、握持反射、拥抱反射。当出生后有神经系统疾患时，这些反射可能消失；正常情况下，生后数月原始反射亦自然消失。早产儿胎龄越小，原始反射越难引出或反射不完全。

正常足月新生儿也可能出现年长儿的病理性神经反射如克氏征、巴彬斯基征和佛斯特征，偶可出现阵发性踝阵挛。而正常的腹壁反射、提睾反射则不易引出。小于 32 周的早产儿易发生颅内出血。

（七）体温调节

新生儿由于体温调节功能差，皮下脂肪薄，体表面积相对较大，易散热，早产儿尤甚；体温常随外界环境温度波动，生后环境温度显著低于宫内温度，如不及时保温，可发生低体温、低氧血症、低血糖症和代谢性酸中毒或寒冷损伤等。新生儿产热依靠棕色脂肪，早产儿棕色脂肪少，产热少，寒冷时易发生低体温。维持正常体温是机体进行各种活动的基本条件，因此，必须给新生儿合适的环境温度，即所谓中性温度（是指机体代谢、氧及能量消耗最低并能维持体温正常的最适环境温度）。不同胎龄、不同出生体重、不同日龄的新生儿，其所需的中性温度是不同的（表 3–2）。夏季出生的新生儿应注意散热，补给足够的水分以防脱水热。

表 3–2　超低出生体重早产儿暖箱温度和湿度

日龄（d）	1~10	11~20	21~30	31~40
温度（℃）	35	34	33	32
湿度（%）	100	90	80	70

表 3–3　不同出生体重新生儿的中性温度

出生体重（kg）				
	35℃	34℃	33℃	32℃
1.0	初生 10 天内	10 天以后	3 周以后	5 周以后
1.5	—	初生 10 天内	10 天以后	4 周以后
2.0	—	初生 2 天内	2 天以后	3 周以后
> 2.5	—	—	初生 2 天内	2 天以后

（八）能量和体液代谢

新生儿基础代谢需要量约为 209kJ/（kg · d），每日总热量约为 418 ~ 502kJ/kg（100 ~ 120kcal/kg），早产儿吸吮力弱，消化功能差，在生后数周内达不到上述量，有的需肠道外静脉营养。生后第 1 天需水量为 60 ~ 100mL/kg，此后每日增加 10 ~ 20mL/kg，直至每日 120 ~ 150mL/kg。足月儿钠需要量约 1 ~ 2mmol/（kg · d），<32 周早产儿约 3 ~ 4mmol/（kg · d），初生婴儿 10 天内血钾水平较高，一般不需补充，以后需要量约 1 ~ 2mmol/（kg · d）。

（九）免疫系统

新生儿免疫功能不足，皮肤黏膜薄嫩，屏障功能差，易擦伤；脐部为开放伤口，细菌易侵入血液；白细胞吞噬作用差。免疫球蛋白 IgG 虽可通过胎盘，但早产儿体内含量低；IgA、IgM 不能通过胎盘，特别是分泌型 IgA 缺乏，使新生儿易患呼吸系统和消化系统感染。尤其对革兰阴性杆菌抵抗力更差，容易发生败血症。

（十）新生儿常见的生理状态

1. 生理性黄疸

2. “马牙”或“板牙”

在新生儿口腔上腭中线和齿龈部位有散在黄白色、如米粒大小的小颗粒，俗称“马牙”，系上皮细胞堆积所致。两侧齿槽可见黏膜下白色斑块，为黏液腺分泌物潴留肿胀所致，俗称“板牙”，于生后数周或数月自行消失，属正常现象，不可挑割及用布擦，以免发生感染。

3. 乳腺肿大及假月经

部分男女新生儿于生后 4 ～ 7 天可见乳腺肿胀，如蚕豆或核桃大小，还有少量的乳汁，2 ～ 3 周自然消退，切忌挤压，以免感染。部分女婴于生后 5 ～ 7 天阴道流出少量血液或非脓性分泌物，持续 1 ～ 3 天可自然消退。上述现象均由于来自母体的雌激素中断所致。

4. 新生儿红斑及粟粒疹

新生儿出生后 1 ～ 2 天，头部、躯干及四肢可出现大小不等的多形性斑丘疹，称“新生儿红斑”，1 ～ 2 天后自然消退。也可在鼻尖、鼻翼、颜面部由于皮脂腺堆积而致小米粒大小黄白色皮疹，称“新生儿粟粒疹”，脱皮后自然消失。

三、足月儿及早产儿护理

（一）保暖

生后应立即擦干新生儿放入经过预热的暖包中，并采取各种保暖措施，使新生儿处于中性温度中。早产儿应特别注意保持体温，一般室内温度在 24℃ ~ 26℃，相对湿度保持在 50% ～ 60%，超低出生体重早产儿所需温度和湿度更高，若有条件最好放入保温箱内或自控式远红外辐射台上保暖。并根据体重、日龄选择中性温度，出生体重愈小，则中性温度愈高。

（二）喂养

合理喂养是保证新生儿生长发育的关键，也是保证血糖稳定的一个重要措施。对可能发生低血糖症者生后 1h 即开始喂 5% 葡萄糖，生后 2 ～ 3h 开始喂奶，目前国内外均提倡母婴同室、母乳喂养。正常足月儿生后半小时左右即可抱母亲处给予吸吮，以促进乳汁分泌，鼓励母亲按需哺乳。在母亲无法喂养情况下则可试喂 10% 葡萄糖水 10mL，吸吮及吞咽功能良好者可给配方乳，每 3 小时 1 次，乳量根据所需热量及胃肠耐受情况计算，遵循从小量渐增的原则，以奶后安静、无腹胀和理想的体重增长（15 ～ 30g/d，生理性体重下降期除外）为标准。早产儿亦首选母乳，如无母乳可给配方乳，开始按 1 ： 1 稀释，以后渐增至 3 ： 1，体重 <1500g 者，每次给奶量 2 ～ 5mL，间隔时间为 1 ～ 2 小时；体重 >1500g 者，每次给奶量 5 ～ 8mL，间隔时间为 2 ～ 3 小时。吸吮能力差或吞咽功能不协调的早产儿可用鼻胃管喂养或十二指肠喂养，鼻饲喂养时每次进奶前应抽吸胃内容物，有残留奶则减量，若胃内容物量等于上次喂奶量，则停喂。喂后须注意有无腹胀、青紫或溢乳，防止乳液吸入气管、并宜右侧卧位。新生儿生后立即肌注维生素 K_1 0.5 ～ 1mg，早产儿常有出血倾向，故应连续肌注 3 天，每日 1 次。生后第 1 周即可开始给维生素 C，2 周后加维生素 A、D 及铁剂等，早产儿应同时加用维生素 E 和叶酸。哺乳量不足所需热量部分可辅以静脉营养。

（三）呼吸管理

保持呼吸道通畅，早产儿仰卧位可在肩下放置软垫，避免颈部弯曲。若有低氧血症则需供氧，但要严格掌握吸氧指征：指吸室内空气时 $TcSO_2$<85% ～ 87% 并有呼吸困难者。可用下列方法，使 $TcSO_2$ 维持在 88% ～ 93%，不宜高于 95%。

1. 一般吸氧，有三种方式

鼻导管吸氧，氧流量 0.5L/min 左右；头罩吸氧，总流量为 4 ～ 6L/min；暖箱吸氧，适用于所有轻度缺氧。

2. 持续气道正呼吸

适用于一般吸氧效果不佳，轻度呼吸困难或早期 NRDS、湿肺、感染性肺炎及呼吸暂停者，CPAP 压力 4 ～ 6cmH_2O，吸入氧浓度根据 $TcSO_2$ 尽快调整至 <0.4，根据 $TcSO_2$ 或血气检测调整吸入氧浓度。

3. 机械通气

用 CPAP 后病情仍继续加重，吸入氧浓度超过 60%，而血气分析显示：$PaCO_2$ 升高（>60 ～ 70mmHg），PaO_2 下降（ < 50mmHg），需应用机械通气。

呼吸暂停的处理：①加强监护；②刺激呼吸；③药物，氨茶碱：负荷量 4 ～ 6mg/kg，静脉滴注，12h 后给维持量每次 2mg/kg，每天 2 ～ 3 次，疗程 5 ～ 7d；枸橼酸咖啡因：负荷量 20mg/kg，24h 后给维持量 5mg/kg，每天 1 次，静脉滴注；纳洛酮：0.1mg/kg，静脉滴注，必要时 4 ～ 6h 重复使用。以上方法无效或效果欠佳可应用 nCPAP、机械通气。对于胎龄小于 26 周的所有早产儿，在产房需要插管的所有早产儿及早应用肺表面活性物质（PS）预防呼吸窘迫综合征发生；确诊呼吸窘迫综合征患儿及早应用肺表面活性物质（PS），可以提高治愈率。

切忌给早产儿常规吸氧，以防吸入高浓度氧或吸氧时间过长导致早产儿视网膜病和支气管肺发育不良。

（四）预防感染

接触新生儿前应严格洗手。注意对新生儿脐部、皮肤皱襞、口腔及臀部的护理，一旦发现感染灶，应积极处理。婴儿室工作人员应严格遵守消毒隔离制度，严格无菌操作，以防交叉感染。

（五）预防接种

①生后 3 天内接种卡介苗，以预防结核病；②出生 1 天内、1 个月和 6 个月时应各注射乙肝疫苗 1 次。如母亲为乙肝病毒携带者或乙肝患者，婴儿出生后应立即肌注高价乙肝免疫球蛋白（HBIg）0.5mL，同时换部位注射重组乙肝病毒疫苗。

（六）新生儿筛查

应开展先天性甲状腺功能减低症及苯丙酮尿症等先天性代谢缺陷病的筛查。

第三节　新生儿窒息

新生儿窒息（asphyxia of newborn）是指婴儿出生后无自主呼吸或呼吸抑制而导致缺氧、二氧化碳潴留、酸中毒和循环障碍，出生时出现呼吸抑制、紫绀或苍白，同时血压下降，心率减慢或无心跳。产前胎儿缺氧又称胎儿窘迫。产程中发生的又称产程中窒息。生后数分钟后出现呼吸抑制亦称新生儿窒息。这是一种紧急状态，需要即时处理。国内新生儿窒息的发生率约为 5% ~ 10%，是引起新生儿死亡和儿童伤残的重要原因之一。

一、病因

窒息的本质是缺氧，凡影响母体和胎儿间血液循环和肺气体交换的原因，都会造成窒息，它可以出现于妊娠期，但大多数出现在产程开始后。

（一）孕母因素

（1）母亲疾病，如严重贫血、心脏病、高血压、糖尿病、慢性肾、肺疾病等。

（2）孕母吸毒、吸烟或被动吸烟。

（3）孕母年龄≥ 35 岁或 <16 岁以及多胎妊娠。

（二）胎盘因素

前置胎盘、胎盘老化、胎盘早剥等。

（三）分娩因素

（1）头盆不称、宫缩乏力、胎位不正所致难产，使用高位产钳、臀位抽出术、胎头吸引。

（2）产程中的麻醉、镇痛剂和催产药使用不当。

（四）胎儿因素

（1）早产儿呼吸中枢发育不够成熟，易诱发呼吸衰竭。

（2）宫内感染可抑制呼吸中枢。

（3）羊水或胎粪吸入致使呼吸道阻塞。

（4）先天性畸形：如食道闭锁、肺发育不全、先天性心脏病等。

（五）脐带因素

如脐带脱垂、过短、过长、打结或绕颈。

二、病理生理

新生儿窒息部分为胎儿窒息（宫内窘迫）的继续，缺血、缺氧可导致细胞代谢、功能障碍和结构异常，甚至死亡。不同细胞对缺血、缺氧的易感性各异，以脑细胞最为敏感，其次是心肌、肝和肾上腺细胞。

（一）原发性呼吸暂停

当胎儿或新生儿发生低氧血症和酸中毒时，呼吸和心率增快，出现机体血流重新分布，肺、肠、肾、肌肉、皮肤等血流量减少，以保证供给生命器官（脑、心肌、肾上腺）的血流量。此时，血压增高，心输出量增加。如果窒息病因持续存在，旋即呼吸停止，心率减慢，称为原发性呼吸暂停。

此时，心功能尚好，肌张力存在，如及时去除病因，迅速有效地清理呼吸道和物理刺激即可恢复自主呼吸。

（二）继发性呼吸暂停

缺氧持续存在，则出现喘息样呼吸，心率继续减慢，血压下降，肌张力消失，苍白，呼吸运动减弱进而继发性呼吸暂停。此时，生命器官供血减少，脑损伤发生，心、肾等多器官受到缺氧缺血损伤，并出现严重的生化代谢紊乱如代谢性酸中毒，电解质紊乱，低血糖或高血糖。患儿对刺激无反应，不能自发地恢复自主呼吸，需正压通气方可恢复自主呼吸，否则将死亡。

三、临床表现

（一）胎儿宫内窒息

（1）胎儿缺氧首先表现为胎心增快，≥ 160 次 /min，以后逐渐变慢，<100 次 /min，不规则，最后胎心停止搏动。

（2）胎儿缺氧早期，胎动增强，以后若胎动减弱，是缺氧的严重表现。

（3）羊水中有胎粪污染。

（二）新生儿窒息的诊断和分度

婴儿娩出后有窒息者可根据其皮肤颜色判断轻重程度。皮肤呈青紫者称青紫窒息（或轻度窒息），其心率、呼吸、对刺激反应、肌张力等多为正常，病情较轻。皮肤呈白色者称苍白窒息（或重度窒息），其心音弱，肌张力低下，反射消失或迟钝，示病情严重。

新生儿娩出时窒息程度可按生后 1 分钟内的 Apgar 评分来区分，0 ～ 3 分为重度窒息，4 ～ 7 分为轻度窒息，8 ～ 10 分为正常（表 3–4）。1 分钟评分反映窒息严重程度，而 5 分钟以后评分有助于判断复苏效果和预后。如经复苏抢救 15 ～ 20 分钟评分仍较低，则提示预后差，存活者发生神经系统后遗症可能性大。

表 3–4　新生儿 Apgar 评分表

体征	评分标准			评分	
	0	1	2	1 分钟	5 分钟
皮肤颜色	青紫或苍白	身体红，四肢青紫	全身红		
心率（次 / 分）	无	< 100	>100		
弹足底或插鼻管反应	无反应	有些动作，如皱眉	哭，喷嚏		
肌张力	松弛	四肢略屈曲	四肢活动		
呼吸	无	慢，不规则	正常，哭声响		

（三）并发症

新生儿窒息后可并发多脏器功能损害如缺氧缺血性脑病、颅内出血、胎粪吸入综合征、缺氧缺血性心肌损害、持续肺动脉高压和肺出血、坏死性小肠结肠炎、应激性溃疡、高胆红素血症和急性肾衰竭、低血糖或高血糖、低钙和低钠血症等，因此重度窒息是新生儿死亡的重要原因之一。

四、辅助检查

对宫内缺氧胎儿，可通过羊膜镜了解羊水混胎便程度或胎头露出宫口时取头皮血进行血气分析，以估计宫内缺氧程度；生后应检测动脉血气、心肌酶谱、肝功、血糖、电解质、血尿素氮和肌酐等生化指标。

五、预防

孕妇应定期做产前检查，对高危妊娠进行产时胎心监护，发现有异常症状应及时给予处理；胎儿头部娩出后，不急于娩肩，立即挤净或吸净口、咽喉、鼻部的黏液，并做好复苏的准备工作。

六、治疗

（一）ABCDE 复苏方案

A（airway）：清理呼吸道；B（breathing）：建立呼吸；C（circulation）：维持正常循环；D（drugs）：药物治疗；E（evaluation）：评价。前 3 项最为重要，其中 A 是根本，B 是关键。

（二）复苏程序

1. 初步复苏步骤

（1）保暖：生后即置于远红外辐射台上或其他方法预热的保暖台上；

（2）减少散热，温热干毛巾揩干头部及全身；

（3）摆好体位，肩部以布卷垫高 2 ~ 3cm，使颈部轻微伸仰；

（4）清理呼吸道：立即吸净口、鼻、咽黏液，吸引时间不超过 10 秒。如羊水混有较多胎粪，应于肩娩出前吸净口腔、鼻腔，肩娩出后第一次呼吸前应立即气管插管吸净气道内胎粪；

（5）触觉刺激：经上述处理后婴儿仍无呼吸，可拍打足底 2 次或摩擦婴儿背来促使呼吸出现。

以上步骤要求在生后 20 秒钟内完成。

2. 建立呼吸和维持正常循环

触觉刺激后，出现正常呼吸，心率 >100 次 /min，肤色红润或仅手足青紫者可予观察。无自主呼吸和（或）心率 <100 次 /min，立即用复苏气囊进行面罩正压通气，通气频率 40 ~ 60 次 /min，吸呼比 1 ∶ 2，加压 20 ~ 30cmH_2O，出现自主呼吸，心率在 80 ~ 100 次 /min 则继续使用；如心率不增快或 <80 次 /min 者，加用胸外按压心脏 30 秒。用双拇指或中、食指按压胸骨体下 1/3 处，频率为 100 ~ 120 次 /min（每按压 3 次，正压通气 1 次），按压深度 2 ~ 3cm 或胸廓前后径的一半。下列情况须用气管内插管正压通气：①有羊水胎粪吸入需要吸净者；②重度窒息需较长时间加压给氧人工呼吸者；③应用气囊面罩复苏器胸廓扩张效果不好或仍然发绀者；④拟诊膈疝儿。

3. 药物治疗

①肾上腺素：如复苏器和胸外按压心脏 30s 后心率仍 <60 次 /min，应立即用 1 ∶ 10 000 肾上腺素 0.1 ~ 0.3mL/kg 脐静脉导管内注入或气管导管内注入，剂量为 0.3 ~ 1mL/kg，5 分钟可重复一次。②扩容剂：给药 30 秒后如心率 <100 次 /min，有循环不足表现时给予全血、血浆、5% 白蛋白或生理盐水等，剂量 10mL/kg 于 10 分钟以上静脉缓慢滴注。③碳酸氢钠：经上述处理效果不明显，考虑有代谢性酸中毒，可给予 5% 碳酸氢钠 3 ~ 5mL/kg 加等量 5% 葡萄糖液缓慢静脉推注（>5 ~ 10 分钟）。④仅用于正压人工呼吸使心率和肤色恢复正常后仍出现严重的呼吸抑制，并且其母产前 4 ~ 6 小时有注射麻醉药史的新生儿，可用纳洛酮 0.1mg/kg，静脉或气管内滴入，间隔 0.5 ~ 1 小时可重复一次。⑤多巴胺或多巴酚丁胺：有循环衰竭者可加用，剂量为 5 ~ 20μg/（kg · min）静脉点滴，可根据新生儿血压调节滴速。

4. 复苏后观察监护及转运重点

检测呼吸、心率、血压、尿量和神经系统表现，并要检查血糖、血钙、电解质和肾功能等，及时治疗并发症，如并发症严重需转运到 NICU 治疗。

附：早产儿视网膜病变（ROP）

早产儿视网膜病变（retinopathy of prematurity，ROP）是未成熟或低体重出生婴儿的增殖性视网膜病变。其患病率在早产儿中约为 15% ~ 30%，早产儿视网膜病变，临床上不同的病程有各自的特点，及早发现进入阈值病变的患儿并及时治疗，是挽救 ROP 患儿视力的根本途径。

目前该病已引起世界广泛关注，2009 年 11 月在印度新德里召开“第 2 届国际早产儿视网膜病变会议”，宗旨是为所有眼科医生、新生儿科医生和新生儿科护士提供一个分享有关 ROP 知识和经验的平台。

一、发病原因和机制

目前对 ROP 的发病机理尚不够完全清楚，公认的病因如下。

（一）早产和低体重

胎儿早期视网膜发育由玻璃体动脉和脉络膜血管供给营养。约妊娠 4 个月时，视网膜血管从视盘向着锯齿缘方向生长；约在 36 周（8 月）时鼻侧血管到达锯齿缘。颞侧血管在 10 个月到达锯齿缘，早产儿视网膜血管尚未发育完全，出生后继续发育，正在向前发育的血管前端组织尚未分化为毛细血管，这些组织对氧非常敏感。

（二）高浓度氧吸入

氧疗引起血氧饱和度增高，导致早产儿未成熟视网膜的血管闭塞，随着氧疗的终止和眼部发育需氧量的增加，造成视网膜出现相对缺氧状态，诱发血管内皮生长因子等促血管生长因子的表达，导致视网膜新生血管和纤维的增生，产生视网膜脱离等后果，高氧引起不成熟视网膜血管内皮细胞损伤。

（三）其他因素

如高血糖、败血症、胎儿窘迫和酸中毒、机械通气、呼吸窘迫综合征等。

二、疾病分类

ROP 国际分类——ICROP。

视网膜病变分三个区，病变的严重程度分为 1–5 期。

1 期：分界线期，视网膜无血管区与进行性增殖的视网膜血管组织之间，出现一条细而明亮的分界线，异常分支的血管到此线为止。

2 期：嵴期，分界线较 1 期增宽增高，呈嵴状隆起，血管从视网膜面向玻璃体内增殖，隆起丛生但仍在视网膜界面，有向后极部伸展的小血管丛。

3 期：增殖期，嵴伴有视网膜外纤维血管组织增殖。根据增殖组织的量而分为轻、中、重三型。

4 期：次全视网膜脱离，因视网膜下渗出或增殖膜牵拉或二者均有，引起次全视网膜脱离。

根据是否侵犯黄斑中心又分为 A 与 B 两期。4A：视网膜脱离未累及黄斑，或仅为周边象限性脱离；4B：视网膜脱离侵犯黄斑中心凹。

5 期：视网膜全脱离呈漏斗状。

在 3 ~ 5 期，可以有玻璃体积血，也可以有渗出性视网膜脱离。

注：国际分类中另一个重要概念是“Plus 病”。它是指后极部血管迂曲、扩张，表明 ROP 处于进展期。如果 Plus 病伴有Ⅰ区或接近后极部的Ⅱ区的病变，那么病变快速进展（“rush 病”）的可能性非常大。

三、特殊检查

（1）超声：对于白瞳症患儿超声检查可判断眼底是否发生视网膜脱离以及视网膜脱离的类型与程度，为临床治疗提供依据。

（2）Retcam 儿童眼底照相机：可用于 ROP 患儿的筛查，收集眼底检查图像资料，提供眼底检查客观依据，激光治疗以及手术后随诊，甚至可行 ROP 患儿的眼底荧光血管造影检查。

四、诊断

本病为未成熟儿视网膜病变，主要发生在早产儿及低出生体重儿，有吸氧或缺氧历史，双眼发病且病情大致相似。当视力低下、晶体后发现有机化膜或视网膜内可疑病变时，需想到此病，询问有无早产或置于暖箱的历史。结合各期眼底病变的特点，不难做出诊断。

五、治疗

临床上尚没有能够安全有效控制 ROP 进程的药物。

手术治疗：在病变进行期，视病变的不同情况选择激光、冷凝或巩膜扣带、玻璃体切割手术。

早期治疗：Ⅰ、Ⅱ期为早期 ROP，以密切观察为主，Ⅲ期 ROP 是早期治疗的关键，对Ⅲ期阈值病变，在 72h 内行激光治疗。

六、预防

1. 预防早产

2. 早产儿合理用氧

严格掌握给氧指征及原则，选择好的给氧方式，氧疗过程中密切监测患儿血氧饱和度和血气分析。

3. 早产儿视网膜病变筛查

我国早产儿视网膜病变防治指南规定，对于出生体重 < 2000g 的早产儿和低出生体重儿在出生后 4 周或校正胎龄 32 周开始进行眼底筛查，直至周边视网膜血管化。对于患有严重疾病的早产儿筛查范围可适当扩大。

4. 健康教育

预防早产，对 1 ~ 3 期 ROP 早发现早治疗预后较好，ROP 晚期，即使手术获得成功，也仅能使患儿的视力保持在较低水平。因此强调治疗的时间窗，及早发现进入阈值病变的患儿并及时治疗，是挽救 ROP 患儿视力的根本途径。

第四节　新生儿缺氧缺血性脑病

缺氧缺血性脑病（hypoxic-ischemic encephalopathy，HIE）是指各种围生期因素引起的缺氧和脑血流减少或暂停而导致胎儿和新生儿的脑损伤。多发生在足月儿，重者常有智力障碍、癫痫、脑性瘫痪等后遗症，严重者可死亡。

一、病因

缺氧是发病的核心。所有引起新生儿窒息的原因都可导致本病。

二、发病机制

HIE 的发病机制十分复杂，主要与脑血流改变、脑组织生化代谢改变等因素有关。

（一）脑血流改变

窒息早期，体内血液重新分布，应首先保证脑的血液供应；随着缺氧时间延长，心功能受损导致全身血压下降，使脑血流减少。由于脑内血流的自身调节作用，大脑半球血流减少，以保证代谢最旺盛的部位，如脑干、丘脑及小脑的血液供应。脑组织对损害的高危性称为选择性易损区。足月儿的易损区在大脑矢状旁区的脑组织；早产儿的易损区位于脑室周围的白质区。如缺氧缺血为急性完全性，则上述代偿机制均无效，脑损伤则可发生在脑干、丘脑等代谢最旺盛的部位。

（二）脑组织代谢改变

葡萄糖是人脑唯一的能量来源，但脑组织中储存的葡萄糖十分有限，全靠脑血循环供应。因此，脑组织对缺氧缺血十分敏感。缺氧时脑组织的无氧酵解增加，组织中乳酸堆积、ATP 产生减少，细胞膜上钠-钾泵、钙泵功能不足，使 Na^+、Ca^{2+} 与水进入细胞内，造成细胞毒性脑水肿。同时，许多因子如一氧化氮、内皮素、氧自由基和炎性因子大量产生，通过一系列生化反应，最终产生脑细胞水肿、凋亡和坏死。

三、临床表现

症状大多出现在生后 3 天内，主要表现为意识障碍、肌张力及原始反射改变，严重者则伴脑干功能（瞳孔改变、眼球震颤、呼吸节律）障碍，症状轻重不一，临床可分为轻、中、重三度（表 3–5）。

表 3–5　HIE 临床分度

项目	轻度	中度	重度
意识	兴奋	嗜睡	昏迷
肌张力	正常	减低	松软
原始反射			
拥抱反射	活跃	不完全	消失
吸吮反射	正常	减弱	消失
惊厥	可有肌阵挛	常有	多见，频繁发作
中枢性呼吸衰竭	无	有	严重
瞳孔改变	正常或扩大	常缩小、对光反射迟钝	不对称或扩大
前囟张力	正常	正常或稍饱满	饱满、紧张
病程及预后	症状在 72 小时内消失，预后好	症状在 14 天内消失，可能有后遗症	症状可持续数周，病死率高，存活者多有后遗症

四、诊断

凡有围生期窒息史，尤其是重度窒息史的足月儿，如 Apgar 评分 1 分钟 <3 分，5 分钟 <6 分，经抢救 10 分钟后始有自主呼吸或需用气管插管正压呼吸 2 分钟以上者，于生后最初 12 小时内出现神经系统症状，如意识障碍、肌张力和神经反射减低及惊厥等，均应考虑本病。近年运用影像学技术，提高了临床诊断的准确率。

（一）头颅超声检查

可发现脑室变窄或消失（提示脑水肿）；脑室周围尤其多见于侧脑室外角后方，有高回声区（系脑室周围白质软化、水肿引起）；在局灶或广泛的脑实质缺血区域可见到局部或散在的高回声区。

（二）CT 检查

最适宜检查时间为生后 2 ~ 5 天。根据影像可分 4 级：①正常：脑实质所有区域密度正常；②斑点状：区域性局部密度减低，分布在两个脑叶；③弥漫状：两个以上区域密度减低；④全部大脑半球普遍性密度减低，灰白质差别消失，侧脑室变窄。

（三）脑电图

可出现异常棘波，有助于临床确定脑病变严重程度，判断预后和对惊厥的鉴别。

（四）磁共振成像

有助于某些超声及 CT 不能检测出的部位如大脑皮层矢状旁区，丘脑、基底结节梗死等的诊断。

（五）血生化检测

血清磷酸肌酸激酶脑型同工酶（CPK–BB）的活性显著增高是早期诊断指标之一，可帮助确定脑组织损伤程度和判断预后。

五、预防

同新生儿窒息。

六、治疗

三支持三对症治疗原则。

（一）支持疗法

（1）维持良好的通气功能是支持疗法的核心，选择适当的供氧方法，保持血 PaO_2 在 7.98 ~ 10.64kPa（60 ~ 80mmHg）以上，$PaCO_2$ 在 5.32kPa（40mmHg）以下。

（2）维持脑和全身良好的血液灌注是支持疗法的关键措施，避免脑灌注过低或过高。血压低者应补充血容量，必要时可静滴多巴胺 2.5 ~ 5μg/（kg · min），也可同时加用多巴酚丁胺。

（3）维持血糖在正常高值，以提供神经细胞代谢所需能源。

（二）对症疗法

1. 控制惊厥

首选苯巴比妥钠，负荷量为 15 ~ 20mg/kg，于 15 ~ 30 分钟静脉滴入，若不能控制惊厥，1 小时后可加 10mg/kg，12 ~ 24 小时后给维持量 3 ~ 5mg/（kg · d）。肝功能不良者改用苯妥英钠；顽固性抽搐者加用地西泮每次 0.1 ~ 0.3mg/kg 静脉滴注，或加用水合氯醛每次 50mg/kg 灌肠。低血钙或低血糖者按相应疾病处理。

2. 减轻脑水肿

避免液体过量是预防和治疗脑水肿的基础，控制液体入量在 60 ~ 80mL/kg · d。颅内压增高时，首先使用利尿剂呋塞米，每次 0.5 ~ 1mg/kg，静注；严重者可用 20% 甘露醇，每次 0.25 ~ 0.5g/kg，静注，每 4 ~ 6 小时一次，连用 3 ~ 5 天。一般不主张应用糖皮质激素。

3. 新生儿后期的治疗

病情稳定后尽早进行智能和体能的康复训练，有利于促进脑功能恢复，减少后遗症。

附：高压氧治疗

高压氧是在高气压下吸入高浓度的氧或纯氧，氧分压超过 100%，有特殊治疗作用的氧气。高压氧治疗是在超过一个大气压的环境中呼吸纯氧气。普通的吸氧是在一个大气压的环境下，而且吸入的也不是纯氧，氧气的浓度和压力小，没有高压氧的效果好。临床上常用的压力单位是绝对压。

一、高压氧作用及作用机制

（一）提高氧分压、增加血氧和组织氧含量

压力不同，从而氧分压不一样。人在常压下呼吸空气，动脉血氧张力不超过 13.6kPa，即使呼吸纯氧也不会超过 88.7kPa（如常压下的鼻管吸氧、面罩给氧、暖箱内给氧等）。而高压氧下，2ATA 吸氧动脉血氧张力可增至 188.7kPa，3ATA 时而增至 288.7kPa，相应组织液、脑脊液及细胞的氧张力可大大提高。

（二）提高氧的弥散率和有效弥散距离

人脑组织内氧的有效弥散距离由原来 30Nm 提高至 70 ~ 100Nm。

（三）增加机体储氧量

组织的储氧量由原来的每千克组织中的 13mL 提高至 53mL，增长 3.4 倍。

（四）物理溶解度增加

通常血液在运送氧气时，主要是靠血红蛋白与氧结合，称为结合氧。由于动脉氧分压接近于肺泡内氧分压，所以常压下吸氧时，结合氧已近饱和而达 97%，当氧分压稍有提高，如氧浓度接近 4% 时，结合氧就已达 10%，处于饱和状态。高压氧使血氧含量增加，主要是增加了血浆中的物理溶解氧量，如在 3ATA 氧压下，物理溶解氧由原来每 100mL 血浆中的 0.3mL 提高到 6.4mL，增至 20 倍，不需要结合氧也能满足机体需要，一改平日以血红蛋白运载氧为主而以血浆运载氧的方式，即以物理溶解氧取代了结合氧的供氧方式。

（五）改善脑代谢、恢复脑功能

脑组织血管丰富，高压氧不仅可以促进侧支循环形成保护“缺血半影区”内的神经细胞，而且大量的微血管形成能修复某些病变的脑血管；高压氧下脑血管收缩，脑血流量减少，脑水肿减轻，也相应地降低了颅内压；高压氧如此强大的供氧能力，极大地改善和消除组织细胞缺氧状况，全在于高压氧突破了大气压界限，有效提高了氧分压。

二、适应证

（一）新生儿适应证

（1）新生儿窒息、新生儿肺透明膜病、新生颅内出血、新生儿破伤风、新生儿溶血性黄疸。

（2）新生儿预防性治疗如产程过长、脐带脱垂或绕颈、胎位不正、胎膜早破以及胎头吸引或产钳助产的患儿，均应常规地给予预防性的高压氧治疗，颅内出血后一周开始做。

（3）某些重病孕妇产儿、心脏病孕妇的产儿、中毒孕妇、严重贫血孕妇、糖尿病孕妇、严重感染孕妇等。

（二）婴幼儿适应证

脑性瘫痪、颅脑外伤、病毒性脑炎、脑水肿、药物及其他中毒、一氧化碳中毒等。

三、禁忌证

急性呼吸道感染和急性鼻窦炎不宜做，腹泻病儿不宜做。

第五节　新生儿出血症

新生儿出血症（hemorrhagic disease of the newborn，HDN）又名新生儿自然出血症，是一种因维生素 K 缺乏而导致体内某些维生素 K 依赖性凝血因子活性降低所致的自限性出血性疾病。其临床特点是生后 2 ~ 5 天出现自发性渗血，以胃肠出血为多见。

一、病因和发病机制

本病病因是维生素 K 缺乏。Ⅱ、Ⅶ、Ⅸ、Ⅹ等凝血因子主要在肝脏合成并储存，必须由维生素 K 激活才能发挥作用。维生素 K 缺乏与下列因素有关：①肝脏储存量低：母体维生素 K 不易通过胎盘，仅 1/10 的量到达胎儿体内；②合成少：新生儿初生时肠道无细菌，影响维生素 K 在肠道内合成；③摄入少：人乳中维生素 K 含量低，哺母乳者摄入维生素 K 少；④吸收少：肝胆疾患、服用抗生素、腹泻等均影响维生素 K 的合成与吸收。

二、临床表现

本病特点是婴儿突然发生出血，其他方面都正常。根据发病时间分为 3 型。

（一）早发型

出生后 24 小时内即发病，出血程度轻重不一，从轻微的皮肤出血，脐残端渗血至大量胃肠道出血及颅内出血，少部分可有胸、腹腔出血。见于孕母使用影响维生素 K 代谢的药物，如抗结核药、抗惊厥药等。

（二）经典型

多数于生后第 2 ~ 3 天发病，早产儿可迟至 2 周。常见出血部位为脐残端、胃肠道（呕血或便血）、皮肤受压及穿刺处，其他如鼻衄、肺出血、尿血、阴道出血等偶可见到，一般为少量或中量出血，出血多为自限性。1 周后出血者极少。

（三）晚发型

见于生后 1 ~ 3 个月发病，多与长期腹泻、纯母乳喂养、肝胆疾病及长期用抗生素等有关。最常见是颅内出血，出血量大时可出现重度贫血、休克，死亡率高，幸存者易遗留神经系统后遗症。其次是皮肤黏膜及胃肠道出血。

三、实验室检查

凝血酶原时间明显延长是本病的重要诊断指标。凝血时间轻度延长或正常，血小板正常即可诊断。测定活性Ⅱ因子 / Ⅱ因子总量比值，如比值 <1 说明存在无活性凝血酶原，提示维生素 K 缺乏。

四、诊断和鉴别诊断

根据病史特点、临床表现和实验室检查，特别是维生素K治疗有效可助诊断，应和以下疾病相鉴别。

（一）新生儿咽下综合征

新生儿娩出时吞下母血，生后不久即呕血和（或）便血。与新生儿出血症鉴别点为：①患儿无贫血，凝血机制正常，洗胃后呕吐停止；② Apt 试验：取 1 份呕吐物加 5 份水，离心 10 分钟后取上清液 4mL，加 1% 氢氧化钠 1mL，液体变成棕色为母血，粉红色为婴儿血。

（二）新生儿消化道出血

围产期窒息感染或喂养不当诱发的应激性溃疡、胃穿孔早期、坏死性小肠结肠炎同时有胃壁受累者均可呕血或便血，但患儿一般情况差，腹部体征明显，均无凝血机制障碍。

（三）先天性血小板减少性紫癜

可在生后 1 周内出血，且血小板减少。

五、预防

纯母乳喂养者，母亲应口服 VitK 120mg/ 次，每周 2 次。新生儿出生后立即给予 $VitK_1$ 1mg 肌注。正常新生儿应在生后 1 个月、2 个月时肌注 $VitK_1$ 1mg 各 1 次以预防晚发型 $VitK_1$ 缺乏。

六、治疗

新生儿有出血症状时，应立即静脉注射维生素 K_1 1 ~ 5mg，可使未羧化的凝血因子很快羧化而发挥凝血活性，出血可迅速得到改善。出血量多可输新鲜血或新鲜冰冻血浆，10 ~ 20mL/kg；胃肠道出血时应暂禁食，静脉补充营养；止血后还应根据具体情况纠正贫血。脐部或穿刺部位渗血可局部用止血药或压迫止血。早期喂养有利于肠道菌群的形成以及维生素 K 的合成。

第六节　新生儿颅内出血

新生儿颅内出血(intracranial haemorrhage of the newborn)是常见的一种脑损伤，系由产伤和缺氧引起，早产儿多见，预后较差。临床上以窒息、中枢神经系统的兴奋或抑制相继出现为特征。新生儿颅内出血不仅有较高的病死率，而且存活者中部分留有永久性神经系统后遗症。本病与缺氧缺血性脑病同样成为围生医学的重要研究课题。

一、病因及发病机制

（一）早产

胎龄 32 周以下的早产儿，在脑室周围的室管膜下的颗粒层均留存胚胎生发基质。该组织是一未成熟的毛细血管网，其血管壁仅有一层内皮细胞、缺少胶原和弹力纤维支撑。当动脉压突然升高时可导致毛细血管破裂引起室管膜下出血；出血向内可引起脑室内出血；血管外渗可扩散至脑室周围白质。胚胎生发基质血管内皮细胞富含线粒体，耗氧量大，对缺氧十分敏感，易引起血管壁破坏出血。

（二）外伤

由于分娩损伤使颅内血管破裂，多见于胎头过大、产道过小、急产、臀位分娩、胎头吸引或产钳助产等。其出血部位多在顶部硬脑膜下或小脑天幕附近。此种情况多见于足月儿。

（三）缺氧

缺血缺氧窒息时低氧血症、高碳酸血症可损害脑血流的自主调节功能，可引起出血。产前、产程中及产后所有可引起胎儿或新生儿缺氧、缺血的因素都可导致颅内出血，以早产儿多见。缺氧导致循环衰竭，静脉淤滞，毛细血管破裂，低氧血症和酸中毒直接损伤血管内皮细胞，使之破裂出血。出血部位多在脑室管膜下、蛛网膜下腔、脑室内或脑实质中。

（四）其他

新生儿肝功能不成熟，凝血因子不足或其他出血性疾病，如母亲患原发性血小板减少性紫癜或孕期使用苯妥英钠、苯巴比妥、利福平等药物可引起新生儿血小板或凝血因子减少；快速静脉滴注高渗液体使血管内容量增加而致血管破裂出血，机械通气不当及静脉压增高可致颅内出血。

二、临床表现

主要与出血部位及出血量有关。症状多出现在生后 2 ~ 3 天。非特异性表现有低体温、不明原因的贫血与黄疸，严重者可发生失血性休克。

1. 常见的神经系统表现：

①颅内压力增高征：前囟隆起；血压增高，抽搐、角弓反张，脑性尖叫；②呼吸不规则或暂停，增快或减慢；③神志改变：激惹、嗜睡、昏迷或激惹与抑制交替出现；④眼征：凝视、斜视、眼球震颤等；⑤瞳孔对光反应消失；⑥原始反射减弱或消失；⑦脑脊液呈浅黄色，镜下可有皱缩红细胞。

2. 不同部位的颅内出血特点

（1）硬脑膜下出血。

多为产伤所致，以大脑镰撕裂和小脑天幕撕裂两种类型最常见。一般在出生 24 小时后出现惊厥、偏瘫和斜视等神经系统症状。出血轻者可无症状，至数月后发生硬脑膜下积液，严重者可在出生后数小时内死亡。

（2）脑实质出血。

多因小静脉栓塞后使毛细血管压力增高而导致破裂出血。如出血部位在脑干，则早期可发生瞳孔变化、呼吸不规则和心动过缓等，前囟张力不高。主要后遗症为脑瘫、癫痫和精神发育迟缓。下肢运动障碍较为多见。

（3）脑室周围 – 脑室内出血（见图 3–2）。

往往因缺氧引起，多见于胎龄小于 32 周，体重 <1500g 的早产儿，胎龄越小发病率越高。大多在生后 72 小时内发病，常表现为不吃、体温不升、呼吸暂停、嗜睡、肌张力低下和拥抱反射消失等抑制症状，也有表现烦躁、脑性尖叫、肌震颤和凝视等。呼吸节律不齐或呼吸暂停是病情严重时最常见症状。

（4）蛛网膜下腔出血。

大多有产伤史。典型症状是生后第 2 天发作惊厥，发作间歇情况良好，大多数预后良好，个别病例可因粘连而出现脑积水后遗症。少量出血者无症状。大量出血者常由产伤或血管畸形所致，病情严重，于短期内死亡。

（5）小脑出血。

多发生在 <32 周的早产儿，常合并肺透明膜病、肺出血。小脑实质出血可因压迫延髓，出现频繁呼吸暂停、心动过缓，最后因呼吸衰竭死亡。

三、诊断

根据病史、临床表现、脑脊液检查、头颅 CT（见图 3–2）和 B 超检查，大多患儿在生后 72 小时内可做出诊断。头颅 CT 和 B 超检查对明确颅内出血类型、程度有重要价值，B 超检查可作为首选。但蛛网膜下腔出血、后颅窝和硬膜外等部位的出血不易发现，需依靠 CT 或 MRI 确诊；因 CT 有射线，目前主张做头颅 MRI 和 B 超检查。

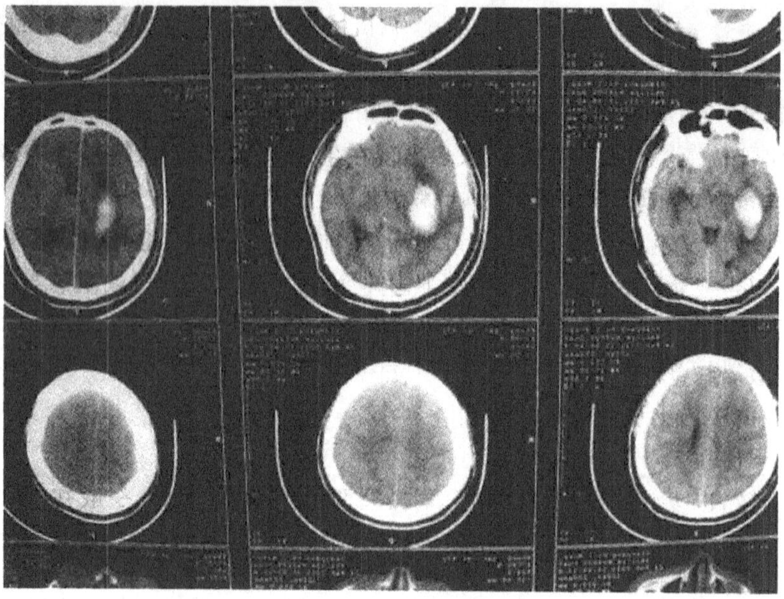

图 3-2　脑室出血

四、预防

（1）做好孕妇保健工作，避免早产、难产、急产。

（2）提高产科技术，减少分娩时的损伤和窒息，分娩过程中避免滥用催产剂及中枢抑制药。

（3）对早产、难产、手术产或曾有窒息的新生儿应加强护理，并肌注维生素 K_1 3 天。

（4）提高医护质量，防止血压过低或过高，避免快速大量输液，纠正酸碱平衡，慎用高渗液体。

五、治疗

（一）支持疗法

保持患儿安静，尽量避免搬动。注意液体平衡，维持血压，保持体温，保证热量供给。

（二）止血

可选择使用新鲜冰冻血浆、维生素 K_1、酚磺乙胺、巴曲酶等。

（三）止惊

可用苯巴比妥钠，同缺氧缺血性脑病。

（四）降低颅内压

如有颅压增高症状可用呋塞米每次 0.5 ~ 1.0mg/kg，每日 2 ~ 3 次静注。慎用甘露醇，当颅内压增高明显，脑干受压症状出现时可用小剂量甘露醇，每次 0.25 ~ 0.5g/kg，每日 6 ~ 8 小时 1 次，静注。

（五）脑积水

乙酰唑胺可减少脑脊液的产生，50 ~ 100mg/（kg·d），分 3 ~ 4 次口服。对脑室或蛛网膜下腔出血可于病情稳定后，连续腰椎穿刺，每日或隔日 1 次，防止粘连和脑积水，但此法尚存争议。已有严重脑积水者可行脑室 – 腹腔分流。

六、预后

出血量少者大多可痊愈，出血量多者预后较差。严重者可在产程中死亡，即使活产也在出生后 3 天内因呼吸衰竭而死亡，存活者常有脑性瘫痪、癫痫、智力发育不全、脑积水等后遗症。

第四章

呼吸系统疾病

呼吸系统疾病是儿科最常见的疾病，包括上、下呼吸道急慢性炎症，呼吸道变态反应性疾病，胸膜疾病，呼吸道异物，肺部肿瘤和先天性畸形等。其中以急性呼吸道感染最为常见，约为儿科门诊病人的60%以上。世界卫生组织（WHO）已将肺炎列为全球三种重要儿科疾病之，我国也将其列为儿童重点防治的四病之一。

第一节　小儿呼吸系统解剖生理特点

小儿各年龄阶段的呼吸系统具有不同的解剖生理特点，而这些特点与呼吸道疾病的发生、预后及防治有着密切的关系。临床以环状软骨下缘为界，将呼吸系统分为上、下呼吸道两部分。上呼吸道包括鼻、鼻窦、咽、咽鼓管、会厌及喉；下呼吸道包括气管、支气管、毛细支气管、肺泡管及肺泡。

一、解剖特点

（一）上呼吸道

（1）鼻腔：婴幼儿的鼻腔和鼻道比成人短而狭窄，无鼻毛，黏膜柔嫩，血管丰富，感染后黏膜易充血肿胀，造成鼻腔堵塞而出现呼吸困难和吸吮困难。

（2）咽鼓管：婴幼儿咽鼓管较短、宽、直且呈水平位，故鼻咽炎时易导致中耳炎。

（3）鼻窦：鼻黏膜与鼻窦黏膜相连续，鼻窦开口相对较大，故急性鼻炎时易导致鼻窦炎，以上颌窦和筛窦最易感染。

（4）扁桃体：扁桃体包括咽及腭扁桃体，咽扁桃体又称腺样体，6个月开始发育。腭扁桃体1岁末才逐渐增大，4 ~ 10岁发育达高峰，14 ~ 15岁则逐渐退化，故扁桃体炎常见于年长儿，婴儿则少见。

（5）喉部：小儿喉部呈漏斗状，喉腔狭窄，声门狭小，软骨柔软，黏膜柔嫩，血管丰富，淋巴组织较多，故喉部炎症时，容易出现充血、水肿而引起声嘶及吸气性呼吸困难。

（二）下呼吸道

（1）气管、支气管：婴儿气管、支气管较成人狭窄，黏膜柔嫩，血管丰富；缺乏弹力组织，支撑作用弱；因黏液腺分泌不足，气道较干燥；纤毛运动差，不能有效地清除吸入的微生物，因此婴幼儿易发生呼吸道感染，感染时黏膜容易发生充血、水肿而引起呼吸道不畅。左侧支气管细长，由气管侧方伸出，而右支气管粗短，为气管的直接延伸，故异物易坠入右支气管。

（2）肺：小儿肺泡数量少且面积小，肺组织的弹力纤维发育差，间质发育旺盛，血管丰富，造成肺的含气量少而含血量多，故容易发生肺部感染，感染时易导致黏液阻塞，引起间质性肺炎、局灶性肺气肿或肺不张。

（三）胸廓

（1）胸廓：婴幼儿肋骨呈水平位；胸廓短，呈桶状；膈肌位置较高，使心脏呈横位；呼吸肌不发达。这些特点使得胸廓较小而肺脏相对较大，胸廓活动范围小，呼吸时肺不能充分扩张，一旦发生某些病理情况，容易发生肺通气、换气功能障碍，出现缺氧和二氧化碳潴留。

（2）纵隔：小儿纵隔的体积相对较大，纵隔周围组织松软、富于弹性，故而在气胸或胸腔积液时，容易发生纵隔移位。

二、生理特点

（一）呼吸频率与节律

小儿代谢旺盛，需氧量高，但因其解剖特点使肺活量受到一定的限制，只能提高呼吸频率来满足机体代谢的需要。年龄越小呼吸频率越快。新生儿40～44次/分，0～1岁30次/分，1～3岁24次/分，3～7岁22次/分，7～14岁20次/分，14～18岁16～18次/分。且小儿呼吸中枢发育不完善容易出现呼吸节律不齐，尤其是早产儿、新生儿更为明显。

（二）呼吸类型

婴幼儿呼吸肌发育不完全，呼吸时胸廓活动范围较小，而膈肌活动明显，故呈腹膈式呼吸。随着年龄的增长，呼吸肌逐渐发育成熟，小儿开始行走后膈肌和腹腔脏器位置下移，肋骨由水平位逐渐倾斜，学龄儿童则表现为胸腹式呼吸。

（三）呼吸功能的特点

（1）肺活量：系指一次深吸气后的最大呼气量。小儿约为50～70mL/kg。按体表面积计算，成人大于小儿3倍。安静时年长儿仅用肺活量的12.5%来呼吸，婴幼儿则需用30%，说明婴幼儿呼吸储备能力差。发生呼吸障碍时其代偿呼吸量最大不超过正常的2.5倍，而成人则可达10倍，因此婴幼儿易发生呼吸衰竭。

（2）潮气量：指安静呼吸时每次吸入或呼出的气量。年龄越小，潮气量越小。

（3）每分通气量：即潮气量乘以呼吸频率。由于婴幼儿呼吸频率较快，按体表面积计算与成人相近。

（4）气体弥散量：二氧化碳的排出主要靠弥散作用，其弥散速率较氧（O_2）大。小儿肺脏小，肺泡毛细血管总面积与总容量均比成人小，故气体弥散量也小，但以单位肺容积计算与成人相近。

（5）气道阻力：气道阻力与管腔半径的4次方成反比，小儿由于气道管腔狭窄，气道阻力大于成人，因此小儿发生喘息的机会较婴幼儿多。随年龄增大气道管径逐渐增大，从而阻力递减。

三、呼吸道免疫特点

小儿呼吸道非特异性和特异性免疫功能均差。新生儿、婴幼儿的咳嗽反射和气道平滑肌收缩功能差，纤毛运动功能亦差，呼吸道黏膜腺体分泌不足，肺泡的巨噬细胞功能不足，难以有效地清除吸入的尘埃及异物颗粒。婴幼儿的IgM、IgA、IgG亚类含量均低，尤其SIgA（分泌型IgA）是黏膜局部抗感染的重要免疫球蛋白，婴幼儿时期水平较低，亦是易患呼吸道感染的重要原因之一。此外，由于支气管高反应的存在，致使部分婴幼儿因呼吸道感染等因素而诱发呼吸道变态反应性疾病。

四、检查方法

（一）体格检查

1. 望诊：①呼吸频率改变：呼吸困难的第一征象为呼吸频率增快，年龄越小越明显。呼吸频率减慢或节律不规则也是危险征象。②发绀：肢端发绀为末梢性发绀，舌黏膜的发绀为中心性发绀。中心性发绀较末梢性发绀发生晚，但更有意义。③吸气时胸廓软组织凹陷：上呼吸道梗阻或严重肺实变时，胸骨上、下，锁骨上窝及肋间隙软组织凹陷，称为“三凹征”。

2. 吸气喘鸣（inspiratory wheeze）和呼气喘鸣（expiratory wheeze）：吸气时出现喘鸣音，同时伴吸气延长，是上呼吸道梗阻的表现。呼气时出现喘鸣音同时伴呼气延长，是下呼吸道梗阻的表现。

3. 肺部听诊：哮鸣音常于呼气相明显，提示细小支气管梗阻。不固定的中、粗湿啰音常来自小支气管的分泌物，于吸气相，特别是深吸气末，听到固定不变的细湿啰音提示肺泡内存在分泌物，常见于肺泡炎。

（二）动脉血液气体分析

小婴儿肺活量不易检测，可以通过血气分析了解氧饱和度和血液酸碱平衡状态，为诊断治疗提供依据。小儿血气分析正常值见表4–1。

当动脉血氧分压（PaO_2）<50mmHg（6.67kPa），动脉二氧化碳分压（$PaCO_2$）> 50mmHg（6.67kPa），动脉血氧饱和度（SaO_2）<85% 时为呼吸衰竭。

表4–1　小儿血液气体分析正常值

项目	新生儿	1个月~2岁	>2岁
pH值	7.35~7.45	7.35~7.45	7.35~7.45
PaO_2（mmHg）	60~ 90	80~100	80~ 100
$PaCO_2$（mmHg）	30~ 35	30~35	35~45
HCO_3^-（mmol/L）	20~22 自获	20~22	22~24
BE（mmol/L）	– 6~+2	– 6~+2	– 4~+2
SaO_2（%）	90~97	95~ 97	96~98

（三）肺脏影像学

胸部X线摄片是最常用的检查。近年来CT、高分辨CT（HRCT）、磁共振（MRI）和数字化胸部X线摄片等技术使肺部疾病的诊断率大为提高。

（四）纤维支气管镜（纤支镜）检查

可在直视下做活检或刷检，可视范围大，容易取材进行细胞和组织学检查，可提高阳性率。亦可在直视下取出气管异物和黏液栓。亦可进行支气管肺泡灌洗，了解肺泡灌洗液中的细胞成分、形态和生物学特征，分析各种细胞因子和炎症介质。

第二节　急性上呼吸道感染

急性上呼吸道感染（acute upper respiratory infection，AURI）简称上感，俗称“感冒”，是由各种病原引起的上呼吸道炎症，是小儿时期最常见的呼吸道疾病，其发病率占儿科疾病的首位，主要侵犯鼻、鼻咽部和咽部，如果上呼吸道某一局部炎症特别突出，即以该部位命名如急性喉炎、急性鼻炎、急性扁桃体炎等，亦可统称为急性上呼吸道感染。

一、病因

病毒和细菌均可引起，但90%以上是由病毒感染引起的。常见的病毒有呼吸道合胞病毒、流感病毒、副流感病毒、鼻病毒、腺病毒、肠道病毒、单纯疱疹病毒等。少数由细菌感染引起，最常见的细菌是溶血性链球菌，其次有肺炎链球菌、流感嗜血杆菌等。肺炎支原体也可引起。病毒感染后可继发细菌感染。

婴幼儿时期患有佝偻病、营养不良、贫血时易诱发本病，甚至造成反复呼吸遭感染，使体质下降。

二、临床表现

本病临床表现轻重不一，与年龄、病原体、机体抵抗力不同有关。婴幼儿较年长儿症状重。

（一）一般类型上感

婴幼儿往往表现骤然起病，以全身症状为主，高热，甚至发生高热惊厥。而年长儿常于受凉后1 ~ 3天出现症状，以局部症状突出。

1. 局部症状

鼻塞、流涕、喷嚏、干咳、咽部不适、咽痛等。

2. 全身症状

发热、头痛、食欲减退，部分患儿可有呕吐、腹泻、乏力、周身酸痛等。个别患儿发病早期出现脐周阵发性疼痛，与发热引起的肠痉挛或肠系膜淋巴结炎有关。

3. 体征

主要有咽部充血，扁桃体肿大，颌下淋巴结肿大、触痛等。肺部呼吸音正常。病程约 3 ~ 5 天。若体温持续不退或病情加重，应考虑炎症可能波及其他部位。

（二）两种特殊类型的上感

1. 疱疹性咽峡炎（herpangina）

由柯萨奇 A 组病毒引起，好发于夏、秋季节。骤然起病，表现为高热、咽痛、流涎、厌食、呕吐等；除咽部充血外，特征性的体征是咽腭弓、软腭、悬雍垂及其附近的峡黏膜处有 2 ~ 4mm 大小的多个疱疹，周围有红晕，1 ~ 2 天疱疹破溃后形成小溃疡，疱疹也可发生于口腔的其他部位。病程一周左右。

2. 咽 – 结合膜热（pharyngo- conjunctival fever）

由腺病毒 3、7 型引起，多发生于春、夏季，可在儿童集体机构中流行。以发热、咽炎、结合膜炎为特征，多呈高热，咽部充血，一侧或两侧滤泡性眼结合膜炎，可伴球结合膜出血；颈部、耳后淋巴结肿大。有时伴有消化道症状。病程 1 ~ 2 周。

三、并发症

以婴幼儿较为多见。波及邻近器官可引起中耳炎、鼻窦炎、咽后壁脓肿、颈部淋巴结炎等，向下蔓延可致气管炎、支气管炎、肺炎。年长儿患 A 组溶血性链球菌感染可以引起急性肾炎、风湿热等疾病，也可引起病毒性心肌炎和病毒性脑炎等。

四、实验室检查

病毒感染者白细胞计数正常或偏低，中性粒细胞减少，淋巴细胞计数相对增高。病毒分离和血清学检查可明确病原，近年来免疫荧光、免疫酶技术及分子生物学技术可做出早期诊断。细菌感染者白细胞可增高，中性粒细胞增高，在使用抗菌药物前行咽拭子培养可发现致病菌。

五、诊断

根据临床表现诊断上呼吸道感染较容易，在排除下列疾病后，尚应对上呼吸道感染的病因进行鉴别：病毒性或细菌性感染，以便指导治疗。

六、鉴别诊断

（一）流行性感冒

由流感病毒或副流感病毒引起。有明显的流行病史，全身症状重，高热，寒战，头痛，全身肌肉关节酸痛等。局部症状较轻甚至不明显。病毒分离有助于确诊。

（二）急性传染病早期

上呼吸道感染常常是许多传染病的前驱表现，如麻疹、百日咳、流行性脑脊髓膜炎、猩红热、脊髓灰质炎等。应结合流行病史，实验室检查资料综合分析，并动态观察病情变化加以鉴别。

（三）急性阑尾炎

上感伴腹痛时需与急性阑尾炎鉴别。急性阑尾炎腹痛先于发热，右下腹部压痛点较局限且固定，可有腹肌紧张等腹膜刺激症，血白细胞及中性粒细胞增高；肠系膜淋巴结炎时腹部压痛范围广泛而不固定，可有腹肌紧张，但无腹膜刺激症。

七、治疗

（一）一般治疗

适当休息，多饮水，给予易消化的饮食，注意呼吸道隔离，预防并发症。

（二）对症治疗

（1）发热：一般发热（体温 38℃左右）时除适当补充水分外，不需特殊处理。高热时以应用口服退热药为主，如对乙酰氨基酚、布洛芬；亦可用冷湿敷进行物理降温，但不用酒精擦浴。

（2）热性惊厥：应用镇静、止惊等处理。

（3）严重鼻塞：可应用 0.5% 麻黄素 1 ～ 2 滴滴鼻，每日 3 ～ 4 次。新生儿及婴儿禁用萘甲唑啉。

（4）咽痛：含服咽喉片，亦可用儿童开喉剑喷咽部。

（三）病因治疗

病毒感染可选用：①三氮唑核苷（病毒唑，virazole）具有广谱抗病毒作用，每日 10 ～ 15mg/kg，疗程 3 ～ 5 天。②鼻腔可用 1% 病毒唑滴鼻液，每日 4 次。③结合膜炎可用 0.1% 阿昔洛韦（acyclovir）滴眼，每 1 ～ 2 小时一次。如并发细菌感染或出现并发症时应用抗生素，常用青霉素类、头孢菌素类、大环内酯类等。一般用药 3 ～ 5 日，或根据病情需要掌握抗生素疗程。

（四）中医治疗

常用具有清热解毒作用的中成药，如银翘散、双黄连口服液、鱼腥草颗粒等。

八、预防

加强体育锻炼、增强抵抗力；提倡母乳喂养，防治佝偻病和营养不良；高发病季节避免到人多拥挤的场所。反复呼吸道感染者可选用胸腺素、匹多莫德等免疫增强剂。

第三节　急性感染性喉炎

急性感染性喉炎（acute infectious laryngitis）是喉部黏膜急性弥漫性炎症。临床上以犬吠样咳嗽、声音嘶哑、喉鸣、吸气性呼吸困难为特征。可发生于任何季节，冬、春季节多发，且多见于婴幼儿，新生儿罕见。

一、病因

病毒、细菌感染均可引起。常见的病毒为副流感病毒、流感病毒和腺病毒，常见的细菌为金黄色葡萄球菌、链球菌和肺炎链球菌。患麻疹、流感、猩红热、白喉等急性传染病时，也容易并发急性喉炎。小儿喉腔狭窄，喉软骨柔软，黏膜下淋巴组织丰富，组织疏松，炎症时易充血、水肿，发生喉梗阻。所以，小儿急性喉炎的病情比成人严重。

二、临床表现

（一）呼吸道症状

起病急、症状重，可有犬吠样咳嗽、声嘶、吸气性喉鸣，其特征是犬吠样咳嗽，呈“空、空”的咳声。白天症状较轻，夜间入睡后由于喉部肌肉松弛，分泌物阻塞，症状加重，可出现吸气性呼吸困难，甚至出现喉梗阻，若不及时抢救，严重者可窒息死亡。按吸气性呼吸困难的轻重，临床上喉梗阻可分为 4 度。

Ⅰ度：安静时无症状，仅活动后出现吸气性喉鸣、呼吸困难，肺呼吸音清晰，心率无改变。

Ⅱ度：安静时也有吸气性喉鸣和呼吸困难，轻度三凹征。不影响睡眠和进食，肺部听诊可闻及喉传导音或管状呼吸音，心率增快，无明显缺氧的表现。

Ⅲ度：除上述喉梗阻症状进一步加重外，患儿因缺氧而出现烦躁不安，口唇、指趾发绀，头面出汗，双眼圆睁，惊恐面容。听诊肺部呼吸音明显减低，心音低钝，心率快。

Ⅳ度：患儿渐显衰竭、昏睡状态，面色苍白或发灰，由于呼吸无力，三凹征可不明显，肺部听诊呼吸音几乎消失，仅有气管传导音，心音低钝，心律不齐，如不及时抢救可因严重缺氧和心力衰竭而死亡。

（二）全身症状

患儿可有发热、头痛、烦躁或萎靡。

（三）体征

喉镜检查可见喉黏膜及声带充血、肿胀，尤以声门下区红肿明显，黏膜表面可有脓性或黏液性分泌物附着。

三、诊断

根据急起的犬吠样咳嗽、声嘶、吸气性喉鸣和吸气性呼吸困难，昼轻夜重，起病前或同时伴有发热等可做出诊断。但应与以下疾病所致的喉梗阻鉴别。

四、鉴别诊断

（一）急性喉痉挛

多见于维生素 D 缺乏性手足搐搦症。患儿有佝偻病症状和体征，反复发作的无热惊厥，血钙低可资鉴别。

（二）呼吸道异物引起的喉梗阻

有异物吸入史，可不发热，胸片有肺不张或肺气肿的影像学改变。

五、治疗

（一）保持呼吸道通畅

为减轻喉黏膜水肿可用肾上腺皮质激素超声雾化吸入，并及时清除口咽部分泌物。

（二）积极控制感染

由于病情进展快，难以判断感染系病毒或细菌引起，因此，一般给予全身抗生素治疗。常用者为青霉素类、头孢菌素类以及大环内酯类。同时，也应积极抗病毒治疗。

（三）肾上腺皮质激素

因其非特异性的抗炎、抗过敏作用，能较快消除喉头水肿，缓解喉梗阻，应常规选用。须与抗生素同时应用。常用泼尼松每天 1 ~ 2mg/kg，分次口服。Ⅱ度以上喉梗阻可用地塞米松 0.3 ~ 0.5mg/kg，静脉滴注。激素应用时间不宜过长，一般 2 ~ 3 天症状缓解即可。

（四）对症治疗

烦躁不安者可应用镇静剂。异丙嗪有镇静和减轻喉头水肿的作用。而氯丙嗪可使喉头肌肉松弛，加重呼吸困难，不宜使用。

（五）气管切开

经上述处理，病情仍不见缓解，缺氧进一步加重，或Ⅲ度以上的喉梗阻，应及时气管切开挽救生命。

第四节　急性支气管炎

急性支气管炎（acute bronchitis）是指由于各种致病原引起的支气管黏膜炎症，常与气管炎同时发生，故又称之为急性气管、支气管炎（acute tracheobronchitis）。常继发于上呼吸道感染或为急性传染病的一种表现，是儿童常见的急性呼吸道疾病。婴幼儿多见，且症状较重。

一、病因

病原为各种病毒或细菌，或为混合感染。能引起上呼吸道感染的病原体都可引起支气管炎。免疫功能低下、特异性体质、营养不良、佝偻病和支气管局部结构异常等均为本病的危险因素。

二、临床表现

（一）症状

大多数先有上呼吸道感染症状，3 ~ 4 天后出现咳嗽，咳嗽是支气管炎的主要症状。开始为干咳，以后逐渐加重有痰，婴儿常将痰咽下，咳毕常伴呕吐。多数有发热，热度可高可低，但以中等度以下发热为多见。年长儿可诉头痛、胸痛；婴幼儿可有腹泻、厌食等消化道症状。治疗不及时，可发展成为肺炎。

（二）体征

肺部听诊双肺呼吸音粗糙。可闻及不固定的干啰音或（和）大、中水泡音，可随咳嗽、体位变化而发生改变，一般无呼吸困难和发绀。

（三）哮喘性支气管炎（asthmatic bronchitis）

是幼儿时期常发生的一种特殊类型的支气管炎。泛指一组有喘息表现的幼儿急性支气管感染。除上述临床表现外，其特点是：①多见于 3 岁以下小儿，常有湿疹或其他过敏史。②有类似哮喘的表现：呼气性呼吸困难，肺部叩诊呈鼓音，听诊两肺满布哮鸣音及少量粗湿啰音。③有反复发作的倾向，但随着年龄的增加发作次数逐渐减少，一般 4 ~ 5 岁左右停止发作。少数反复发作、迁延不愈患儿可发展成为典型的支气管哮喘。目前有学者认为，哮喘性支气管炎实际是婴幼儿哮喘的一种表现。

三、辅助检查

X 线检查：胸片正常或肺纹理增粗。

四、诊断

根据临床主要症状为咳嗽，肺部不固定的干啰音和大、中水泡音即可诊断。

五、鉴别诊断

（一）支气管肺炎

一般有发热、咳嗽、气促或呼吸困难，肺部有固定的细湿啰音，胸部 X 线检查有片状阴影即可鉴别。

（二）上呼吸道感染

有发热、轻咳，但肺部无干湿性啰音，胸片正常可资鉴别。

六、治疗

（一）一般治疗

同上呼吸道感染。要经常变换体位，多饮水，使呼吸道分泌物易于排出。

（二）控制感染

由于病原体多为病毒，一般不用抗生素，但婴幼儿如有发热、白细胞增高或考虑有细菌感染时，可选用抗生素。如青霉素类、头孢菌素类、大环内酯类等药物。

（三）对症治疗

一般尽量不用镇咳剂和镇静剂，以免抑制咳嗽反射，影响呼吸道分泌物排出。①化痰止咳：可用溴已新、沐舒坦、复方鲜竹沥等；咳嗽重、痰液黏稠者可用超声雾化疗法。②止喘：哮喘性支气管炎喘憋严重者可用氨茶碱，每次 2 ~ 4mg/kg，每 8 ~ 12 小时一次；或用多索茶碱，每次 2 ~ 4mg/kg，每 12 小时一次；或用特布他林（博利康尼），每次 0.1 ~ 0.2mg/kg，2 ~ 3 次 /d 雾化吸入。③抗过敏：使用抗过敏药物如富马酸酮替芬、盐酸异丙嗪（非那根）等可缓解支气管炎症性分泌和支气管痉挛。喘憋严重时可加用肾上腺皮质激素静脉滴注或口服。

七、预防

同上呼吸道感染。

第五节　毛细支气管炎

毛细支气血管炎（bronchiolitis）是一种婴幼儿较常见的下呼吸道感染，以喘憋、三凹征和气促为主要临床特点。临床上较难发现未累及肺泡与肺间质的纯粹毛细支气管炎，故国内认为是一种特殊类型的肺炎，有人称之为喘憋性肺炎。毛细支气管炎仅见于2岁以内婴幼儿，尤其是2～6个月婴儿为发病高峰年龄。重症患儿多，病死率1%～3%。

一、病因

主要由呼吸道合胞病毒（RSV）引起，副流感病毒、某些腺病毒及肺炎支原体也可引起本病。最近发现人类偏肺病毒（human metapneumovirus，HMPV）也是引起毛细支气管炎的病原体。

二、发病机制

研究较多的是免疫学机制，以下几个事实可以表明在RSV引起的毛细支气管炎的发病机制中存在免疫损害：①恢复期的毛细支气管炎婴儿的分泌物中发现有抗RSV IgE抗体；②近来对感染RSV的婴儿与动物模型的研究表明，在RSV感染时有大量的可溶性因子的释放（包括白介素、白三烯、趋化因子）导致炎症与组织破坏。

目前认为具有过敏体质（atopy）者，发生RSV或其他病毒感染时，更易于引起毛细支气管炎。毛细支气管炎患者日后发生反复喘息发作，甚至形成哮喘的机制尚不完全清楚。

三、病理生理

病变主要侵犯75～300μm直径的毛细支气管，表现为毛细支气管上皮坏死和周围淋巴细胞浸润，黏膜下充血、水肿和腺体增生、黏液分泌增多，毛细支气管腔狭窄甚至堵塞，并伴有支气管平滑肌痉挛，导致肺气肿和肺不张，出现通气和换气功能障碍而引起低氧血症、高碳酸血症、呼吸性酸中毒及代谢性酸中毒。

四、临床表现

本病仅发生于2岁以下小儿，多数在6个月以内。

（一）症状

本病常于上呼吸道感染后2～3天出现干咳、气促、喘憋，呼气性呼吸困难和呼气相延长伴喘鸣为突出的临床表现。严重发作者，面色苍白、烦躁不安，口周和口唇发绀。体温正常、低热或中等度发热，高热少见。

（二）体征

呼吸浅快，约60～80次/min，甚至100次/min以上，伴鼻翼扇动和三凹征，严重者可出现面色苍白或发绀，心率可达160～200次/min。肺部叩诊可呈鼓音，听诊可闻及广泛哮鸣音，呼气时间延长，当毛细支气管接近完全梗阻时，呼吸音明显减弱，甚至听不到，出现所谓“静态肺”，有时在肺底部可听到中、细湿啰音。肝脾可由于肺气肿而推向肋缘下，因此可触及肝脏和脾脏。喘憋严重者易导致心力衰竭、呼吸衰竭。

本病高峰期在呼吸困难发生后的48～72小时，病程一般约为1～2周。

五、辅助检查

白细胞总数及分类大多在正常范围内。采集鼻咽拭子或分泌物使用免疫荧光技术、免疫酶技术及分子生物学技术可明确病原。

X线胸部检查可见不同程度肺气肿或肺不张，也可以见到支气管周围炎及肺纹理增粗。血气分析可了解患儿缺氧和二氧化碳潴留程度。

六、诊断与鉴别诊断

根据本病发生在小婴儿，具有典型的喘憋及哮鸣音，一般诊断不难，但须与以下疾病鉴别。

（一）婴幼儿哮喘

婴儿的第一次感染性喘息发作，即为毛细支气管炎，但若三次以上，则应考虑为婴幼儿哮喘的可能。

（二）粟粒型肺结核

有时呈发作性喘憋，但一般听不到啰音。可有结核接触史、结核中毒症状，结核菌素试验阳性，结合 X 线改变可以鉴别。

（三）其他疾病

如充血性心力衰竭、哮喘性支气管炎、心内膜弹力纤维增生症和异物吸入等均可发生气喘，应结合病史和体征及必要的检查做出鉴别。

七、治疗

毛细支气管炎的治疗主要为氧疗、控制喘憋、抗病原体治疗及生物制品药物治疗疗等。

（一）氧疗

本病患儿均有不同程度的低氧血症，因此重症患儿可采用不同方式吸氧，如鼻前庭导管给氧、面罩或 CPAP 吸氧等。

（二）控制喘憋

可使用氨茶碱或多索茶碱。重症患儿可用沙丁胺醇（喘乐宁）、布地奈德或异丙托溴铵雾化吸入。糖皮质激素用于严重的喘憋发作或其他治疗不能控制者，琥珀酸氢化可的松 5 ~ 10mg/（kg·d）或甲基泼尼松龙 1 ~ 2mg/（kg·d），数小时内静脉滴入。

（三）抗病原体药物治疗

如系病毒感染所致，可用利巴韦林静脉滴注或雾化吸入，亦可试用 α－干扰素肌注，但其疗效均不肯定。怀疑支原体感染者可应用大环内酯类抗生素，有细菌感染者应用适当的抗生素。

（四）生物制品治疗

静脉注射免疫球蛋白（IVIG）200 ~ 400mg/（kg·d），连续 3 ~ 5 天，可缓解临床症状，减少患儿排毒量和缩短排毒期限。静脉注射抗合胞病毒免疫球蛋白（RSV-IVIG）的疗效与 IVIG 相当，最近生产的抗 RSV 单克隆抗体（monoclonal antibody）对高危婴儿（早产儿、支气管肺发育不良、先天性心脏病、免疫缺陷病）和毛细支气管炎后反复喘息发作者的预防效果确切，但容易导致 RSV 发生基因突变，而对该单克隆抗体产生抗性。

（五）其他

保证液体摄入量、纠正酸中毒，并及时发现和处理呼吸衰竭及其他生命体征危象。

第六节　肺炎

肺炎（pneumonia）是由不同病原体或其他因素（吸入或过敏反应等）所致的肺部炎症。临床以发热、咳嗽、呼吸困难、肺部细湿啰音为主要表现。它是小儿时期的一种严重的下呼吸道疾病，多见于婴幼儿，是目前我国 5 岁以下小儿死亡的主要原因。引起肺炎的常见病因有细菌和病毒感染，此外，真菌、肺炎支原体、原虫、误吸异物及机体变态反应也是引起肺炎的病因。

目前临床上常用的分类方法有以下 6 种。

（一）病理分类

按解剖部位分为支气管肺炎（小叶肺炎）、大叶性肺炎、间质性肺炎。

（二）病因分类

分为病毒性肺炎、细菌性肺炎、真菌性肺炎、支原体肺炎、衣原体肺炎、非感染性肺炎（吸入性肺炎、坠积性肺炎等）。

（三）病程分类

急性肺炎（<1 个月）、迁延性肺炎（1 ~ 3 个月）、慢性肺炎（>3 个月）。

（四）病情分类

分为轻症肺炎，以呼吸系统症状为主，其他系统仅轻微受累，无全身中毒症状；重症肺炎，除呼吸系统症状外，其他系统亦受累，且全身中毒症状明显。

（五）根据临床表现

分为典型、非典型两类。典型肺炎是指由肺炎球菌、嗜血流感杆菌、金黄色葡萄球菌、革兰氏阴性杆菌及厌氧菌引起的肺炎。非典型肺炎是指由肺炎支原体、衣原体、军团菌、病毒引起的肺炎。

（六）按住院 48 小时前后发生的肺炎分类

（1）社区获得性肺炎（community acquired pneumonia，CAP）指无明显免疫抑制的患儿在院外或住院 48 小时内发生的肺炎。

（2）院内获得性肺炎（hospital acquired pneumonia，HAP）指住院 48 小时后发生的肺炎。临床上如病原体明确，则按病因分类，以便指导治疗，否则按病理分类。本节重点讨论支气管肺炎。

一、支气管肺炎

支气管肺炎（bronchopneumonia）是累及支气管壁和肺泡的炎症，是小儿时期各型肺炎中最常见的一种，全年均可发病，以冬春寒冷季节及气候骤变时多发，华南地区夏季发病为数亦不少。在我国肺炎患儿占住院儿童总人数的 24.5% ~ 56.2%，其中婴幼儿肺炎住院数为学龄儿童的 39.5 倍。3 岁以下婴幼儿发病率高。营养不良、佝偻病、先天性心脏病等患儿易发生本病。肺炎为婴儿时期重要的常见病，占我国住院小儿死亡的第一位原因，严重威胁小儿健康，被卫生部列为小儿四病防治之一，故加强对本病的防治十分重要。

（一）病因

常见的病原体是细菌和病毒。发达国家以病毒为主，发展中国家以细菌常见。主要病毒有呼吸道合胞病毒、腺病毒、流感病毒、副流感病毒等。细菌仍以肺炎链球菌为主。近年来流感嗜血杆菌、肺炎支原体、衣原体引起的肺炎有增加趋势。由于广谱抗生素的广泛应用，导致菌群失调，由耐药菌株如金黄色葡萄球菌、绿脓杆菌以及真菌所致的肺炎亦有增多趋势。部分病人在病毒感染的基础上继发细菌感染，称之为混合感染。

（二）病理

肺炎的病理变化以肺组织充血、水肿、炎性细胞浸润为主，肺泡内充满渗出物，并经肺泡孔使炎症向周围组织蔓延，形成点片状炎性病灶，若病变融合成片，可累及多个肺小叶。当小支气管、毛细支气管发生炎症时，可致管腔部分或完全阻塞，引起肺不张或肺气肿。不同的病原造成的肺炎病理改变亦有不同：细菌性肺炎以肺实质受累为主；而病毒性肺炎则以间质受累为主，亦可累及肺泡。临床上支气管肺炎与间质性肺炎常同时并存。

（三）发病机制

1. 呼吸功能不全

当炎症蔓延到支气管、细支气管和肺泡时，支气管因黏膜炎症水肿而致管腔变窄，肺泡壁因充血水肿而增厚，肺泡腔内充满炎性渗出物，影响了通气与气体交换。氧进入肺泡以及氧自肺泡弥散至血液均发生障碍，血液含氧量下降，动脉血氧分压（PaO_2）和动脉血氧饱和度（SaO_2）均降低，致低氧血症。当 SaO_2<85%，还原血红蛋白 >50g/L 时，则出现发绀。肺炎的早期，以通气功能障碍为主，仅有缺氧，机体为代偿缺氧，而加快呼吸和心率，以增加每分通气量和改善通气血流比。随着病情的进展，换气功能严重障碍，在缺氧的基础上出现 CO_2 潴留，此时 PaO_2 和 SaO_2 下降，$PaCO_2$ 升高，机体为了代偿而呼吸频率加快，以增加每分通气量；同时呼吸深度增加以吸进更多的氧，辅助呼吸肌参与呼吸，临床上出现呼吸困难和三凹征，当 PaO_2<50mmHg，$PaCO_2$>50mmHg，SaO_2<85% 时即为呼吸衰竭。

2. 循环系统

常见心肌炎、心力衰竭及微循环障碍。缺氧使肺小动脉反射性收缩，肺循环压力增高，形成肺动脉高压，使右心负担增加。另外，病原体和毒素可侵犯心肌，引起感染性或中毒性心肌炎，肺动脉高压和中毒性心肌炎是诱发心衰的主要原因。甚至出现微循环障碍、休克、弥散性血管内凝血（DIC）。

3. 消化系统

低氧血症和毒血症损害胃肠道黏膜，发生黏膜糜烂、出血等应激反应，出现胃肠功能紊乱，严重者可出现中毒性肠麻痹和消化道出血。

4. 中枢神经系统

高碳酸血症使脑血管扩张，血流减慢，血管通透性增加，致使颅内压升高。严重缺氧造成乳酸堆积，ATP 生成减少和 Na^+-K^+ 离子泵转运功能障碍，引起脑细胞内水钠潴留，形成脑水肿。病原体毒素作用亦可引起脑水肿。

5. 水、电解质及酸碱平衡失调

重症患儿常出现混合性酸中毒，严重缺氧时体内无氧酵解增加，酸性代谢产物增多，加上高热、饥饿、吐泻等原因，引起代谢性酸中毒；因通气不良又可导致呼吸性酸中毒。一些患儿缺氧使抗利尿激素（ADH）分泌增加，发生稀释性低钠血症；消化道症状比较重、不能进食者可发生缺钠性低钠血症。因酸中毒，血钾可正常或稍高，若多日饥饿伴吐泻则血钾可偏低。

（四）临床表现

1. 轻症肺炎

大多数起病较急，一般在上呼吸道感染后数日发病。

（1）主要症状。

以呼吸系统表现为主，表现为发热、咳嗽、气促。①发热：热型不定，多为不规则发热，值得注意的是新生儿、重度营养不良患儿体温可不升或低于正常；②咳嗽：较为频繁，初为干咳，极期咳嗽反而减轻，恢复期有痰；③气促：多发生于发热、咳嗽之后；④全身症状：精神不振、食欲减退、烦躁不安、轻度腹泻或呕吐。

（2）体征。

①呼吸加快，可达 40 ~ 80 次 / 分，鼻翼扇动，严重者有点头呼吸、三凹征；②发绀：口周、鼻唇沟和指趾端发绀，轻症病儿可无发绀；③肺部体征：早期可不明显或仅呼吸音粗糙，继而可闻及固定的中、细湿啰音，哭闹时及吸气末期较为明显。体弱婴儿及新生儿的临床表现不典型。叩诊多正常，但病灶融合扩大时可出现肺实变的体征（语颤增强，叩诊浊音，呼吸音减弱或有管状呼吸音）。

2. 重症肺炎

除上述呼吸系统症状之外，常出现严重的全身中毒症状以及其他脏器功能障碍。

（1）循环系统。

常见有心肌炎和心力衰竭。前者表现为面色苍白、心动过速、心音低钝、心电图示 ST 段下移和 T 波低平、倒置等。心力衰竭的诊断要点是：①心率突然增快 >160 ~ 180 次 / 分；②呼吸加快 >60 次 / 分，呼吸困难突然加重；③突然极度烦躁不安，面色苍白或紫绀，经吸氧及镇静剂治疗不见缓解；以上三项不能用发热、肺炎本身和其他并发症解释者；④心音低钝，奔马律，颈静脉怒张；⑤肝脏在短期内迅速增大；⑥尿少或无尿，颜面及双眼睑或双下肢水肿。具备前 5 项即可诊断为心力衰竭。重症革兰阴性杆菌肺炎可引起微循环障碍。

（2）神经系统。

主要是中毒性脑病。轻者表现为烦躁或萎靡、嗜睡；重者出现意识障碍、惊厥、呼吸不规则、前囟隆起、脑膜刺激症阳性、瞳孔对光反射迟钝或消失等。

（3）消化系统。

轻者呕吐、腹泻、腹胀。重症可引起：①消化道出血：呕吐咖啡样物，大便隐血阳性或排出柏油样便；②中毒性肠麻痹：患儿高度腹胀，小婴儿可见腹壁静脉怒张，肠鸣音消失。由于腹胀明显，膈肌升高，使呼吸困难进一步加重。

（4）肺炎并呼吸衰竭。

①轻度呼吸衰竭：呼吸加快、费力，吸气三凹征明显，偶有呼吸节律改变，口唇紫绀，轻度烦躁或精神萎靡。

②中度呼吸衰竭：呼吸困难，吸气三凹征加重，呼吸浅快，节律不整，偶有呼吸暂停，口唇紫绀明显（有时呈樱红色）。嗜睡或烦躁，对针刺反应迟钝。

③重度呼吸衰竭：呼吸困难，吸气三凹征明显加重或反而不明显，呼吸由浅快转为浅慢，节律紊乱，常出现下颌呼吸和呼吸暂停，呼吸音减低，口唇紫绀加重，四肢末指紫绀、发凉、昏睡或昏迷，甚至惊厥，此时可能出现脑水肿、脑疝表现（如结膜水肿、视盘水肿，瞳孔及肌张力改变）。

（五）并发症

在治疗过程中，若体温持续不退或退而复升，中毒症状或呼吸困难突然加重，应考虑有并发症可能。以脓胸、脓气胸、肺大泡多见，常发生于葡萄球菌肺炎，也可见于肺炎链球菌和革兰氏阴性杆菌肺炎。

（1）脓胸（empyema）：患儿呼吸困难加重，患侧呼吸运动受限。检查患侧语颤减弱，叩诊浊音，听诊呼吸音减弱或消失。

（2）脓气胸（pyopneumothorax）：患儿突然病情加重，呼吸困难，烦躁不安，咳嗽剧烈，面色青紫。胸部叩诊在积液上方为鼓音，下方为浊音，呼吸音明显减弱或消失。

（3）肺大泡（pneumatocele）：体积小者，可无症状，体积大者可引起呼吸困难。

（4）其他：可引起心包炎及败血症等。

（六）实验室检查

1. 血液检查

①血常规：细菌感染时白细胞增高，中性粒细胞增加并有核左移，胞质中可有中毒颗粒。病毒感染时白细胞多正常或降低。②C反应蛋白（CRP）：细菌感染时血清CRP浓度增高。③前降钙素原（PCT）：细菌感染时血清PCT浓度增高。

2. 病原学检查

①细菌培养：采集血液、痰液、气管吸出物、胸腔穿刺液等进行细菌培养，明确病原菌；②病毒分离和鉴定；③病原特异性抗原、抗体检测：具有简单、快速的特点，可做出早期的病原学诊断；④聚合酶链反应（PCR）：此法特异、敏感、快捷，但试剂和仪器昂贵，受到一定限制；⑤病原特异性抗体检测：急性期特异性IgM抗体有早期诊断价值。急性期和恢复期双份血清特异性IgM有4倍升高，对诊断有意义，但不适于早期诊断。

（七）血气分析

可了解是否缺氧及严重程度、电解质与酸碱失衡的类型及程度，也可了解重症肺炎是否有呼吸衰竭，有助于诊断、治疗和判断预后。

（八）X线检查

早期肺纹理增多，以后出现小斑片状阴影，以双肺下野多见，病变加重时可融合成大片状阴影（图4-1，图4-2）。在小婴儿肺炎常见局部代偿性肺气肿，部分患儿可出现肺不张。病毒性肺炎可呈间质性改变，表现为细网点状阴影。若并发脓胸（图4-3，图4-4），早期显示患侧肋膈角变钝，积液较多时，患侧呈一片致密阴影。并发脓气胸时，患侧胸膜腔可见液平面。肺大泡时见完整壁薄、多无液平面的大泡。

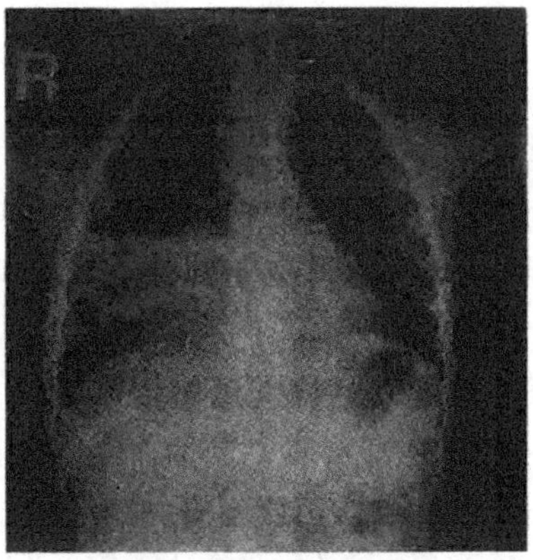

图 4-1 支气管肺炎胸片

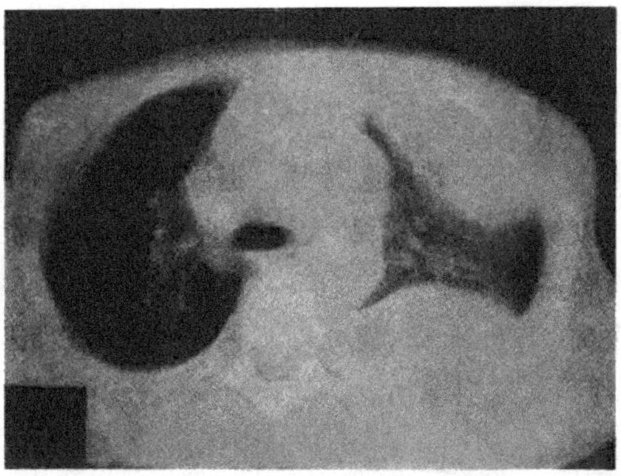

图 4-2 支气管肺炎 CT 表现

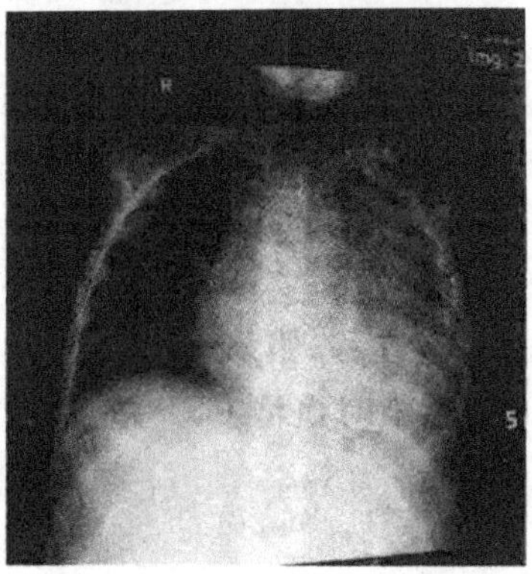

图 4-3 左侧包裹性脓胸胸片

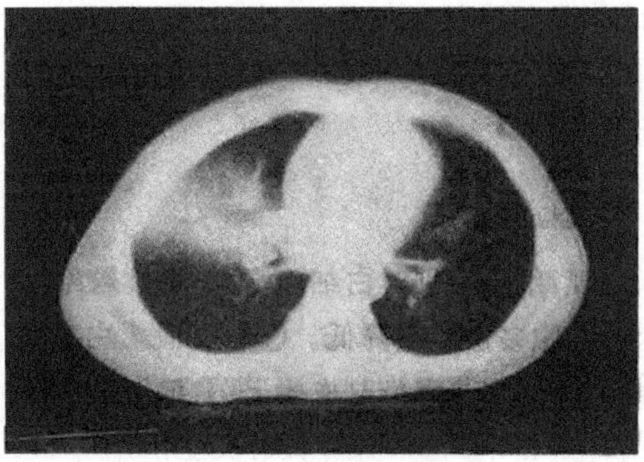

图 4-4 左侧包裹性脓胸 CT 表现

（九）诊断

典型的支气管肺炎一般有发热、咳嗽、气促或呼吸困难，肺部有固定的中细湿啰音，即可做出初步诊断，胸片见肺部片状阴影据此可确诊。确诊后应根据病程、热程、全身症状及有无心功能不全、呼吸衰竭、神经系统的症状来进一步判断病情轻重及有无并发症，结合 X 线摄片结果及辅助检查资料初步做出病因诊断。

（十）鉴别诊断

1. 急性支气管炎

以咳嗽为主，体温正常或稍高，肺部呼吸音粗糙或有不固定的干湿啰音。婴幼儿支气管炎有时全身中毒症状较重，出现呼吸困难，与肺炎不易区别，应按肺炎处理。

2. 肺结核

婴幼儿活动性肺结核时，其症状及 X 线表现与支气管肺炎相类似，但肺部啰音不明显。应根据结核病接触史、结核菌素试验、血清结核抗体检测以及 X 线胸片随访观察加以鉴别。

3. 支气管异物

吸入异物可致支气管部分或完全阻塞，形成肺气肿或肺不张，易继发感染。诊断根据异物吸入史、突然发生呛咳、肺部 X 线检查特别是透视意义较大，必要时行纤维支气管镜检查以明确诊断。

（十一）治疗

原则：积极控制炎症，改善肺通气功能，防治并发症。

1. 一般治疗

置患儿于空气清新、温暖舒适的环境中，室温在 18 ~ 20℃，湿度以 60% 为宜。保持呼吸道通畅，及时清除呼吸道分泌物，经常变换体位，以利于排痰和减少肺瘀血。加强营养，饮食宜富含蛋白质和维生素，不能进食者，可给予静脉营养。注意防止交叉感染。

2. 病原治疗

（1）抗生素治疗。

明确为细菌感染或病毒感染继发细菌感染者应使用抗生素。

1）原则：①在使用抗菌药物前应采集咽拭子、鼻咽分泌物或下呼吸道吸取物进行细菌培养和药物敏感试验，以便指导治疗。在未获培养结果前，可根据经验选择敏感的药物；②选用的药物在肺组织中应有较高的浓度；③重者患儿宜静脉联合用药。

2）根据不同的病原体选择抗生素：①肺炎链球菌肺炎：首选青霉素 20 万 ~ 40 万 U/（kg · d）或羟氨苄青霉素（阿莫西林）50 ~ 100mg/（kg · d），分 3 ~ 4 次静滴；②金黄色葡萄球菌肺炎：甲氧西林敏感者首选苯唑西林钠（新青霉素）或氯唑西林钠 50 ~ 100mg/（kg · d），分 3 ~ 4 次静滴；耐药者选用万古霉素（稳可信）20 ~ 40mg/（kg · d）或夫西地酸钠 20mg/（kg · d）分 3 ~ 4 次静滴；③流感嗜血杆菌肺炎：首选阿莫西林加克拉维酸（或加舒巴坦）100mg/（kg · d），分 3 ~ 4 次静滴；④大肠杆菌和肺炎杆菌肺炎：首选头孢曲松（菌必治）50 ~ 100mg/（kg · d），1 次 / 日静滴或头孢噻肟（凯福隆）50 ~ 100mg/（kg · d），分 3 ~ 4 次静滴；绿脓杆菌肺炎首选替卡西林加克拉维酸（特美汀）160 ~ 240mg/（kg · d），分 2 ~ 3 次静滴或第三代头孢菌素；⑤感染严重时可选用亚胺培南 – 西司他丁（泰能）20mg/（kg · 次），一日 3 次；⑥肺炎支原体肺炎及衣原体肺炎选用红霉素 30 ~ 50mg/（kg · d），分 3 ~ 4 次口服，琥乙红霉素（利君沙）30 ~ 50mg/（kg · d），分 3 ~ 4 次口服，罗红霉素（罗力得）6 ~ 12kg 者 25mg、11 ~ 24kg 者 50mg，2 次 / 日口服，阿奇霉素（希舒美）10mg/（kg · d），1 次 / 日口服或静滴等；⑦真菌性肺炎可选用酮康唑 3 ~ 6mg/（kg · d）1 次 / 日口服，氟康唑 3 ~ 6mg/（kg · d），1 次 / 日口服，两性霉素 B 开始 0.1 ~ 0.25mg/（kg · 次），逐渐增至 1mg/（kg · 次），每日一次或隔日一次静滴等。

3）用药时间：抗生素用药时间应持续至体温正常后 5 ~ 7 天，临床症状、肺部体征均基本消失或 X 线摄片病变明显好转后 3 天。支原体肺炎至少用药 2 ~ 4 周，以免复发。金黄色葡萄球菌肺炎在体温正常后应继续用药 2 周，总疗程 6 周以上。

（2）抗病毒治疗。

目前尚无理想的抗病毒药物，以下药物可供选择。

1）三氮唑核苷（病毒唑，利巴韦林）。

可抑制多种 RNA 病毒和 DNA 病毒。每日 10 ~ 15mg/kg，口服、肌注或静脉滴注，也可超声雾化吸入，对呼吸道合胞病毒、腺病毒有效。

2）干扰素（赛若金）。

能激活巨噬细胞和自然杀伤细胞，抑制病毒在细胞内复制。早期使用效果好，100 万 U/ 次可雾化吸入或肌注，以前者为佳，疗程 3 ~ 5 天。

3. 肾上腺皮质激素的应用

激素可减轻支气管炎症反应，解除支气管痉挛，改善血管通透性，降低颅内压，改善微循环。适应于：①中毒症状明显；②严重喘憋；③有中毒性脑病、感染性休克以及呼吸衰竭等严重情况；④胸膜有渗出。常用琥珀酸氢化可的松 5 ~ 10mg/（kg · d）或地塞米松，每日 0.2 ~ 0.3mg/（kg · d），疗程 3 ~ 5 天。

4. 对症治疗

（1）氧疗。

有呼吸困难、喘憋、发绀者应立即吸氧。一般采取鼻前庭导管给氧，氧流量 0.5 ~ 1L/min，氧浓度不超过 40%。缺氧严重者用面罩给氧，氧流量 2 ~ 4L/min，氧浓度为 50% ~ 60%，若出现呼吸衰竭应用人工呼吸机。吸氧前注意清除鼻前庭分泌物及鼻痂。

（2）保持呼吸道通畅。

①祛痰剂；②雾化吸入；③支气管扩张剂；④保持液体摄入量有利于痰液排出。

（3）解除支气管痉挛。

喘憋严重、两肺广泛哮鸣音者，可给予氨茶碱或多索茶碱每次 2 ~ 4mg/kg 等解痉剂。

（4）降温与镇静。

高热病人应用药物或物理方法降温，烦躁不安者可给予镇静药物。

（5）腹胀的治疗。

如为低血钾所致，及时补钾。如系中毒性肠麻痹，应禁食，胃肠减压，可用酚妥拉明 0.5mg/kg（最大剂量 <10mg）、间羟胺 0.25mg/kg 溶于 10% 葡萄糖 30 ~ 50mL 中缓慢静滴，一般 2 ~ 4 次可缓解。也可用新斯的明，每次 0.03 ~ 0.04mg/kg，皮下注射。

5. 心力衰竭的治疗

除立即给吸氧、镇静剂及适当应用利尿剂外，应给快速洋地黄制剂。可选用下列药物。

（1）强心剂。

①地高辛：饱和量：<2 岁 0.03 ~ 0.04mg/kg，>2 岁 0.02 ~ 0.03mg/kg。首剂给饱和量的 1/2，余量分两次，间隔 6 ~ 8 小时一次静脉缓注。如病情较重，需要维持时，在末次用药后 12 小时予口服地高辛维持，维持量按饱和量的 1/5 ~ 1/4 计算，12 小时一次。②西地兰（毛花苷 C）：饱和量：<2 岁 0.03 ~ 0.04mg/kg，>2 岁 0.02 ~ 0.03mg/kg。应用洋地黄制剂，应适当补钾，不宜与钙剂同用，必须用钙剂时，两药间隔不应小于 4 ~ 6 小时。

（2）血管活性药。

小儿肺炎合并心衰时可应用血管活性药物，减轻心脏后负荷。常用以下药物：①酚妥拉明每次 0.3 ~ 0.5mg/kg，最大量不超过 10mg。加入 10% 葡萄糖 20mL 中缓慢静脉滴入，必要时 4 ~ 6 小时给药一次。②卡托普利和硝普钠，病情好转后停用。脑水肿及颅内压增高、呼吸衰竭的治疗：参阅相关章节。

6. 中药针剂治疗

（1）双黄连粉针剂。

有抗病毒和广谱抗菌双重作用，可用于细菌性、病毒性、支原体肺炎，对于病原学诊断未明者可优先选用。用法：60mg/（kg · d）加入 5%、10% 葡萄糖注射液中，静脉滴注，也可用于雾化吸入。

（2）复方丹参注射液。

0.25 ~ 0.5mL/（kg · d）用 5% 葡萄糖稀释后静滴。可降低血液黏稠度，疏通微循环，从而减轻心脏负荷、减慢心率，同时改善肺微循环，有助于啰音吸收，改善呼吸困难及缺氧状态。还有非特异性抗炎、抗渗出和抗内毒素血症作用。常与双黄连或西药联用。

7. 生物制剂

转移因子或胸腺素的确切疗效并不肯定。血浆和静脉注射用丙种球蛋白（IVIG）含有特异性抗体，如 RSV-IgG 抗体，可用于重症患儿，剂量为 200 ~ 400mg/（kg · d）静脉滴注。

二、几种不同病原体所致肺炎的特点

（一）腺病毒肺炎（adenovirus pneumonia）

腺病毒肺炎是小儿发病率较高的病毒性肺炎之一，其特点为重症患儿多，病程长，部分患儿可留有后遗症。

1. 病因

病原体为腺病毒，我国流行的腺病毒肺炎多数由 3 型及 7 型引起。

2. 病理

主要病理改变为支气管和肺泡间质炎，重者病灶互相融合，气管、支气管黏膜上皮细胞广泛坏死，引起支气管阻塞，加之肺实质的炎性改变，易引起肺功能损害和其他系统功能障碍。

3. 临床表现

本病多见于 6 个月 ~ 2 岁小儿，冬春季节多见。其特点是：①症状重：起病急骤，进展较快，稽留热，剧烈咳嗽是其主要症状，阵咳或频咳，可出现喘憋、呼吸困难、面色苍白或发绀。精神萎靡或嗜睡。②肺部体征出现晚：高热 3 ~ 7 天后肺部可听到湿啰音。有些患儿病变可融合成片而出现肺实变的体征。③容易发生并发症：可发生心肌炎、心力衰竭、中毒性脑病。

4. X线特点

X线表现出现早，在肺部体征不明显时即可出现X线改变。（1）“四多”：①肺纹理多；②肺气肿多；③大病灶多；④融合病灶多。（2）“三少”：①圆形病灶少；②肺大泡少；③胸腔积液少。（3）“两一致”：X线与临床表现一致。病灶吸收缓慢，需数周到数月。

5. 诊断

主要根据典型的临床表现、抗生素治疗无效、肺部X线摄片显示典型病变来诊断。

6. 治疗

以综合治疗为主。

（二）肺炎支原体肺炎（mycoplasma pneumonia）

病原为肺炎支原体（MP），它是介于细菌和病毒之间、非细胞内生长的最小微生物，无细胞壁。全年均可发病，每4～6年流行一次。主要经呼吸道传染，MP可吸附在黏膜纤毛上皮细胞上，分泌毒性物质，损害上皮细胞。由于MP与人体某些组织存在部分共同抗原，故感染后可形成相应组织的自身抗体，导致多系统免疫损伤。

（1）本病占小儿肺炎的20%左右。

（2）多数为亚急性起病，主要临床特点为：①咳嗽：刺激性咳嗽为本病特点，有的酷似百日咳。初起干咳，继之有痰，可持续1～4周；②年长儿有咽痛、头痛、胸痛、食欲减退，肺部体征不明显。婴幼儿则起病急，病情重，表现有呼吸困难、喘憋，双肺多量哮鸣音，也可闻及湿啰音；③发热：热型不定，热程1～2周；④肺外表现：少数患儿可有麻疹样或猩红热样皮疹、心肌炎、心包炎、脑膜炎、多发性神经根炎、溶血性贫血、血小板减少等症状，也可有肝脏、肾脏损害的表现。

（3）X线改变可分为4种：①以肺门阴性增浓为主；②支气管肺炎改变；③间质性肺炎改变；④均一的实变形。

（4）临床上常有两个不一致：咳嗽重而肺部体征轻微，体征轻微而胸片阴影显著。

（5）外周血白细胞可正常。大部分患儿血沉增快。检测血清中支原体IgM抗体有诊断意义。

（6）本病用红霉素、阿奇霉素等大环内酯类药物治疗有效。

（三）衣原体肺炎

衣原体肺炎（chlamydial pneumonia）的病原体为衣原体，是介于细菌和病毒之间的一种微生物，寄生于细胞内，有细胞壁。引起肺炎的主要是沙眼衣原体，是6个月以内婴儿肺炎的主要病原体，多由受感染的母亲在生产时或产后传染。病理改变为间质性肺炎。

发病年龄多在1～3个月，约50%在新生儿期。起病隐匿，先有上感的症状如流涕、鼻塞及阵发性咳嗽，有的类似百日咳样咳嗽，但无回声。可有气促。肺部听诊可有干湿啰音。半数患儿有结膜炎。全身症状轻，一般不发热（有人认为，6个月以内婴儿无热性支气管肺炎应考虑本病）。胸部X线检查表现为弥漫性间质性改变和肺气肿。部分患儿可见片状阴影。肺部体征和X线改变可持续1个月以上。病程迁延数周至1～2月。

（四）金黄色葡萄球菌肺炎

致病菌为金黄色葡萄球菌，婴幼儿及新生儿多见。细菌可从呼吸道入侵，也可继发于败血症后。

（1）病因与发病机制：金葡菌具有很强的毒力，能产生多种毒素与酶，包括外毒素、杀白细胞素、肠毒素、溶血毒素、表皮剥脱素、血浆凝固酶和透明质酸酶等。

（2）病理：病变以肺部广泛出血、坏死和多发性小脓肿为特点，并可引起败血症及其他器官的迁徙性化脓灶，如化脓性心包炎、脑膜炎、肝脓肿、皮肤脓肿、骨髓炎和关节炎。

（3）临床表现：起病急、病情重、发展快；全身中毒症状明显；多呈弛张热，但早产儿和体弱儿有时可无发热或仅有低热；患者面色苍白、烦躁不安；咳嗽、呻吟，呼吸浅快和发绀；肺部体征出现较早，可闻及中细湿啰音。可合并循环、神经及胃肠功能障碍。皮肤常见猩红热样或荨麻疹样皮疹。患儿并发脓胸、脓气胸时呼吸困难加剧，并有相应体征。

（4）辅助检查：实验室检查外周血白细胞增高，一般在（15～30）$\times 10^9$/L，中性粒细胞增加并有核左移，胞质中有中毒颗粒。婴幼儿和重症患者可出现外周血白细胞减少，但中性粒细胞百分比仍较高。

胸部X线检查与临床症状不相符。早期病重时，X线改变轻微，仅有肺纹理粗重，小片浸润影；病变发展迅速，甚至数小时内可出现小脓肿、肺大泡或胸腔积液，易变性是金葡菌肺炎的另一特征，因此在短期内应重复摄片。病变吸收较一般细菌性肺炎缓慢，重症病例在2个月时可能还未完全消失。

（5）治疗：一般治疗原则与支气管肺炎相同，及早、足量使用敏感的抗生素，采用静脉滴注以维持适当的血浓度，经治疗症状改善者，需在热降、胸片显示病变吸收后再巩固治疗1～2周才能停药。

（五）革兰阴性杆菌肺炎（Gram-negative bacillary pneumonia，GNBP）

目前有增多趋势，病原菌以流感嗜血杆菌和肺炎杆菌为多，伴有免疫缺陷者常发生铜绿假单胞菌肺炎，新生儿时期易患大肠杆菌肺炎。革兰阴性杆菌肺炎的病情较重，治疗困难，预后较差。病理改变以肺内浸润、实变、出血性坏死为主。大多先有数日呼吸道感染症状，病情呈亚急性，但全身中毒症状明显，发热，精神萎靡、嗜睡，咳嗽、呼吸困难，面色苍白，口唇发绀，病重者甚至休克。肺部听诊可听到湿啰音，病变融合有实变体征。

肺部X线改变多种多样，如肺炎杆菌肺炎可为肺段或大叶性致密实变阴影，其边缘往往膨胀凸出；铜绿假单胞菌肺炎显示结节状浸润阴影及细小脓肿，可融合成大脓肿；流感嗜血杆菌肺炎可呈粟粒状阴影。但基本改变为支气管肺炎征象，或呈一叶或多叶节段性或大叶性炎症阴影，易见胸腔积液。

（六）真菌性肺炎

真菌性肺炎（mycotic pneumonia）病原以白色念珠菌最为常见且致病力最强。白色念珠菌广泛存在于自然界，可寄生于正常人皮肤、口腔、上呼吸道、肠道及阴道等处。在正常情况下不致病，当人体抵抗力低下时可致病。促使发病的因素有早产儿、新生儿及久病虚弱者；长期腹泻、营养不良或慢性消耗性疾病患者，尤其是长期应用广谱抗生素、激素、免疫抑制剂以及免疫功能低下者易患病。

临床特点为：常继发于腹泻病、血液病等。起病缓慢，低热或高热、咳嗽、气促、呼吸困难。精神萎靡或烦躁。肺部体征多样化，肺部呼吸音减低、可闻及湿啰音。可同时伴有鹅口疮、真菌性肠炎。抗生素治疗无效或使病情加重。病程易迁延。X线检查可有点状阴影、片状阴影、粟粒状阴影等改变。痰真菌培养阳性或痰涂片发现真菌孢子或菌丝有助于诊断。

第五章

消化系统疾病

第一节　新生儿呕吐

呕吐通常是指由于某种原因，胃内容物甚至部分肠内容物在消化道内逆行而上，自口腔排出的反射性动作，是消化道功能障碍的一种表现。新生儿由于宫内外环境的巨大变化、器官发育不完全成熟、对外界抵抗力差以及可能存在的各种畸形，更加容易出现呕吐症状。

一、病因

新生儿比儿童更容易发生呕吐，主要与新生儿的特点有关，其常见原因如下。

（1）新生儿食管较松弛，胃容量小，呈水平位，幽门括约肌发育较好而贲门括约肌发育差，肠道蠕动的神经调节功能较差，腹腔压力较高等，均为新生儿容易出现呕吐的解剖生理原因。

（2）胚胎时期各脏器分化和发育的异常，尤其是前、中、后肠的异常，容易造成消化道的畸形，使摄入的食物或消化道分泌物不能顺利通过肠道，逆行从口腔排出，形成呕吐。

（3）胎儿出生时的刺激，如吞咽了大量的羊水、血液，以及出生后内外环境的急剧变化，也容易诱发新生儿呕吐。

（4）新生儿呕吐中枢发育不完善，容易受全身炎症或代谢障碍产生的毒素刺激引起呕吐。

二、临床表现

1. 窒息与猝死　新生儿呕吐会使呕吐物进入呼吸道，发生窒息，如呕吐物多、没有及时发现可导致猝死。

2. 吸入综合征　呕吐物进入气道可发生吸入性肺炎，出现咳嗽、呼吸困难，长时间反复吸入可使吸入性肺炎迁延不愈。

3. 呼吸暂停　早产儿呕吐可发生呼吸暂停。

4. 出血　剧烈呕吐可导致胃黏膜损伤，发生出血，呕吐物呈血性。

5. 水、电解质紊乱　呕吐较频繁者，因丧失大量水分和电解质，导致水、电解质平衡紊乱，患儿出现脱水、酸中毒、低钠血症等。

三、诊断

新生儿呕吐的诊断主要是病因诊断，确定有无急需手术治疗的消化道畸形。根据呕吐的频率、性状、量的多少、发病时间、发展趋势、伴随症状以及有无并发症等，结合X线摄片，消化道造影等辅助检查做出诊断。

1. 症状　呕吐发作的频率较低，呕吐量较少且以胃内容为主，不含胆汁或粪样物，无明显的营养不良和发育障碍，不伴有腹胀以及便秘等，随着时间推移和内科治疗逐渐好转的多为内科原因所致，常见的生理性胃食管反流、喂养不当、胃黏膜受刺激、胃肠道功能失调、肠道内外感染性疾病、中枢神经系统疾病等。发作频繁、呕吐物量多影响营养状态和生长发育，胆汁性、咖啡样或粪样呕吐，伴有腹胀、便秘、腹痛，经内科和体位治疗并正确喂养仍不见好转者，多为消化道畸形所致，常见原因有先天性食管闭锁、膈疝、幽门肥厚性狭窄、幽门瓣膜或闭锁、环状胰腺、肠旋转不良、肠闭锁或狭窄、先天性巨结肠、肛门直肠畸形等，少见的还有新生儿坏死性小肠结肠炎、胎粪性腹膜炎、胃肌层发育不良胃破裂等。

2. 辅助检查　以 X 线摄片和消化道造影为主。X 线摄片提示肠梗阻或消化道结构异常并经消化道造影证实梗阻存在的位置可以做出相应诊断。

四、鉴别诊断

1. 溢乳　溢乳在出生后不久即可出现，主要表现为喂奶后即有 1 ~ 2 口乳水反流入口腔或吐出，喂奶后改变体位也容易引起溢乳。溢出的成分主要为白色奶水，如果奶水在胃内停留时间较长，可以含有乳凝块。溢乳不影响新生儿的生长发育，随着年龄的增长逐渐减少，出生后 6 个月左右消失。

2. 吞咽动作不协调　主要见于早产儿，或见于有颅脑和脑神经病变的患儿，是咽部神经肌肉功能障碍，吞咽动作不协调所致，表现为经常有分泌物在咽部潴留，吞咽时部分乳汁进入食管，部分从鼻腔和口腔流出，部分流入呼吸道，引起新生儿肺炎。早产儿数周或数月后功能逐渐成熟，可以自行恢复，神经系统损伤引起者的预后，取决于神经系统本身的恢复。

3. 喂养不当　约占新生儿呕吐的 1/4。喂奶次数过频、喂奶量过多；乳头孔过大或过小、乳头下陷，致使吸入大量空气；奶头放入口腔过多，刺激了咽部；牛奶太热或太凉，奶方变更和浓度不合适；喂奶后剧烈哭闹，喂奶后过多过早地翻动小儿等，都容易引起新生儿呕吐。呕吐可以时轻时重，并非每次奶后都吐。呕吐物为奶水或奶块，不含胆汁。改进喂养方法则可防止呕吐。

4. 咽下综合征　约占新生儿呕吐的 1/6。正常情况下，胎龄 4 个月时消化道已经完全形成，胎儿吞咽羊水到胃肠道，对胎儿胃黏膜没有明显的刺激。在分娩过程中，如有过期产、难产、宫内窘迫或窒息，胎儿吞入过多的羊水、污染的羊水、产道中的分泌物或血液，可以刺激胃黏膜引起呕吐。呕吐可以表现为生后即吐，喂奶后呕吐加重，为非喷射性呕吐。呕吐物为泡沫黏液样，含血液者则为咖啡色液体。多发生于出生后 1 ~ 2 天，将吞入的羊水及产道内容物吐尽后，呕吐即消失。如无其他并发症，小儿一般情况正常，不伴有发绀和呛咳，轻者不需特殊处理，重者用 1% 碳酸氢钠洗胃 1 ~ 2 次即可痊愈。

5. 胃内出血　新生儿出血症、应激性消化道溃疡、弥散性血管内凝血等引起的胃肠道出血时，血液刺激胃黏膜可以引起新生儿呕吐。呕吐时往往伴有原发病的症状和体征，选择适当的实验室检查，可以做出明确诊断。

6. 药物作用　苦味药物可以刺激胃黏膜引起新生儿呕吐，如某些中药制剂。有些药物如红霉素、氯霉素、两性霉素 B、吐根糖浆、氯化钙等本身就可以引起呕吐，一般停用后自然缓解。孕妇或乳母应用洋地黄、依米丁等时，药物可以通过胎盘血行或乳汁进入新生儿体内，引起新生儿呕吐。

7. 感染　感染引起的呕吐是新生儿内科最常遇到的情况，感染可以来自胃肠道内或胃肠道外，以胃肠道内感染多见。胃肠道内的几乎所有感染都可以引起新生儿肠炎，呕吐为新生儿肠炎的早期症状，呕吐物为胃内容物，少数含有胆汁。随后出现腹泻，容易并发水、电解质紊乱。经治疗后呕吐多先消失。胃肠道外感染引起的呕吐也很常见，凡上呼吸道感染，支气管炎，肺炎，脐炎，皮肤、黏膜、软组织感染，心肌炎，脑膜炎，泌尿系统感染和败血症等都可以引起呕吐。呕吐轻重不等，呕吐物为胃内容物，一般无胆汁，感染被控制后呕吐即消失。

8. 新生儿坏死性小肠结肠炎　目前认为感染在本病发病过程中起主要作用。多见于早产儿和低出生体重儿，以腹胀、腹泻、呕吐和便血为主要表现，感染中毒症状严重，重者常并发败血症、休克、腹膜炎、肠穿孔等。X 线平片检查可见肠道普遍胀气、肠管外形僵硬、肠壁囊样积气、门静脉积气等特征征象。近年认为超声检查对门静脉积气、肝内血管积气、腹腔积液、气腹等都比 X 线敏感，已经成为本病的重要诊断手段。

9. 胃食管反流　很多新生儿都出现过反流现象，但有明显征象的占 1/（300 ~ 1 000），其原因可能与食管神经肌肉发育不全有关，有时和食管裂孔疝并存。90% 以上的患儿出生后第 1 周内即可出现呕吐，常在平卧时发生，呕吐物为乳汁，不含胆汁，呕吐物内可混有血液。长期胃食管反流，可以引起反流性食管炎和食管溃疡。如果没有解剖结构上的异常，出生后数月可以自愈。

10. 幽门痉挛　为幽门的暂时性功能失调所致。多在生后 1 周内发病，呈间歇性喷射性呕吐，并非每次奶后都吐。呕吐物为奶水，可有奶块，不含胆汁。对全身营养影响较小。查体较少见到胃型和蠕动液，触诊摸不到增大的幽门括约肌。用阿托品治疗有效。

11. 胎粪性便秘　正常新生儿 98% 在生后 24 小时内开始排胎粪，约 48 小时后排尽，如出生后数日内不排便或排便很少，就会引起烦躁不安、腹胀、拒奶和呕吐，呕吐物含有胆汁。全腹膨隆，有时可见肠型，可触及干硬的粪块，肠鸣音活跃。腹部 X 线片全腹肠管扩张，可见液平和颗粒状胎粪影。肛查时可触及干结的胎粪，生理盐水灌肠使大量黏稠的胎粪排出后，症状即可缓解。

12. 新生儿便秘　多为肠道蠕动功能不良所致。少数新生儿 3 ～ 5 天才排便 1 次，以牛奶喂养儿多见。便秘时间延长，则出现腹胀和呕吐，呕吐特点与胎粪性便秘相似，通便后症状解除，不久后又出现，大多数于满月后自然缓解。

13. 颅内压升高　新生儿较多见，新生儿颅内出血、颅内血肿、缺氧缺血性脑病、各种感染引起的脑膜炎、脑炎等，均可以引起颅内压增高。颅内压增高时的呕吐呈喷射状，呕吐物为乳汁或乳块，一般不含胆汁，有时带咖啡色血样物。患儿往往伴有烦躁不安或嗜睡、昏迷、尖叫、前囟饱满、颅缝开裂等神经系统症状和体征。给予脱水降颅压后呕吐减轻。

14. 遗传代谢病　大多数有家族史。

（1）氨基酸代谢障碍：包括许多疾病，如苯丙酮酸尿症、胱氨酸血症、先天性赖氨酸不耐受症、甘氨酸血症、缬氨酸血症等均有呕吐现象，另外还有各种疾病特有的症状，如皮肤毛发颜色淡、尿有特殊霉味、生长不良、昏迷、酸中毒、眼球震颤等，做血液检查可以确诊。

（2）糖代谢障碍：如半乳糖血症、枫糖血症等，出生时正常，进食后不久出现呕吐、腹泻等，以后出现黄疸、肝大、白内障等。

（3）先天性肾上腺皮质增生症：有很多种类型，如 21- 羟化酶缺乏、11β - 羟化酶缺乏、18- 羟化酶缺乏、18- 氧化酶缺乏、3β - 羟脱氢酶缺乏、17α - 羟化酶缺乏、17、20 裂解酶缺乏等。其中以 21- 羟化酶缺乏最为典型。出生后不久出现嗜睡、呕吐、脱水、电解质紊乱、酸中毒等。外生殖器性别不清，男性阴茎大或尿道下裂、隐睾，女婴出现阴蒂肥大，大阴唇部分融合似男婴尿道下裂或隐睾的阴囊等。检查血浆皮质激素及其前体类固醇，如皮质醇、17- 羟孕酮、脱氢异雄酮、雄烯二酮可以协助诊断。

15. 过敏性疾病　小儿对药物、牛奶蛋白、豆类蛋白过敏时可以出现呕吐，新生儿比较常见的是对牛奶蛋白过敏，常在生后 2 ～ 6 周发病，主要表现为喂给牛奶后 24 ～ 48h 出现呕吐、腹胀、腹泻，大便中含有大量奶块和少量黏液，可以出现脱水、营养不良等。停用牛奶后呕吐消失。

16. 食管闭锁及食管气管瘘　由于胎儿食管闭锁，不能吞咽羊水，母亲孕期常有羊水过多，患儿常有呛咳、青紫及吸入性肺炎，甚至发生窒息。下鼻胃管时受阻或由口腔内折回，X 线检查可以清楚观察到鼻胃管受阻情况，同时可以了解盲端位置。进一步检查可经导管注入 1 ～ 2mL 碘油造影，可以更清楚地显示闭锁部位，同时观察有无瘘管。

17. 膈疝　临床分为后外侧膈疝、胸骨后疝和食管裂孔疝。后外侧膈疝又称胸腹裂孔疝，占所有膈疝的 70% ～ 90%，多发生在左侧。出生后出现阵发性呼吸急促和发绀，如伴有肠旋转不良或进入胸腔的肠曲发生嵌顿，表现为剧烈呕吐，重者全身状况迅速恶化，病死率很高。查体上腹部凹陷呈舟状，可见到反常呼吸。X 线检查可以确诊，胸腔内见到充气的肠曲和胃泡影、肺不张、纵隔向对侧移位，腹部充气影减少或缺如。

18. 食管裂孔疝　它是一种先天性膈肌发育缺陷，使部分胃通过食管裂孔进入胸腔。食管裂孔疝分为食管裂孔滑动疝、食管旁疝和混合型。85% 患儿出生后第 1 周内出现呕吐，10% 在出生后 6 周内发病。立位时不吐，卧位时呕吐明显，可呈喷射性呕吐，呕吐物为乳汁，可含有棕色或咖啡色血液。有的患儿可引起继发性幽门痉挛，临床极似幽门肥厚性狭窄。1/3 婴儿可以出现吸入性肺炎。食管旁疝可发生胃溃疡，偶尔可以出现胃坏死，需要急诊手术处理。呕吐可持续 12 ～ 18 个月，多数患儿待身体直立时可以消失。诊断主要依靠X线检查，钡剂发现膈上胃泡影或胃黏膜影可以诊断。

19. 肥厚性幽门狭窄　男婴发病高，男女之比4∶1，多见于足月儿。呕吐始于生后第2周左右，呕吐呈持续性、进行性，逐渐发展为喷射性呕吐。呕吐物为奶水和奶块，量多，有酸臭味。每次喂奶后不久或喂奶过程中呕吐，患儿食欲好。饥饿感强，反复呕吐后，患儿体重不增，大小便减少。腹部检查可见到明显的胃型和顺、逆两个方向的胃蠕动波。在右肋缘下腹直肌外侧可触橄榄大小的坚硬肿物，为肥厚的幽门括约肌。钡剂检查可见胃扩大、胃排空时间延长、幽门部呈典型的鸟嘴样改变及狭窄而延长的幽门管。超声检查可以直接看到肥厚的幽门括约肌，诊断的标准为幽门肌厚度超过4mm或幽门管的长度超过14mm即可诊断。

20. 幽门前瓣膜致闭锁或狭窄　为较少的先天发育异常，多数瓣膜中央有孔。无孔瓣膜生后即出现上消化道完全梗阻的症状，瓣膜孔较小时在新生儿期就可发病，表现为进食后呕吐，常呈喷射状，呕吐性状和内容物类似肥厚性幽门狭窄，但腹部触诊摸不到肿物。钡剂检查见不到幽门管延长、弯曲及十二指肠球压迹等肥厚性幽门狭窄的特点，可以幽门前1～2cm处见到狭窄处的缺损。本病需手术切除隔膜。

21. 胃扭转　胃扭转分为两型：器官轴型扭转和系膜轴型扭转。以器官轴型多见，约占85%。新生儿因胃的韧带松弛，胃呈水平位，故容易发生胃扭转。多于出生后即有吐奶或溢奶史，也可以在生后数周内开始呕吐，呕吐轻重不一，呈喷射状呕吐或非喷射状呕吐，多在奶后呕吐，奶后移动患儿时更为明显，呕吐物不含胆汁。钡剂造影可以确诊。

22. 先天性肠闭锁和肠狭窄　闭锁可发生于肠管的任何部位，以回肠最多，占50%，十二指肠占25%，空肠较少，结肠罕见。发生在十二指肠和空肠上段的称为高位肠闭锁。高位时常常有羊水过多史，闭锁部位越高，呕吐出现得越早，十二指肠闭锁时生后第1次喂奶即发生呕吐，呕吐物为胃内容物及十二指肠分泌液，除少数闭锁发生在壶腹部近端者外，大多数呕吐物内均含有胆汁，随着喂奶次数的增多，患儿呕吐逐渐加重，呈持续性反复呕吐。可有少量的胎便排出，腹不胀或轻度膨隆。发生于空肠下段、回肠和结肠时称为低位肠闭锁。低位肠闭锁主要表现为腹胀，常在出生后1～2天开始呕吐，呕吐物呈粪便样，带臭味，无胎粪或仅有黏液样胎粪。高位肠闭锁时，腹部立位X线透视或摄片可见2～3个液平面，称为二泡征或三泡征，低位肠闭锁时可见多个扩大的肠襻和液平面，闭锁下端肠道不充气，钡灌肠可见胎儿型结肠。

23. 肠旋转不良　一般在出生后3～5天开始呕吐，呕吐可为间歇性，时轻时重，呕吐物为乳汁，含有胆汁，生后有胎便排出。如发生胃肠道出血，提示肠坏死，继之可出现肠穿孔和腹膜炎，腹膜刺激症阳性，中毒性休克等。X线立位片可见胃和十二指肠扩张，有双泡征，空肠、回肠内少气或无气，钡灌肠显示大部分结肠位于左腹部，盲肠位于左上腹或中腹即可确诊。

24. 胎粪性腹膜炎　胎儿时期肠道穿孔导致胎粪流入腹腔，引起腹膜无菌性、化学性炎症，称为胎粪性腹膜炎。临床表现因肠穿孔发生的时间不同而异，结合X线特点，通常分为3型。①肠梗阻型：出生后即可见到梗阻症状，如呕吐、拒奶、腹胀、便秘等，X线立位片可见肠曲扩大，伴有多个液平面，可见明显的钙化斑片影。②腹膜炎型：由于肠穿孔到出生时仍然开放，出生后迅速引起化脓性腹膜炎或气腹，根据气腹的类型有可分为两种，一种是游离气腹，肠穿孔为开放性，患儿一般状况差，可伴有呼吸困难和发绀，腹胀显著，腹壁发红，发亮，腹壁静脉曲张，有时腹腔积液可引流到阴囊，引起阴囊红肿。腹部叩诊呈鼓音和移动性浊音。肠鸣音减少或消失。腹部X线片可见钙化影，有时阴囊内也见钙化点。另一种是局限性气腹，肠穿孔被纤维素粘连包裹，形成假面具性囊肿，囊内含有积液和气体，假性囊肿的壁上或腹腔内其他部位可见钙化点。此型可以发展为弥漫性腹膜炎或局限性腹腔脓肿。③潜伏性肠梗阻型：出生时肠穿孔已经闭合，但腹腔内存在着肠粘连，表现为出生后反复发作的肠梗阻，腹部X线片可见钙化影。轻症经禁食、胃肠减压、灌肠等处理，可以缓解。如果已经有气腹或肠梗阻症状不能缓解，应尽早手术治疗。

25. 先天性巨结肠　是一种常见的消化道畸形，是由于结肠末端肠壁肌间神经丛发育不全，无神经节细胞，受累肠段经常处于痉挛状态而狭窄，近端结肠粪便堆积继发肠壁扩张、增厚，造成巨大结肠。本病主要症状包括胎粪排出延迟、便秘，约90%病例生后24小时内无胎便排出。逐渐加重的低位肠梗阻症状，出现呕吐，次数逐渐增多，呕吐物含胆汁或粪便样物质，腹部膨隆，皮肤发亮，静脉怒张，可见肠型及蠕动波，肠鸣音亢进。肛门指检直肠壶腹部空虚，并能感到一缩窄环，拔指后有大量粪便和气体爆破式排出，腹胀症状随之缓解。此后便秘、呕吐、腹胀反复出现。晚期可并发小肠结肠炎、肠穿孔等。X 线立位腹部检查可见肠腔普遍胀气，直肠不充气。钡灌肠是主要的诊断方法，可见到直肠、乙状结肠远端细窄，乙状结肠近端和降结肠明显扩张，蠕动减弱。24 小时后复查，结肠内常有钡剂存留。直肠测压检查显示直肠肛管抑制反射阴性。直肠活检和肌电图检查也有助于临床诊断，但在新生儿使用较少。

26. 肛门及直肠畸形　主要指肛门及直肠的闭锁或狭窄，是新生儿期发生率最高的消化道畸形。临床可分为：①肛门狭窄；②肛门闭锁；③直肠闭锁：肛门直肠闭锁者生后无胎便排出，以后逐渐出现低位肠梗阻的症状，如腹胀、呕吐、呕吐物含胆汁和粪便样物质，症状逐渐加重。大多数患儿通过仔细查体都可以发现无肛门或肛门异常，临床可疑病例可以在出生 24 小时以后，将患儿进行倒立位侧位摄片检查，可以确定闭锁的类型和闭锁位置的高低，超声检查也可以准确测出直肠盲端与肛门皮肤的距离。

五、治疗

新生儿呕吐的诊断和治疗过程是相互交叉的，其治疗原则主要包括防止并发症和病因治疗两个方面。包括防止误吸，改善喂养习惯，控制感染，手术纠正消化道畸形等。

第二节　新生儿腹泻

由于新生儿免疫系统发育不完善，肠道内缺乏分泌型 IgA，防御感染的功能低下；加之新生儿从宫内无菌环境到出生后处于各种细菌存在的环境中，故易患感染性腹泻。该病由多种细菌、病毒、真菌或寄生虫引起。感染可由母亲阴道或经被污染的乳品或食具等直接进入消化道，或经成人带菌者传染。新生儿体液量占体重的比比成人高，体液不够稳定，肾脏维持水电解质平衡功能较差，发生腹泻时易致水电解质及酸碱紊乱，造成脱水及代谢性酸中毒，严重危害新生儿的健康。新生儿腹泻常导致水电解质紊乱及酸碱平衡失调。

一、诊断要点

询问有无不洁食物的进食史，有无进食过多或饮食骤然改变史，有无受寒或过热病史，家属中（尤其是母亲）有无腹泻或病毒性感冒史，并应询问腹泻时大便性状及伴同症状。新生儿腹泻的临床表现由于病因不同，病情表现轻重程度不一。轻型的病例主要表现为腹泻，大便为黄色或绿色的水样便，有时带有黏液，大便在 10 次 / 天以下，可有轻度脱水及酸中毒，伴吃奶少、呕吐、腹胀、体重下降。重型消化道症状明显，大便 10 次 / 天以上，全身症状较重，体温升高或不升，伴有中重度脱水及严重的酸中毒。严重者出现周围循环衰竭、肠麻痹、昏迷及惊厥等严重症状。

（1）肠毒素型细菌：如产毒性大肠埃希菌（enterotoxigenic E. Coli，ETEC）、致病性大肠埃希菌（enteropathogenic E，Coli，EPEC）本身并不侵犯肠壁黏膜组织，但产生肠毒素，可激活上皮细胞中的腺苷环化酶促使 cAMP 或 cGMP 增高，从而引起钠、氯、水的分泌增加，产生腹泻，大便为绿色水样或蛋花汤样，无脓血、腥臭，易出现脱水，酸中毒。

（2）肠侵袭型细菌：如侵袭性大肠埃希杆菌（enter invasive E. Coli，EIEC）、痢疾杆菌、沙门菌、空肠弯曲菌、耶尔森菌和假单胞菌等直接侵袭结肠黏膜，导致广泛炎症而发生腹泻，大便为黏液、脓血样，水分不多，常可同时并发全身性感染，如败血症、脑膜炎、肺炎、骨髓炎等。

（3）轮状病毒所致腹泻：起病较急，有发热，多有上呼吸道症状，有呕吐，大便水样，色淡稀薄或呈米汤样，次数多，无黏液，腥臭不明显。轮状病毒肠炎发病以每年 12 月至次年 2 月为多，其中 12 月至次年 1 月最多，也有报道每年 6 ~ 8 月为轮状病毒肠炎发病的小高峰。轮状病毒肠炎患者 2 岁以下占 95%；轮状病毒分 A–G 7 个组，引起人致病者为 A 组和 B 组，其中 A 组轮状病毒主要引起婴幼儿腹泻，但各年份流行的主流基因型有所不同。轮状病毒肠炎好发季节，除应对肠炎患儿进行隔离和大便轮状病毒检测外，对呼吸系统感染并腹泻患儿也要采取上述措施，并应加强环境消毒等，杜绝轮状病毒肠炎在病区内流行。

（4）真菌性腹泻：多继发于长期应用大量抗生素后，大便呈黄色或绿色稀水便，有时呈豆腐渣样，有较多泡沫和黏液。

（5）抗生素相关性腹泻（antibiotic associated diarrhea，AAD）：近年来，由于大量广谱抗生素在儿科的应用，严重破坏了正常菌群内各种微生物之间的相互制约关系，使其失去平衡，严重影响患儿的身体健康。本病诊断标准：①入院时大便外观及常规检查正常，在使用抗生素的过程中发生腹泻；②原发病改善而腹泻无好转；③大便每日≥6次，水样便或稀便；④大便常规培养无特异致病菌生长。

（6）喂养不当及肠道外感染所致的腹泻：大多程度较轻，无明显失水及酸中毒，且有喂养不当或其他部位感染的病史。

（7）吸收不良所导致的腹泻：多为顽固性迁延性腹泻，可有电解质紊乱和生长发育迟缓。

（8）碳水化合物吸收不良：大便为泡沫样发酵酸臭的水样便，当给予不含乳糖（或其他双糖）的奶方时，症状可以缓解。

（9）牛乳蛋白过敏：主要累及小肠和（或）结肠，大便为黏液血性，隐血阳性和镜检可有白细胞；乙状结肠镜检可见黏膜极为脆弱，易出血；直肠活检可见炎性改变，有多形核粒细胞和嗜酸性粒细胞浸润。患儿除腹泻外，常有呕吐、激惹、贫血及其他过敏表现，停止牛乳后症状缓解，再次喂给牛乳，症状可重新发作。

（10）先天性失氯性腹泻：有家族史，由于大便中丢失大量水及氯、钾、钠，患儿可有水泻、腹胀及代谢性碱中毒，大便中氯排出量增多，而尿氯含量甚低是此病诊断依据。

二、治疗措施

（1）加强护理，维持营养供给。

（2）饮食：轻症患儿应喂以稀释奶液和减少喂奶次数及奶量。消化道症状较重者需先禁食8～12小时，然后喂以母乳或稀释奶方，从少量开始逐步增加浓度和奶量，切勿操之过急。

（3）注意纠正水及电解质紊乱，维持酸碱平衡：临床表现为不同的脱水与酸中毒状态。除针对不同病因进行有效的抗感染治疗外，液体治疗亦十分重要。新生儿脱水程度较难估计，尤其对早产儿，因缺乏皮下脂肪，用皮肤弹性估计脱水并不准确，故最好有连续的体重测量资料。输液内容为先盐后糖，输液速度为先快后慢，钾的补充为见尿补钾，酸中毒纠正为宁稍酸勿过碱。输液旨在矫正失水时，既不增加心脏负担，又能改善肾血流量及恢复肾功能。新生儿腹泻所致脱水，一般不采用口服补液而用静脉补液。

（4）合理选用抗生素：细菌性感染应用抗生素，应根据病原学及药敏试验结果选用抗菌药物，症状轻的可选用口服给药，如新霉素、多黏菌素B、阿莫西林等。症状重者可选用静脉给药，如头孢菌素第三代等。要避免长期用药，以免扰乱正常菌群。病毒感染不用抗生素。

（5）微生态疗法：可调节重建肠道菌生态平衡，起到生物屏障作用，并产生有机酸降低肠道pH值及氧化还原电位，抑制致病菌，常用含双歧杆菌的药物。AAD应用微生态制剂是基于抗生素应用导致正常肠道菌群失调，并且是AAD发病机制关键因素。临床研究发现微生态制剂预防新生儿AAD效果明显，安全性可能较高，有利于减少AAD的发生。

（6）肠黏膜保护剂：对病毒、细菌及其毒素有吸附作用，可加强肠黏膜屏障作用，常用药有双八面体蒙脱石，近年有报道用双八面体蒙脱石治疗病毒性腹泻效果良好。

第三节 新生儿坏死性小肠结肠炎

新生儿坏死性小肠结肠炎是由于多种引起肠黏膜损害，使之缺血、缺氧的因素，导致小肠、结肠发生弥漫性或局部坏死的一种疾病。

一、病因

本病的病因：①肠道供血不足：如新生儿窒息、肺透明膜病、脐动脉插管、红细胞增多症、低血压、休克等。②饮食因素：如高渗乳汁或高渗药物溶液可损伤肠黏膜，食物中的营养物质有利于细菌生长和碳水化合物发酵产生氢气。③细菌感染：如大肠杆菌、克雷白杆菌、绿脓杆菌、沙门氏菌、梭状芽孢杆菌等过度繁殖，侵入肠黏膜造成损伤，或引起败血症及感染中毒性休克加重肠道损伤。

二、诊断

1. 病史　常发生于生后 3 ~ 10 天。

2. 症状

（1）腹胀：常为首发症状，伴肠鸣音减弱或消失。

（2）呕吐：呕吐物带胆汁或咖啡样物。无呕吐的患儿常可自胃中抽出含胆汁或带咖啡样胃内容物。

（3）便血：轻者仅为大便潜血阳性，重者则为果酱样或鲜血便。

（4）全身症状：早期可有反应差、嗜睡、体温不稳、呼吸暂停、心动过缓等。大多数病儿病情进展快，很快出现较重的感染中毒症状，精神萎靡、体温不升、青紫或苍白、四肢凉、休克、酸中毒，甚至频繁呼吸暂停、呼吸衰竭、DIC、败血症及肠穿孔而死亡。

3. 影像诊断　X 线检查：以小肠扩张为主要表现，伴多个细小液平面，肠曲排列紊乱，肠壁间隔增宽。肠壁间积气，呈多囊状、细条状或环状透亮影。胃壁和结肠壁也可有积气。门静脉积气，自肝门向肝内呈树枝样充气影。肠穿孔时出现气腹。

三、实验室诊断

（1）血白细胞计数可正常、升高或减低。

（2）血气分析可有代谢性酸中毒。

（3）便隐血试验阳性。

（4）粪便和血培养可阳性，以杆菌多见。

四、鉴别诊断

1. 中毒性肠麻痹　当原发病为腹泻或败血症时，易将坏死性小肠结肠炎误诊为中毒性肠麻痹，但后者无便血，X 线片上无肠壁间积气等。

2. 机械性肠梗阻　X 线腹平片上液平面的跨度较大，肠壁较薄，无肠壁间隙增宽模糊，无肠壁积气，再结合临床不难区别。

3. 肠扭转　此时机械性肠梗阻症状重，呕吐频繁，腹部 X 线平片示十二指肠梗阻影像，腹部阴影密度均匀增深，并存在不规则多形气体影，无明显充气扩张的肠曲。

4. 先天性巨结肠　有腹胀，X 线片上有小肠、结肠充气影，需与早期坏死性小肠结肠炎鉴别。前者有便秘史，无血便，X 线片动态观察无肠壁积气征。

5. 新生儿出血症　生后 2 ~ 5 天出现，可以胃肠道出血为主，需鉴别。本病有生后未给予维生素 K 注射史，无腹胀，X 线片也无肠道充气和肠壁积气，维生素 K 治疗有效。

6. 自发性胃穿孔　多由于先天性胃壁肌层缺损引起，常见于胃大弯近贲门处。病儿生后 3 ~ 5 天突然进行性腹胀，伴呕吐、呼吸困难和发绀，X 线平片腹部仅见气腹，无肠壁积气或肠管胀气。

五、治疗

治疗上以禁食、维持水电解质和酸碱平衡、供给营养及对症为主。近年来由于广泛应用全静脉营养，加强支持疗法，使本病的预后大大改善。

（一）禁食

1. 禁食时间　一旦确诊应立即禁食，轻者5～10天，重者10～15天或更长。腹胀明显时给予胃肠减压。

2. 恢复进食标准　腹胀消失，大便潜血转阴，腹部X线平片正常，一般状况明显好转。如进食后患儿又出现腹胀、呕吐等症状，则需再次禁食。

3. 喂养食品　开始进食时，先试喂5%糖水3～5mL，2～3次后如无呕吐及腹胀，可改喂稀释的乳汁，从每次3～5mL开始，逐渐加量，每次增加1～2mL，以母乳最好，切忌用高渗乳汁。

（二）静脉补充液体及维持营养

禁食期间必须静脉补液，维持水电解质及酸碱平衡，供给营养。

1. 液量　根据日龄每日总液量为100～150mL/kg。

2. 热卡　病初保证每日209.2kJ/kg（50kcal/kg），以后逐渐增加至418.4～502.1kJ/kg（100～120kcal/kg）。其中40%～50%由碳水化合物提供，45%～50%由脂肪提供，10%～15%由氨基酸提供。

（三）抗感染

常用氨苄西林及阿米卡星，也可根据培养药敏选择抗生素。

（四）对症治疗

病情严重伴休克者应及时治疗，扩容除用2：1含钠液外，还可用血浆、白蛋白、10%低分子右旋糖酐。血管活性药物可选用多巴胺、酚妥拉明等，并可给氢化可的松每次10～20mg/kg，每6小时1次。缺氧时应面罩吸氧。

（五）外科治疗指征

肠穿孔、腹膜炎症状体征明显，腹壁明显红肿或经内科治疗无效者应行手术治疗。

第四节　小儿厌食症

厌食，是指小儿长时期见食不贪，食欲减退或缺乏，甚至拒食，医学上称之为“小儿厌食症”。据调查资料表明，城镇中60%的学龄前儿童均有不同程度的厌食。随着独生子女的增多，小儿厌食症有增无减。究其原因，与饮食习惯和饮食方式有密切的关系。同时，与缺少某些微量元素也有一定的关系。

一、诊断

（一）病史

喂养不当，嗜食高蛋白高糖饮食史。

（二）症状及体征

（1）不思纳食，食之无味，甚或拒食，大便正常或干结。食量明显少于同年龄正常儿童。

（2）病程持续2个月以上。

（3）体重下降不增，毛发稀黄、干枯。

（4）并发症：严重者可并发中度以上贫血、营养不良、维生素D缺乏病、智力发育障碍、机体抗病能力降低而反复感染。

（5）排除其他外感染、内伤慢性疾病。

（三）辅助检查

D-木糖吸收排泄率降低；尿淀粉酶降低；血、头发的锌、铜、铁等多种微量元素含量低。

二、治疗

（一）一般治疗

改变不规律的生活，尽可能改善或酌情改换生活环境。

（二）消化酶制剂

多酶片，每次 0.3 ~ 0.6g，3 次 /d，饭后服。含淀粉酶、胰酶、胃蛋白酶，可促进糖类的消化。

（三）锌制剂

1. 葡萄糖酸锌　儿童服用量为：3 岁以下 5 ~ 10mg，4 ~ 6 岁 10 ~ 15mg，6 岁以上 15 ~ 20mg。以上均为锌的剂量，1d 只需服 1 次，亦可以将 1d 量分 2 ~ 3 次服用。口服液：每瓶 10mL，含锌 10mg；冲剂：每袋 10g，含葡萄糖酸锌 70mg，相当于含锌 10mg。

2. 甘草锌　儿童服用量按锌元素计算，1d 每千克体重 0.5 ~ 1.5mg，相当于 80mg 规格片剂的 1/8 ~ 1/3。一般常用量为（80mg 片剂）1 ~ 2 片。

（四）维生素

复合 B 族维生素，每次 1 片，2 ~ 3 次 /d，饭后服。

第五节　功能性消化不良

功能性消化不良（functional dyspepsia，FD）是指有持续存在或反复发作的上腹痛、腹胀、早饱、嗳气、厌食、胃灼热、泛酸、恶心及呕吐等消化功能障碍症状，经各项检查排除器质性疾病的一组小儿消化内科最常见的临床综合征。功能性消化不良的患儿主诉各异，又缺乏肯定的特异病理生理基础，因此，对这一部分患者，曾有许多命名，主要有功能性消化不良、非溃疡性消化不良（non ulcer dyspepsia，NUD）、特发性消化不良（idiopathic dyspepsia）、原发性消化不良（essential dyspepsia）、胀气性消化不良（flatulent dyspepsia）以及上腹不适综合征（epigastric distress syndrome）等。目前国际上多采用前三种命名，而“功能性消化不良”尤为大多数学者所接受。

一、流行病学

FD 发病十分普遍，美国东北部郊区对 507 名社区青少年调查发现，5% ~ 10% 的受调查者具有典型的消化不良症状。西伯利亚青少年消化不良调查表明，女性患病率为 27%，男性为 16%。意大利北部校园儿童研究表明 3.5% 存在溃疡样消化不良的表现，3.7% 存在动力障碍样消化不良，但本研究中未纳入 12 岁以上的青少年，所以患病率低。一项在儿科消化专科门诊进行的研究表明，4 ~ 9 岁功能性胃肠病患儿中，13.5% 被诊断为消化不良，10 ~ 18 岁中有 10.2% 有消化不良。

在我国，此病有逐年上升的趋势，以消化不良为主诉的成人患者约占普通内科门诊的 11%、占消化专科门诊的 53%。国内儿科患者中功能性消化不良的发病率尚无规范的统计。

二、病因及发病机制

FD 的病因不明，其发病机制亦不清楚。目前认为是多种因素综合作用的结果。这些因素包括了饮食和环境、胃酸分泌、幽门螺旋杆菌感染、消化道运动功能异常、心理因素以及一些其他胃肠功能紊乱性疾病，如胃食管反流性疾病（GERD）、吞气症及肠易激综合征等。

1. 饮食与环境因素　FD 患者的症状往往与饮食有关，许多患者常常主诉一些含气饮料、咖啡、柠檬或其他水果以及油炸类食物会加重消化不良。虽然双盲法食物诱发试验对食物诱因的意义提出了质疑，但许多患儿仍在避免上述食物并平衡了膳食结构后感到症状有所减轻。

2. 胃酸　部分 FD 的患者会出现溃疡样症状，如饥饿痛，在进食后渐缓解，腹部有指点压痛，当给予制酸剂或抑酸药物症状可在短期内缓解。这些都提示这类患者的发病与胃酸有关。然而绝大多数研究证实 FD 患者基础胃酸和最大胃酸分泌量没有增加，胃酸分泌与溃疡样症状无关，症状程度与最大胃酸分泌也无相关性。所以，胃酸在功能性消化不良发病中的作用仍需进一步研究。

3. 慢性胃炎与十二指肠炎　功能性消化不良患者中大约有 30% ~ 50% 经组织学检查证实为胃窦胃炎，欧洲不少国家将慢性胃炎视为功能性消化不良，认为慢性胃炎可能通过神经及体液因素影响胃的运动功能，也有作者认为非糜烂性十二指肠炎也属于功能性消化不良。应当指出的是，功能性消化不良症状的轻重并不与胃黏膜炎症病变相互平行。

4. 幽门螺杆菌感染 幽门螺杆菌是一种革兰阴性细菌，一般定植于胃的黏液层表面。幽门螺杆菌感染与功能性消化不良关系的研究结果差异很大，有些研究认为幽门螺杆菌感染是FD的病理生理因素之一，因为在成人中，功能性消化不良患者的胃黏膜内常可发现幽门螺杆菌，检出率在40% ~ 70%之间。但大量的研究却表明：FD患者的幽门螺杆菌感染率并不高于正常健康人，阳性幽门螺杆菌和阴性幽门螺杆菌者的胃肠运动和胃排空功能无明显差异，且幽门螺杆菌阳性的FD患者经根除幽门螺杆菌治疗后其消化不良症状并不一定随之消失，进一步研究证实幽门螺杆菌特异性抗原与FD无相关性，甚至其特异血清型CagA与任何消化不良症状或任何原发性功能性上腹不适症状均无关系。目前国内学者的共识意见为幽门螺杆菌感染为慢性活动性胃炎的主要病因，有消化不良症状的幽门螺杆菌感染者可归属于FD范畴。

5. 胃肠运动功能障碍 许多的研究都认为FD其实是胃肠道功能紊乱的一种。它与其他胃肠功能紊乱性疾病有着相似的发病机制。近年来随着对胃肠功能疾病在生理学（运动 - 感觉）、基础学（脑 - 肠作用）及精神社会学等方面的进一步了解，并基于其所表现的症状及解剖位置，罗马委员会制定了新的标准，即罗马Ⅲ标准。罗马Ⅲ标准不仅包括诊断标准，亦对胃肠功能紊乱的基础生理、病理、神经支配及胃肠激素、免疫系统做了详尽的叙述，同时在治疗方面也提出了指导性意见。因此罗马Ⅲ标准是目前世界各国用于功能性胃肠疾病诊断、治疗的一个共识文件。

该标准认为：胃肠道运动在消化期与消化间期有不同的形式和特点。消化间期运动的特点则是呈现周期性移行性综合运动。空腹状态下由胃至末端回肠存在一种周期性运动形式，称为消化间期移行性综合运动（MMC）。大约在正常餐后4 ~ 6小时，这种周期性、特征性的运动起于近端胃，并缓慢传导到整个小肠。每个MMC由4个连续时相组成：Ⅰ相为运动不活跃期；Ⅱ相的特征是间断性蠕动收缩；Ⅲ相时胃发生连续性蠕动收缩，每个慢波上伴有快速发生的动作电位（峰电位），收缩环中心闭合而幽门基础压力却不高，处于开放状态，故能清除胃内残留食物；Ⅳ相是Ⅲ相结束回到Ⅰ相的恢复期。与之相对应，在Ⅲ期还伴有胃酸分泌、胰腺和胆汁分泌。在消化间期，这种特征性运动有规则的重复出现，每一周期约90分钟左右。空腹状态下，十二指肠最大收缩频率为12次/分，从十二指肠开始MMC向远端移动速度为5 ~ 10cm/min，90分钟后达末端回肠，其作用是清除肠腔内不被消化的颗粒。

消化期的运动形式比较复杂。进餐打乱了消化间期的活动，出现一种特殊的运动类型：胃窦 - 十二指肠协调收缩。胃底出现容受性舒张，远端胃出现不规则时相性收缩，持续数分钟后进入较稳定的运动模式，即3次/分的节律性蠕动性收缩，并与幽门括约肌的开放和十二指肠协调运动，推动食物进入十二指肠。此时小肠出现不规则、随机的收缩运动，并根据食物的大小和性质，使得这种运动模式可维持2.5 ~ 8小时。此后当食物从小肠排空后，又恢复消化间期模式。

在长期的对FD患者的研究中发现：约50% FD患者存在餐后胃排空延迟，可以是液体或（和）固体排空障碍。小儿FD中有61.53%胃排空迟缓。这可能是胃运动异常的综合表现，胃近端张力减低、胃窦运动减弱以及胃电紊乱等都可以影响胃排空功能。胃内压力测定发现，25%功能性消化不良胃窦运动功能减弱，尤其餐后明显低于健康人，甚至胃窦无收缩。儿童中，FD患儿胃窦收缩幅度明显低于健康儿。胃容量 - 压力关系曲线和电子恒压器检查发现患者胃近端容纳舒张功能受损，胃顺应性降低，近端胃壁张力下降。

部分FD患者有小肠运动障碍，以近端小肠为主，胃窦 - 十二指肠测压发现胃窦 - 十二指肠运动不协调，主要是十二指肠运动紊乱，约有1/3的FD存在肠易激综合征。

6. 内脏感觉异常 许多功能性消化不良的患者对生理或轻微有害刺激的感受异常或过于敏感。一些患者对灌注酸和盐水的敏感性提高；一些患者即使在使用了H_2受体拮抗剂阻断酸分泌的情况下，静脉注射五肽胃泌素仍会发生疼痛。一些研究报道，球囊在近端胃膨胀时，功能性消化不良患者的疼痛往往会加重，他们疼痛发作时球囊膨胀的水平显著低于对照组。因此，内脏感觉的异常在功能性消化不良中可能起到了一定作用。但这种感觉异常的基础尚不清楚，初步研究证实功能性消化不良患者存在两种内脏传入功能障碍，一种是不被察觉的反射传入信号，另一种为感知信号。两种异常可单独存在，也可以同时出现于同一患者。当胃肠道机械感受器感受扩张刺激后，受试者会因扩张容量的逐渐增加而产生感知、不适及疼痛，从而获得不同状态的扩张容量，功能性消化不良患者感知阈明显低于正常人，表明患者感觉过敏。

7. 心理－社会因素　心理学因素是否与功能性消化不良的发病有关一直存在着争议。国内有学者曾对186名FD患者的年龄、性别、生活习惯以及文化程度等进行了解，并做了焦虑及抑郁程度的评定，结果发现FD患者以年龄偏大的女性多见，它的发生与焦虑及抑郁有较明显的关系。但目前尚无确切的证据表明功能性消化不良症状与精神异常或慢性应激有关。功能性消化不良患者重大生活应激事件的数量也不一定高于其他人群，但很可能这些患者对应激的感受程度要更高。所以作为医生，要了解患者的疾病就需要了解患者的性格特征及生活习惯等，这可能对治疗非常重要。

8. 其他胃肠功能紊乱性疾病

（1）胃食管反流性疾病（GERD）：胃灼热和反流是胃食管反流的特异性症状，但是许多GERD患者并无此明显症状，有些患者主诉既有胃灼热又有消化不良。目前有许多学者已接受了以下看法：有少数GERD患者并无食管炎，许多GERD患者具有复杂的消化不良病史，而不仅是单纯胃灼热与酸反流症状。用食管24小时pH监测研究发现：约有20%的功能性消化不良患者和反流性疾病有关。最近Sandlu等报告，20例小儿厌食中，12例（60%）有胃食管反流。因此，有充分的理由认为胃食管反流性疾病和某些功能性消化不良的病例有关。

（2）吞气症：许多患者常下意识地吞入过量的空气，导致腹胀、饱胀和嗳气，这种情况也常继发于应激或焦虑。对于此类患者，治疗中进行适当的行为调适往往非常有效。

（3）肠易激综合征（IBS）：功能性消化不良与其他胃肠道紊乱之间常常有许多重叠。约有1/3的IBS患者有消化不良症状；功能性消化不良患者中有IBS症状的比例也近似。

三、临床表现及分型

临床症状主要包括上腹痛、腹胀、早饱、嗳气、厌食、胃灼热、泛酸、恶心和呕吐。病程多在2年内，症状可反复发作，也可在相当一段时间内无症状。可以某一症状为主，也可有多个症状的叠加。多数难以明确引起或加重病情的诱因。

1989年，美国芝加哥FD专题会议将功能性消化不良分为5个亚型：反流样消化不良（reflux-like dyspepsia）、运动障碍样消化不良（dysmotility like dyspepsia）、溃疡样消化不良（ulcer-like dyspepsia）、吞气症（aerophagia）及特发性消化不良（idiopathic dyspepsia）。目前采用较多的是4型分类：①运动障碍样型；②反流样型；③溃疡样型；④非特异型。

1. 运动障碍样型消化不良　此型患者的表现以腹胀、早饱及嗳气为主。症状多在进食后加重。过饱时会出现腹痛、恶心，甚至呕吐。动力学检查约50%～60%患者存在胃近端和远端收缩和舒张障碍。

2. 反流样型消化不良　突出的表现是胸骨后痛，胃灼热，反流。内镜检查未发现食管炎，但24小时pH监测可发现部分患者有胃食管酸反流。对于无酸反流者出现此类症状，认为与食管对酸敏感性增加有关。

3. 溃疡样型消化不良　主要表现与十二指肠溃疡特点相同，夜间痛，饥饿痛，进食或服抗酸剂能缓解，可伴有反酸，少数患者伴胃灼热，症状呈慢性周期性。内镜检查未发现溃疡和糜烂性炎症。

4. 非特异型消化不良　消化不良表现不能归入上述类型者。常并发肠易激综合征。但是，2006年颁布的罗马Ⅲ标准对FD的诊断更加明确及细化：指经排除器质性疾病、反复发生上腹痛、烧灼感、餐后饱胀或早饱半年以上且近3个月有症状，成人根据主要症状的不同还将FD分为餐后不适综合征（postprandial distress syndrome，PDS，表现为餐后饱胀或早饱）和腹痛综合征（epigastric pain syndrome，EPS，表现为上腹痛或烧灼感）两个亚型。

四、诊断及鉴别诊断

（一）诊断

对于功能性消化不良的诊断，首先应排除器质性消化不良。除了仔细询问病史及全面体检，应进行以下的器械及实验室检查：①血常规；②粪隐血试验；③上消化道内镜；④肝胆胰超声；⑤肝肾功能；⑥血糖；⑦甲状腺功能；⑧胸部 X 检查。其中①～④为第一线检查，⑤～⑨为可选择性检查，多数根据第一线检查即可基本确定功能性消化不良的诊断。此外，近年来开展的胃食管 24 小时 pH 监测、超声或放射性核素胃排空检查以及胃肠道压力测定等多种胃肠道动力检查手段，在 FD 的诊断与鉴别诊断上也起到了十分重要的作用。许多原因不明的腹痛、恶心及呕吐患者往往经胃肠道压力检查找到了病因，这些检查也逐渐开始应用于儿科患者。

（二）功能性消化不良通用的诊断标准

（1）慢性上腹痛、腹胀、早饱、嗳气、泛酸、胃灼热、恶心、呕吐、喂养困难等上消化道症状，持续至少 4 周。

（2）内镜检查未发现胃及十二指肠溃疡、糜烂和肿瘤等器质性病变，未发现食管炎，也无上述疾病史。

（3）实验室、B 超及 X 线检查排除肝、胆、胰疾病。

（4）无糖尿病、结缔组织病、肾脏疾病及精神病史。

（5）无腹部手术史。

（三）儿童功能性消化不良的罗马Ⅲ诊断标准

必须包括以下所有项：

（1）持续或反复发作的上腹部（脐上）疼痛或不适。

（2）排便后不能缓解，或症状发作与排便频率或粪便性状的改变无关（即除外肠易激综合征）。

（3）无炎症性、解剖学、代谢性或肿瘤性疾病的证据可以解释患儿的症状。

诊断前至少 2 个月内，症状出现至少每周 1 次，符合上述标准。

（四）鉴别诊断

1. 胃食管反流　胃食管反流性疾病功能性消化不良中的反流亚型与其鉴别困难。胃食管反流性疾病具有典型或不典型反流症状，内镜证实有不同程度的食管炎症改变，24 小时食管 pH 监测有酸反应，无内镜下食管炎表现的患者属于反流样消化不良或胃食管反流性疾病不易确定，但两者在治疗上是相同的。

2. 具有溃疡样症状的器质性消化不良　包括：十二指肠溃疡、十二指肠炎、幽门管溃疡、幽门前区溃疡、糜烂性胃窦炎。在诊断功能性消化不良溃疡亚型前，必须进行内镜检查以排除以上器质性病变。

3. 胃轻瘫　许多全身性的或消化道疾病均可引起胃排空功能的障碍，造成胃轻瘫。较常见的原因有糖尿病、尿毒症及结缔组织病。在诊断功能性消化不良运动障碍亚型时，应仔细排除其他原因所致的胃轻瘫。

4. 慢性难治性腹痛（CIPA）　CIPA 患者 700 为女性，多有身体或心理创伤史。患者常常主诉有长期腹痛（超过 6 个月），且腹痛弥漫，多伴有腹部以外的症状。大多数患者经过广泛的检查而结果均为阴性。这类患者多数有严重的潜在的心理疾患，包括抑郁、焦虑和躯体形态的紊乱。他们常坚持自己有严重的疾病并要求进一步检查。对这类患者应提供多种方式的心理、行为和药物联合治疗。

五、预防

并非所有的功能性消化不良的患儿均需接受药物治疗。有些患儿根据医生诊断得知无病及检查结果亦属正常后，可通过改变生活方式与调整食物种类来预防。如建立良好的生活习惯，避免心理紧张因素和刺激性食物，避免服用非甾体类消炎药。对于无法停药者应同时应用胃黏膜保护剂或 H_2 受体拮抗剂。

六、治疗

（一）一般治疗

一般说来，治疗中最重要的是在医生和患者之间建立一种牢固的治疗关系。医生应通过详细询问病史和全面细致的体格检查取得患者的信赖。经过初步检查之后，应与患者讨论鉴别诊断，包括功能性消化不良的可能。应向患者推荐合理的诊断和检查步骤，并向患者解释他们所关心的问题。经过诊断性检查之后，应告诉患者功能性消化不良的诊断，同时向他们进行宣教、消除疑虑，抑制“过分检查”的趋势，将重点从寻找症状的原因转移到帮助患者克服这些症状。

医生应该探究患者的生活应激情况，包括患者与家庭、学校、人际关系及生活环境有关的事物。改变他们的生活环境是不太可能的，应指导患者减轻应激反应的措施，如体育锻炼和良好的饮食睡眠习惯。

还应了解患者近期的饮食或用药的改变。要仔细了解可能使患者症状加重的食物和药物，并停止使用。

（二）药物治疗

对于功能性消化不良，药物治疗的效果不太令人满意。目前为止没有任何一种特效的药物可以使症状完全缓解。而且，症状的改善也可能与自然病程中症状的时轻时重有关，或者是安慰剂的作用。所以治疗的重点应放在生活习惯的改变和采取积极的克服策略上，而非一味地依赖于药物。在症状加重时，药物治疗可能会有帮助，但应尽量减少用量，只有在有明确益处时才可长期使用。

下面介绍一下治疗功能性消化不良的常用药物。

1. 抗酸剂和抑酸剂

（1）抗酸剂：在消化不良的治疗用药中，抗酸剂是应用最广泛的一种。在西方国家这是一种非处方药，部分患者服用抗酸剂后症状缓解，但也有报告抗酸剂与安慰剂在治疗功能性消化不良方面疗效相近。

抗酸剂（碳酸氢钠、氢氧化铝、氧化镁、三硅酸镁）：在我国常用的有碳酸钙口服液、复方氢氧化铝片及胃达。这类药物对于缓解饥饿痛、反酸及胃灼热等症状有较明显效果。但药物作用时间短，须多次服用，而长期服用易引起不良反应。

（2）抑酸剂：抑酸剂主要指 H_2 受体拮抗剂和质子泵抑制剂。

H_2 受体拮抗剂治疗功能性消化不良的报道很多，药物的疗效在统计学上显著优于安慰剂。主要有西咪替丁、雷尼替丁及法莫替丁等。它们抑制胃酸的分泌，无论对溃疡亚型和反流亚型都有明显的效果。

质子泵抑制剂奥美拉唑，可抑制壁细胞 H^+-K^+-ATP 酶，抑制酸分泌作用强，持续时间长，适用于 H_2 受体拮抗剂治疗无效的患者。

2. 促动力药物　根据有对照组的临床验证，现已肯定甲氧氯普胺（胃复安）、多潘立酮（吗丁啉）及西沙比利对消除功能性消化不良诸症状确有疗效。儿科多潘立酮应用较多。

（1）甲氧氯普胺：有抗中枢和外周多巴胺作用，同时兴奋 5-HT_4 受体，促进内源性乙酰胆碱释放，增加胃窦 - 十二指肠协调运动，促进胃排空。儿童剂量每次 0.2mg/kg，3 ~ 4 次 / 日，餐前 15 ~ 20 分钟服用。因不良反应较多，故临床应用逐渐减少。

（2）多潘立酮：为外周多巴胺受体阻抗剂，可促进固体和液体胃排空，抑制胃容纳舒张，协调胃窦 - 十二指肠运动，松弛幽门，从而缓解消化不良症状。儿童剂量每次 0.3mg/kg，3 ~ 4 次 / 日，餐前 15 ~ 30 分钟服用。1 岁以下儿童由于血脑屏障功能发育尚未完全，故不宜服用。

（3）西沙比利：通过促进胃肠道肌层神经丛副交感神经节后纤维末梢乙酰胆碱的释放，增强食管下端括约肌张力，加强食管、胃、小肠和结肠的推进性运动。对胃的作用主要有增加胃窦收缩，改善胃窦 - 十二指肠协调运动。降低幽门时相性收缩频率，使胃电活动趋于正常，从而加速胃排空。儿童剂量每次 0.2mg/kg，3 ~ 4 次 / 日，餐前 15 ~ 30 分钟服用。临床研究发现该药能明显改善消化不良症状，但因心脏的不良反应，故应用受到限制。

（4）红霉素：虽为抗生素，也是胃动素激动剂，可增加胃近端和远端收缩活力，促进胃推进性蠕动，加速空腹和餐后胃排空，可用于 FD 小儿。

3. 胃黏膜保护剂 这类药物主要有硫糖铝、米索前列醇、恩前列素及蒙脱石散等。临床上这类药物的应用主要是由于功能性消化不良的发病可能与慢性胃炎有关，患者可能存在胃黏膜屏障功能的减弱。

4. 5-HT_3受体拮抗剂和阿片类受体激动剂这两类药物促进胃排空的作用很弱，用于治疗功能性消化不良患者的原理是调节内脏感觉阈。但此类药在儿科中尚无用药经验。

5. 抗焦虑药 国内有人使用小剂量多塞平和多潘立酮结合心理疏导治疗功能性消化不良患者，发现对上腹痛及嗳气等症状有明显的缓解作用，较之不使用多塞平的患者有明显提高。因此，在对FD的治疗中，利用药物对心理障碍进行治疗有一定的临床意义。

第六章

泌尿系统疾病

第一节　急性肾小球肾炎

急性肾小球肾炎（acute glomerulonephritis，AGN）简称急性肾炎，广义上包括了一组以急性起病，表现为血尿和（或）蛋白尿、高血压、水肿，并常伴有少尿为特点的肾小球疾病，所以，又称之为急性肾炎综合征。在儿童时期绝大多数属急性链球菌感染后肾小球肾炎（acute post streptococcal glomerulonephritis，APSGN）。

本病为儿科最常见的肾小球疾病，居我国儿童泌尿系统疾病住院患儿的首位。但近年国内外流行病学资料均呈现发病率有下降的趋势，北美、西欧等地报道1979—1988年内较1961—1970年减少2/3，我国亦呈类似改变，1982年6 947例泌尿系住院患儿中本病占53.7%，1992年则占11 531例泌尿系住院患儿的37.1%。

一、病因

概括而言可分为感染性和非感染性两大类。

（一）感染性

1. 急性链球菌感染后肾小球肾炎　本病是由A族β溶血性链球菌感染后引起的免疫性肾小球肾炎。链球菌中仅部分“致肾炎菌株”感染后引发肾炎，继发于呼吸道、咽部感染者常由2、49、50、55、60型引起，继发于皮肤感染者常由1、3、4、12、25、49型引起。

2. 非链球菌感染后肾小球肾炎

（1）细菌性感染：葡萄球菌、肺炎球菌、感染性心内膜炎、伤寒等。

（2）病毒感染：乙型肝炎、巨细胞病毒、水痘、EB病毒等。

（3）其他：梅毒、毒浆病、疟疾等。

（二）非感染性

1. 多系统疾病　系统性红斑狼疮、过敏性紫癜、血管炎、肺出血肾炎综合征等。

2. 原发性肾小球疾病　IgA肾病、系膜增生性肾炎、膜增生性肾炎等。

二、发病机制

有关急性链球菌感染后肾小球肾炎的发病机制，目前认为所有链球菌致肾炎菌株均有共同的致肾炎抗原性，机体对链球菌的某些抗原成分（包括菌壁上的M蛋白内链球菌素和“肾炎菌株协同蛋白”）产生抗体，抗原抗体复合物引起肾小球毛细血管炎症病变，包括循环免疫复合物和原位免疫复合物形成学说。此外，某些链球菌株可通过神经氨酸苷酶的作用或其产物，如某些菌株产生的唾液酸酶，与机体的免疫球蛋白结合，改变其免疫原性，产生自身抗体和免疫复合物而致病。另有人认为链球菌抗原与肾小球基膜糖蛋白间具有交叉抗原性，可使少数病例呈现抗肾抗体型肾炎。

三、病理

在疾病早期，肾病变典型，呈毛细血管内增生性肾小球肾炎改变。光镜下肾小球表现为程度不等的弥漫性增生性炎症及渗出性病变。部分患者中可见到新月体。肾小管病变较轻，呈上皮细胞变性，间质水肿及炎症细胞浸润。电镜检查可见电子致密物在上皮细胞下沉积，呈散在的圆顶状驼峰样分布。免疫荧光检查在急性期可见 IgG、C_3 于肾小球基膜及系膜区颗粒状沉积，有时还伴有 IgM、IgA 沉积，此多见于重度蛋白尿者。

四、临床表现

90% 病例有链球菌的前驱感染，以呼吸道及皮肤感染为主。在前驱感染后经 1 ~ 3 周无症状的间歇期而急性起病。咽炎为诱因者，病前 6 ~ 12d（平均 10d）多有发热、颈淋巴结大及咽部渗出。皮肤感染见于病前 14 ~ 28d（平均 20d）。

（一）典型表现

急性期常有全身不适、乏力、食欲缺乏、发热、头痛、头晕、咳嗽、气急、恶心、呕吐、腹痛及鼻出血等。50% ~ 70% 患儿为肉眼血尿，持续 1 ~ 2 周即转镜下血尿，肉眼血尿严重者可伴有排尿困难。蛋白尿程度不等，约 20% 达肾病水平。70% 患儿有非凹陷性水肿，通常累及眼睑、颜面，偶及全身。30% ~ 80% 有血压升高，主因水钠潴留、血容量过大所致。通常尿量减少，但真正达少尿者不多。大部分患儿 2 ~ 4 周利尿消肿，血压也恢复正常。轻症临床表现不明显，仅表现为镜下血尿，重症则可呈急进性肾炎经过，短期内出现肾功能不全。

（二）非典型表现

1. 亚临床病例　既无临床表现的病例，多见于致肾炎链球菌菌株感染患儿的密切接触者，对流行病学有意义。患儿临床无症状，但呈现血补体下降或轻度尿改变或二者兼具。肾活检有轻度局灶增生病变或弥漫性典型病变。

2. 肾外症状性急性肾炎　易于误诊，临床有水肿、高血压，甚至有严重循环充血及高血压脑病，但尿改变轻微或尿常规检查正常，有链球菌前驱感染和血中补体于 6 ~ 8 周内呈典型的下降继而恢复的过程。

3. 尿中蛋白排出明显　少数病儿以急性肾炎起病，但水肿和蛋白尿突出，伴轻度高胆固醇血症和低白蛋白血症，临床表现似肾病综合征，占儿童肾炎的 5%，其恢复过程也较典型表现者迟缓，少数进入慢性肾炎过程。

（三）急性期并发症

1. 严重循环充血　常发生在起病 1 周内，由于水、钠潴留，血浆容量增加而出现循环充血。当肾炎患儿出现呼吸急促和肺部出现湿啰音时，应警惕循环充血的可能性，严重者可出现呼吸困难、端坐呼吸、颈静脉怒张、频咳、吐粉红色泡沫痰、两肺满布湿啰音、心脏扩大、甚至出现奔马律、肝大而硬、水肿加剧。此与经典的因心肌泵功能减退的充血性心力衰竭不同。

2. 高血压脑病　此指由于血压急剧增高时伴发神经系统症状而言。常发生在疾病早期，血压突然上升之后，血压往往在 150 ~ 160/100 ~ 110mmHg。年长患儿会主诉剧烈头痛、呕吐、复视或一过性失明，严重者突然出现惊厥、昏迷。

3. 急性肾功能不全　急性肾炎早期相当一部分患儿有不同程度的尿量减少及氮质血症，但真正发生急性肾衰竭者仅为少数。常发生于疾病初期，出现尿少、严重氮质血症、电解质紊乱（高钾、高磷、低钠、低钙血症）、水潴留、代谢性酸中毒等症状，一般持续 3 ~ 5d，不超过 10d。

五、实验室检查

1. 尿液检查　血尿见于所有的患儿，早期多为肉眼血尿，后转为镜下血尿。60% ~ 85% 的患儿尿中可检出红细胞管型，其他尚可有透明或颗粒管型。疾病早期可见较多的白细胞和上皮细胞，并非感染，一般于数日内消失。尿蛋白可为 + ~ +++，且与血尿的程度相平行，仅少数达肾病水平，蛋白尿一般属非选择性者。

2. 血常规检查 外周血白细胞一般轻度升高或正常，此与原发感染灶是否存在有关。轻度贫血常见，此与血容量增大血液稀释有关。血沉大多加快。

3. 血生化及肾功能 肾小球滤过率降低，但一般不低于 50%。部分患儿有短暂的血尿素氮、肌酐升高。尿浓缩功能完好，可有轻度的高氯酸血症和轻度的高血钾，因血液稀释可有低钠血症。

4. 链球菌感染的细菌免疫学检查 患儿肾炎起病时，前驱的链球菌感染多已经过抗菌治疗，故病灶处细菌培养阳性率不高。在链球菌感染后机体对菌体的抗原物质常产生抗体反应，咽炎病例抗链球菌溶血素 O（ASO）往往增加，10 ~ 14d 开始升高，3 ~ 5 周达高峰，3 ~ 6 个月恢复正常。另外咽炎后 APSGN 者抗双磷酸吡啶核苷酸酶（ADPNase）滴度升高。皮肤感染后 APSGN 者 ASO 升高者不多，抗链球菌 DNA 酶（ADNAse-1）和抗透明质酸酶（AHase）滴度升高。上述血清学检查在急性期经有效抗感染治疗后阳性率低。

5. 血补体测定 90% 以上的患儿病程早期血中总补体和血清 C_3 显著下降，94% 的病例至第 8 周恢复正常，补体下降程度虽与疾病严重性及预后无关，但持续低下 6 ~ 8 周尚不恢复常提示为非链球菌感染后肾小球疾患，应注意查找导致补体低下的病因。

六、诊断及鉴别诊断

典型病例往往起病 1 ~ 3 周前有链球菌感染史，出现血尿、水肿、血压高，尿液检查有肾小球源性血尿，不同程度的蛋白尿，血清有链球菌感染的免疫学改变及动态的血补体变化（早期下降，6 ~ 8 周恢复）即可诊断为急性链球菌感染后肾炎。

应与下列情况鉴别：

（1）注意肾炎的不典型表现，避免漏诊或误诊，尤其注意以循环充血、高血压脑病为首发症状或突出表现者应及时尿检以免误诊。

（2）急性链球菌感染后肾炎注意和非链球菌感染后肾炎相鉴别。

（3）与以急性肾炎综合征为表现的其他原发性肾小球疾病或全身性疾病相鉴别，前者如 IgA 肾病、膜增生性肾炎等，后者如狼疮性肾炎、过敏性紫癜性肾炎、血管炎等。

（4）与慢性肾炎病程中因某些诱因（如感染）呈急性发作者相鉴别。

（5）本病中尿蛋白显著者常需与肾病综合征鉴别。

一般情况下急性链球菌感染后肾炎不需行肾活检，下列情况可视为肾活检指征：①不典型表现：如严重蛋白尿、显著氮质血症、少尿持续存在但无链球菌感染证据；②显著血压增高：肉眼血尿持续 2 ~ 3 周以上或持续蛋白尿伴或不伴血尿持续 6 个月以上；③持续低补体血症。

七、治疗

本病主要为对症治疗，治疗原则为纠正病理生理变化及生化异常，防治急性期并发症，保护肾功能，以利其恢复。

1. 一般治疗 急性期需卧床 2 ~ 3 周，直到肉眼血尿消失，水肿减退，血压正常。对有水肿高血压者应限盐及水，有氮质血症者应限蛋白。

2. 抗感染治疗 有感染灶时用青霉素 10 ~ 14d。

3. 对症治疗

（1）利尿：经控制水盐入量仍水肿、高血压、少尿者可予利尿药。一般口服氢氯噻嗪，无效时需用呋塞米口服或注射，呋塞米静脉注射剂量过大时可有一过性耳聋。

（2）降压：凡经休息，控制水盐摄入、利尿而血压仍高者均应给予降压药。常选硝苯地平，在成年人中此药有增加心肌梗死发生率和死亡率的危险，一般不单独使用。还可选用血管紧张素转化酶抑制药（如卡托普利），与硝苯地平交替使用降压效果更佳，但肾功能下降者慎用。

4. 严重循环充血的治疗　纠正水钠潴留，恢复正常血容量，可使用呋塞米注射。表现有肺水肿者除一般对症治疗外可加用硝普钠。对难治病例可采用腹膜透析或血液滤过治疗。

5. 高血压脑病的治疗　原则为选用降压效力强而迅速的药物。首选硝普钠，有惊厥者应及时止痉，对有脑水肿者需脱水、供氧。

八、预后

急性肾炎的预后与病因有关。病毒所致者预后良好，多数随感染痊愈而愈；95% 急性链球菌感染后肾炎的患儿预后良好，可完全康复，及时控制严重症状可显著降低急性期死亡率。

第二节　急进性肾小球肾炎

急进性肾小球肾炎（rapidly progressive glomerulonephritis，RPGN）简称急进性肾炎，是一组以少尿、血尿、蛋白尿、水肿和高血压等急性肾炎综合征为临床表现，肾功能急剧恶化，多早期出现少尿性急性肾衰竭的临床综合征。病理特点为肾小球囊腔内广泛新月体形成，故又称为新月体肾炎。

一、病因及发病机制

本病是多种原因所致的一组疾病，包括：①原发性急进性肾小球肾炎；②继发于某些原发性肾小球疾病，如链球菌感染后肾炎、膜增生性肾炎、膜性肾病、IgA 肾病等；③继发于全身性疾病，如系统性红斑狼疮、过敏性紫癜、坏死性肉芽肿等；④继发于感染性疾病，如败血症、感染性心内膜炎等；⑤继发于某些药物或毒物，如利福平、别嘌醇、肼屈嗪、D- 青霉胺等。

根据免疫病理可以分为 3 型：①Ⅰ型为抗肾小球基底膜抗体型：是由于抗肾小球基底膜抗体与肾小球基底膜（GBM）抗原相结合激活补体而致病。②Ⅱ型为免疫复合物型：是因肾小球内循环免疫复合物的沉积或原位免疫复合物的形成，激活补体所致。③Ⅲ型为非免疫复合物型：肾小球内无免疫复合物沉积或呈不规则的局灶性沉积，血中常有抗中性粒细胞质抗体（ANCA）。

二、病理

肾体积常较正常增大，典型病理改变为新月体肾炎。

1. 光镜　为弥漫性病变，50% 以上的肾小球内有占肾小球囊腔 50% 以上面积的大新月体形成。

2. 免疫荧光　Ⅰ型可见 IgG、C_3 沿肾小球基膜内侧呈线状沉积；Ⅱ型 IgG、C_3 在肾小球基底膜及系膜区呈颗粒状沉积；Ⅲ型无或仅有微量免疫沉积。

3. 电镜　Ⅱ型电子致密物在系膜区或内皮下沉积，Ⅰ型和Ⅲ型无电子致密物。

三、临床表现

本病常见于较大儿童及青春期，年龄最小者 5 岁，男多于女。病前 2 ~ 3 周内可有疲乏、无力、发热、关节痛等症状。约 50% 的患者可有上呼吸道感染前驱史。

起病多与急性肾小球肾炎相似（起病急，血尿、蛋白尿、尿少、水肿、高血压），多早期出现少尿（即尿量 < 400mL/d）或无尿（即尿量 <50mL/d），进行性肾功能减退并发展成为尿毒症，为其临床特点。患者常伴有贫血，少数可具备肾病综合征特征。

继发性者除上述表现外，还有其原发病的相应表现。

四、实验室检查

1. 尿常规　除不同程度的蛋白尿外，血尿持续是本病重要特点，肉眼血尿较常见。尿沉渣可见红细胞、白细胞、玻璃样管型及颗粒管型。

2. 血常规　常见明显贫血，属正色素性、正细胞性贫血。

3. 肾功能　发病后数日即可发现血尿素氮、血肌酐进行性上升。

4. 免疫学检查　主要有抗 GBM 抗体阳性（Ⅰ型），ANCA 阳性（Ⅲ型）。Ⅱ型患者血循环免疫复合物及冷球蛋白可阳性，并可伴有补体 C_3 的降低。

5. B 超　显示双肾增大，呈弥漫性肾实质病变，皮髓质界限不清。

6. 肾活检　有利于确立诊断、制定治疗方案及评估预后等。如情况允许，应尽早进行。但在本症做肾活检风险较大，应严格选择适应证。

五、诊断与鉴别诊断

1. 诊断　凡急性肾炎综合征伴肾功能急剧恶化，无论是否已达到少尿性急性肾衰竭，均应疑及本病并及时行肾活检。若病理显示 50% 以上肾小球有新月体形成，并依据临床和实验室检查除外系统性疾病，诊断即可成立。

2. 鉴别诊断　①急性链球菌感染后肾炎：本病多数有链球菌前驱感染史，少尿和肾功能损害持续时间短，肾功能一般在病程 2 ~ 3 周后有望恢复，预后良好，肾活检或动态病程观察有助于两者鉴别。②溶血性尿毒症综合征：多见于婴幼儿，贫血多较严重，为微血管溶血性贫血。血小板及凝血因子减少，出血倾向明显，有助于鉴别。③继发于全身性疾病：如系统性红斑狼疮、过敏性紫癜等。④注意是否在原有肾小球疾病基础上又发生新月体病变，导致病情急剧恶化，如 IgA 肾病、膜增生性肾炎。⑤尽可能区分原发 RPGN 的 3 种类型，因其预后和治疗有所差别。

六、治疗

1. 一般治疗　对肾衰竭及其并发症的治疗，其处理同一般肾衰竭。

2. 肾上腺皮质激素　目前首选大剂量激素冲击疗法：甲泼尼龙 15 ~ 30mg/kg（最大 1 次量 1g）溶于 5% 葡萄糖溶液 100 ~ 200mL 中静脉滴注，每天或隔天 1 次，3 次为 1 个疗程，必要时间隔 3 ~ 5d 可进行下 1 个疗程，一般不超过 3 个疗程，冲击期间注意监测血压。继以口服泼尼松 1mg/（kg·d），至少 4 周，然后逐步减量维持。

3. 细胞毒药物　常与激素同时使用，可用环磷酰胺或硫唑嘌呤。环磷酰胺 0.2g，加入生理盐水 20mL，近年有报道，甲泼尼龙冲击加用环磷酰胺冲击疗法，每月 1 次，每次 0.5 ~ 1g，连用 6 个月，环磷酰胺配合甲泼尼龙冲击治疗取得疗效者。

4. 抗凝疗法　在人类疗效尚有争议。在抗凝同时，可加用抗血小板聚集药如双嘧达莫，并与泼尼松、免疫抑制药联用，称四联疗法，有一定疗效。肝素用量，每次 100 ~ 150U/kg，每 4 ~ 6h 1 次静脉滴注，疗程 5 ~ 10d。如病情好转可改用皮下注射或华法林口服，持续较长时间。双嘧达莫 5 ~ 10mg/（kg·d），分 3 次口服或静脉滴注。

5. 血浆置换疗法　可有效清除血浆中免疫复合物及抗肾抗体，阻止和减少免疫反应。早期应用可使病情缓解。该疗法需配合糖皮质激素及细胞毒药物，以防止在机体大量丢失免疫球蛋白后大量合成造成反跳。

6. 透析疗法　本病临床突出表现为进行性肾衰竭，故主张早期进行透析治疗。透析指征同一般急性肾衰竭。通常可先做腹膜透析，不满意时考虑血液透析。

7. 肾移植　肾功能不恢复者待病情稳定后可行肾移植，须等待至血中抗肾抗体阴转后才能进行。

七、预后

本症预后严重，如未能及时有效治疗，几乎均于数周至半年内进展至不可逆肾衰竭。影响预后的主要因素有以下几种。①病因：继发于链球菌感染者预后较好；②治疗是否及时：临床有少尿、肾功能差需行透析者，病理上显示广泛不可逆病变（纤维性新月体、肾小球硬化或间质纤维化），预后差；③免疫病理类型：Ⅲ型较好，Ⅰ型差，Ⅱ型居中。

第三节　原发性肾病综合征

肾病综合征（nephrotic syndrome，NS）是一组由多种原因引起的肾小球滤过膜通透性增加，导致血浆内大量蛋白质从尿中丢失的临床综合征。临床有以下 4 大特点：①大量蛋白尿；②低清蛋白血症；③高脂血症；④明显水肿。以上第①、②两项为必备条件。

肾病综合征在儿童肾病中的发病率仅次于急性肾炎。1982 年我国的调查结果显示，肾病综合征占同期住院泌尿系疾病患儿的 21%。男女比例为（1.5 ~ 3.7）：1。发病年龄多为学龄前儿童，3 ~ 5 岁为发病高峰，单纯型发病偏早，肾炎型偏迟。按病因可分为原发性、继发性和先天性 3 种类型。本节主要叙述原发性肾病综合征（primary nephrotic syndrome，PNS）。

一、病因及发病机制

原发性肾病综合征约占儿童时期肾病综合征总数的 90%，目前病因尚未明确。微小病变者主要是滤过膜电荷屏障的丧失，致分子量较小、带负电荷的清蛋白自尿中丢失，表现为高选择性蛋白尿，可能与 T 细胞功能紊乱有关。非微小病变者可能还有滤过膜结构屏障的改变，在非微小病变者的肾组织内常可检出免疫球蛋白和（或）补体成分的沉着，故提示有免疫复合物，局部免疫病理过程而损伤滤过膜的结构屏障而引发蛋白漏出。

近年发现肾病综合征的发病具有遗传基础。国内报道，糖皮质激素敏感患儿 HLA-DR7 抗原频率高达 38%，频复发患儿则与 HLA-DR9 相关。另外还有家族性表现，且绝大多数是同胞患病。在流行病学调查发现，黑人症状表现重，对糖皮质激素反应差，提示发病与人种及环境有关。

自 1998 年以来，对足细胞及裂孔隔膜的认识从超微结构跃升到细胞分子水平提示“足细胞分子”nephrin、CD2AP、podocin actinin-4 等是肾病综合征发生蛋白尿的关键分子。

二、病理生理

1. 大量蛋白尿　此为本病最基本的病理生理改变，是导致本病其他三大临床特点的基本原因，也是诊断本病的必需条件。当肾小球滤过膜受免疫或其他病因损伤后，其电荷屏障和（或）结构屏障减弱，血浆蛋白漏入尿中，蛋白尿的直接后果是低清蛋白血症。此外其他蛋白的丢失也可造成相应的后果。患儿体液免疫功能降低与血清 IgG 和补体系统 B、D 因子从尿中大量丢失有关，也与 T 淋巴细胞抑制 B 淋巴细胞 IgG 合成转换有关。抗凝血酶Ⅲ丢失，而Ⅳ、Ⅴ、Ⅶ因子和纤维蛋白原增多，使患儿处于高凝状态。由于钙结合蛋白降低，血清结合钙可以降低；当 25-（OH）D_3 结合蛋白同时丢失时，使游离钙也降低。另一些结合蛋白降低，可使结合型甲状腺素（T_3、T_4）、血清铁、锌和铜等微量元素降低；转铁蛋白减少则可发生低色素小细胞性贫血。

2. 低蛋白血症　血浆蛋白由尿中大量丢失和从肾小球滤出后被肾小管吸收分解是造成低蛋白血症的主要原因；肝合成蛋白的速度和蛋白分解代谢率的改变也使血浆蛋白降低。患儿胃肠道也可有少量蛋白丢失，但并非低蛋白血症的主要原因。

3. 高脂血症　患儿血清总胆固醇、三酰甘油和低密度、极低密度脂蛋白增高，其主要机制是低蛋白血症促进肝合成脂蛋白增加，其中的大分子脂蛋白难以从肾排出而蓄积于体内，加之脂蛋白清除率下降，如脂蛋白脂酶活性下降 30% ~ 60%、卵磷脂转酰酶活性降低且酶自尿中丢失，导致了高脂血症。

血中胆固醇和低密度脂蛋白，尤其脂蛋白持续升高，而高密度脂蛋白却正常或降低，促进了动脉硬化的形成；持续高脂血症，脂质从肾小球滤出，可导致以下不利影响：肾小球滤出的脂蛋白对系膜细胞具有毒性作用，可能导致肾小球硬化；增加血小板的聚集，促发高凝及血栓栓塞；产生动脉粥样硬化性冠心病的可能性。

4. 水肿　水肿的产生机制主要有两种理论。

（1）充盈不足学说：大量蛋白尿导致血浆白蛋白下降、血浆胶体渗透压下降，血浆中的水分自血管内区转入组织间隙，直接造成局部水肿。血浆容量下降通过容量和压力感受器使肾保留水钠有关的神经体液因子活化，如抗利尿激素增加、肾素－血管紧张素－醛固酮系统活化、交感神经活性增强等，从而引起水钠潴留，导致全身水肿。

（2）过度充盈学说：有些研究注意到患者并不都伴有血容量下降，血浆肾素－血管紧张素水平亦不一定升高，故提出本病中存在肾原发的水钠潴留，由于原发水钠潴留甚至可见血容量扩张。

三、病理

原发性肾病综合征可见于各种病理类型。

1. 微小病变（MCNS） 光镜下无改变或极轻微病变，电镜示弥漫性肾小球脏层上皮细胞足突融合，免疫荧光阴性。临床男孩多见，发病高峰为 30 岁，多表现为单纯型肾病、激素敏感。

2. 系膜性增生性肾小球肾炎（MSPCN） 系膜细胞和（或）系膜基质弥漫增生，光镜下基膜正常，系膜区有 Ig（IgG、IgM）和（或）补体沉积。我国患儿常见此改变，多具有血尿，部分伴血压增高，1/2 ～ 2/3 对激素治疗不敏感，但延长隔日用药疗程，又有一部分获得缓解。当肾病状态持续并逐渐出现肾功能减退时，再次活检时常又兼有局灶节段性硬化。

3. 局灶节段性肾小球硬化（FSGS） 以始自近髓肾单位肾小球局灶节段性玻璃样变和硬化为特点，硬化处有大块电子致密物（IgM、C_3）沉积。临床常见两种情况：一是肾病起病即非选择性蛋白尿，常有镜下血尿及血压高，激素耐药，常呈持续肾病状态及逐渐进展的肾功能减退。二是起病类似 MCNS，但多次反复后发展为典型的 FSGS。

4. 膜增生性肾小球肾炎（MPGN） 系膜细胞和其基质重度弥漫性增生，广泛的系膜内皮下插入，基膜增厚及双轨形成。免疫荧光可见 IgG、C_3 沿毛细血管壁及系膜区粗颗粒沉积。临床以伴有低补体血症为特点，常以急性肾炎综合征起病，肾功能受损较多，且常呈慢性进展过程。

5. 膜性肾病 以不连续的颗粒状上皮下沉积物、基膜弥漫增厚、钉突改变为特点，免疫荧光以 IgG、C_3 沿毛细血管襻细颗粒状沉积为特点。儿童原发性者少见，多继发于狼疮肾或乙肝肾。

6. 其他 如毛细血管内增生性肾小球肾炎、IgA 肾病、IgM 肾病等也可表现为肾病综合征。

四、临床表现

一般起病隐匿，常无明显诱因。约 30% 有病毒感染或细菌感染发病史，70% 肾病复发与病毒感染有关。水肿最常见，开始见于眼睑，以后逐渐遍及全身，呈凹陷，男孩常有阴囊水肿，水肿重者可出现体腔积液即腹腔积液、胸腔积液或心包积液。常伴有尿量减少，颜色变深，无并发症的患者无肉眼血尿，而短暂的镜下血尿可见于约 15% 的患者。大多数血压正常，但轻度高血压也见于约 15% 的患者，约 30% 病例因血容量减少而出现短暂肌酐清除率下降，一般肾功能正常，急性肾衰竭少见。部分晚期病例可有肾小管功能障碍，出现低血磷性佝偻病、肾性糖尿、氨基酸尿和酸中毒等。由于长期蛋白自尿中丢失，患儿可有蛋白质营养不良。病程久或反复发作、长期应用皮质激素者还有生长落后。

五、实验室检查

1. 尿液分析 大量蛋白尿为本病主要化验所见，24h 尿蛋白定量超过每平方米体表面积 40mg/h 或 > 50mg/kg 为肾病范围的蛋白尿，尿蛋白 / 尿肌酐（mg/mg），正常儿童上限为 0.2，肾病 >3.5。尿沉渣可见透明管型、颗粒管型和卵圆脂肪小体。

2. 血常规检查 可见血红蛋白和血细胞比容增加，此常见于初发或复发时或循环血容量下降的患儿。长期慢性过程的患儿有时可见小细胞性贫血，此可能由尿中丢失转铁蛋白所致。血小板往往增加。

3. 其他检查 血浆总蛋白含量降低，清蛋白降低尤为显著，并伴有清蛋白、球蛋白比值倒置。α_2、β 球蛋白浓度增高，IgG 减低，IgM、IgE 可增加，纤维蛋白原增高。血脂增高，胆固醇增高显著，在清蛋白显著下降者三酰甘油也可明显升高。LDL 和 VLDL 增高，HDL 多正常。电解质一般正常，有时可见低钠血症，血钙有下降趋势。肾功能常在正常范围，但也可因低血容量而肾小球滤过率下降，或因肾小球足突融合滤过面积减少和（或）对水和小的溶质的通透性改变而出现BUN增高，但多属暂时性。

晚期患儿可有肾小管功能损害。MCNS或单纯型患儿血清补体水平正常，肾炎型患儿补体可下降。肾活检指征：①对糖皮质激素治疗耐药或频繁复发者；②对临床或实验室证据支持肾炎型肾病或慢性肾小球肾炎者。

六、并发症

1. 感染　最常见的并发症，也是本病死亡的主要原因。本病易发感染的原因如下：①体液免疫功能低下；②常有细胞免疫功能异常；③补体系统改变，尤其是B因子自尿中丢失而影响调理功能；④转铁蛋白和锌结合蛋白自尿中丢失而影响免疫调节及淋巴细胞功能改变；⑤蛋白质营养不良；⑥水肿致局部循环障碍，易发生皮肤感染；⑦应用糖皮质激素和免疫抑制药。

2. 电解质紊乱和低血容量　常见的电解质紊乱有低钠、低钾、低钙血症。由于低蛋白血症、血浆胶体渗透压下降、显著水肿，而常有血容量不足，尤在各种诱因引起低钠血症时易出现低血容量性休克。由于清蛋白下降致总钙水平下降，而血中维生素D结合蛋白自尿中漏出，体内维生素D不足，还可造成游离钙下降。

3. 高凝状态及血栓、栓塞　高凝状态易致各种动、静脉血栓形成，以肾静脉血栓形成常见，表现为突发腰痛、出现血尿或血尿加重，少尿甚至发生肾衰竭。但临床以不同部位血管血栓形成的亚临床型则更多见。并发此类并发症是由于：①肝合成有关凝血的物质增加；②抗凝血酶Ⅲ自尿中丢失；③血浆纤溶酶原活性下降；④血液黏稠度增加，血小板聚集加强；⑤应用糖皮质激素促进高凝；⑥应用利尿药使血液浓缩。

4. 肾功能不全　急性肾功能不全可由以下原因引起：①急性间质性肾炎；②部分MCNS可因严重的肾间质水肿和（或）大量蛋白管型阻于亨利襻导致近端肾小管和鲍氏囊中静水压力增高、肾小球滤过压下降而致；③原病理改变基础上又附加了严重的肾小球病变；④血容量减少致肾前性氮质血症或合并肾静脉血栓形成而导致短期内肾功能减退。

慢性肾功能不全伴有或不伴有高血压时，应考虑为FSGS或原病变基础上向FSGS或增生硬化性转变或合并间质、血管病变。

七、诊断

中华医学会儿科学分会肾脏病学组于2009年制定了我国儿童常见肾病诊治循证指南，其中确定了原发性肾病综合征的诊断标准和临床分型。凡临床表现符合前述肾病综合征四大特点者，即可诊断为肾病综合征。再结合病史、体检、辅助检查除外继发者即诊为原发性肾病综合征。根据临床表现可分为单纯型肾病和肾炎型肾病。按糖皮质激素反应可分为激素敏感型、激素耐药型和激素依赖型肾病。2009年指南中有关激素敏感性的界定是以泼尼松足量[2mg/（kg·d）或60mg/（m^2·d）]，治疗≤4周尿蛋白是否转阴为标准，但在判定时要注意激素用量是否为足量、是否存在干扰激素治疗的因素（如并发感染、严重高凝状态、血栓形成及其他药物影响等）。2009年指南中有关激素依赖型肾病的定义是对激素敏感，但连续2次减量或停药2周内复发者。2009年指南中肾病综合征的复发是指连续3d，晨尿蛋白由阴性转为（+++）或（++++）或24h尿蛋白定量≥50mg/kg或尿蛋白/尿肌酐（mg/mg）≥2.0。转归的判定：①临床治愈是指完全缓解，停止治疗>3年无复发；②完全缓解是指血生化及尿检查完全正常；③部分缓解是指尿蛋白阳性<（+++）；④未缓解是指尿蛋白>（+++）。

八、治疗

1. 初发肾病综合征的治疗　以激素治疗为主，分2阶段用药。

（1）诱导缓解阶段：足量泼尼松（泼尼松龙）60mg/（m^2·d）或2mg/（kg·d）（按身高的标准体重计算），最大剂量80mg/d，先分次口服，尿蛋白转阴后改为每晨顿服，疗程6周。

（2）巩固维持阶段：隔日晨顿服1.5mg/kg或40mg/m^2（最大剂量60mg/d），共6周，然后逐渐减量。

应用激素时注意以下几方面：①激素治疗须足量和足够疗程，足量和足够的疗程是初治的关键，可降低发病后 1 ~ 2 年复发率；②激素用量有性别和年龄的差异，初始的大剂量泼尼松对 >4 岁的男童更有效，男童最大剂量可用至 80mg/d；③对 <4 岁的初发患儿，每日泼尼松 60mg/m^2 4 周，然后改为隔日 60mg/m^2 4 周，以后每 4 周减 10mg/m^2 至停药，此种长隔日疗法比每日 60mg/m^2 6 周，然后改为隔日 40mg/m^2 6 周的方法能减少患儿的复发率；④不建议初治时采用甲泼尼龙冲击治疗；⑤对部分年龄 <7 岁、发病时血清总蛋白 <44g/L 的患儿可考虑采用 3 个月泼尼松加 2 个月环孢素（CsA）的疗法。

2. 非频复发肾病综合征的治疗　积极寻找复发诱因，积极控制感染，少数患儿控制感染后可自发缓解。激素治疗：①重新诱导缓解直至尿蛋白连续转阴 3d 后改 40mg/m^2 或 1.5mg/kg 或隔日晨顿服 4 周，然后用 4 周以上的时间逐渐减量；②在感染时增加激素维持量，可降低复发率。

3. 频复发和激素依赖型肾病综合征的治疗

（1）激素的使用。

①拖尾疗法：同上诱导缓解后泼尼松每 4 周减量 0.25mg/kg，给予能维持缓解的最小有效激素量（0.25 ~ 0.5mg/kg），隔日口服，连用 9 ~ 18 个月。

②在感染时增加激素维持量。

③改善肾上腺皮质功能。

④更换激素种类。

（2）免疫抑制药治疗。

1）环磷酰胺（CTX）：2 ~ 3mg/（kg · d）分次口服 8 周或 8 ~ 12mg/（kg · d）静脉冲击疗法，每 2 周连用 2d，总剂量≤ 200mg/kg 或每月 1 次静脉注射，每次 500mg/m^2，共 6 次。治疗时患儿的年龄 >5.5 岁效果较好，缓解率为 34%，而 <5.5 岁患儿的缓解率为 9%。频复发治疗效果好于激素依赖型肾病。

2）环孢素 A（CsA）：3 ~ 7mg/（kg · d）或 100 ~ 150mg/（m^2 · d），调整剂量使血药谷浓度维持在 80 ~ 120ng/mL，疗程 1 ~ 2 年。CsA 治疗时间 >36 个月、CsA 治疗时患儿年龄 <5 岁及大量蛋白尿的持续时间（>30d）是 CsA 肾毒性发生的独立危险因素，应对连续长时间使用 CsA 的患儿进行有规律监测。

3）其他：如霉酚酸酯（MMF）、他克莫司（FK506）、利妥昔布（RTX）及长春新碱（VCR）等。

4. 激素耐药型肾病综合征的治疗　需要结合患儿的肾病理改变、药物治疗反应、药物不良反应、个体差异以及经济状况等多方面因素选择免疫抑制药，严格掌握适应证，避免过度用药以及因药物治疗带来的不良反应。

在缺乏肾病理检查的情况下，推荐采用激素序贯疗法与 CTX 冲击治疗。因为患儿病理类型不同，对各种免疫抑制药的治疗反应不同，预后有很大差异，故明确激素耐药型肾病综合征患儿的病理类型非常必要。

不同病理类型的免疫抑制药选择如下：

（1）MCNS：CTX 为首选药物，静脉冲击较口服效果更佳。

（2）FSGS：目前认为儿童 FSCS 25% ~ 30% 5 年后进展至慢性肾衰竭，蛋白尿是 FSGS 进展的重要因素，药物治疗的目的在于控制蛋白尿，目前 CsA 是首选药物，他克莫司更为安全、有效但价格昂贵。

（3）MsPGN：目前缺乏有效的治疗方案，可参考选用静脉 CTX、CsA 等治疗。

（4）MPGN：可进展至终末期肾小球疾病，治疗选用大剂量甲泼尼龙（MP）冲击序贯泼尼松和 CTX 冲击。MP 冲击剂量为每次 15 ~ 30mg/kg（最大量≤ 1g），3d 为 1 个疗程，间隔 1 周可重复使用，一般应用 1 ~ 3 个疗程。

（5）MN：目前缺乏儿童治疗经验，成年人首选 ACEI 和（或）ARB 类药物。

九、预后

肾病综合征的预后转归与其病理变化关系密切。微小病变型预后最好，局灶节段性肾小球硬化和膜增生性肾小球肾炎预后最差。微小病变型发展成尿毒症者极少，可死于感染或糖皮质激素严重不良反应。

第四节 尿路感染

尿路感染（UTI）是小儿最常见的疾病之一，它是小儿内外科医师经常遇到的问题，也是泌尿系内部结构异常的最常见表现。在小儿感染性疾患中，泌尿系感染仅次于呼吸系感染而居第二位。约2/3男孩和1/3女孩在泌尿系结构异常的基础上并发感染，3/4以上女孩患泌尿系感染后复发。感染可累及尿道、膀胱、肾盂及肾实质。婴幼儿症状多不典型、诊断困难，而且在不同的性别、不同的年龄，其发病率不同。尽管抗生素的发展迅速，品种繁多，但是这种非特异性尿路感染发病率仍然很高，而且时常反复发作。小儿尿路感染对肾脏的损害重于成人，反复感染可致肾瘢痕形成，造成不可逆性肾脏损害。因此积极治疗尿路感染以及防止对肾脏的损害更为重要。

一、病因

小儿尿路感染分为梗阻性和非梗阻性两大类。前者在小儿尿路感染中占有重要地位。完全正常的泌尿系固然可以发生感染，但更重要的是须注意局部有无尿路畸形的解剖基础，如先天性尿路梗阻、反流等。忽视这一点，尿路感染就很难治愈，即使感染暂时得到控制也常再发。

在小儿出生后最初几周内，无论男孩或女孩其尿道周围都有很多嗜氧菌，尤其是大肠杆菌等，又因其本身的免疫力极低，而易发生尿路感染。随年龄的增长，这些细菌则逐渐减少，到5岁以后，尿路感染的发生也逐渐减少。即使细菌入侵尿路，也不都发生尿路感染。大多数是由于某些原因使机体的防御机制受损时，细菌方可在尿路中生长繁殖，而发生尿路感染。导致小儿尿路感染的易感因素如下。

（1）小儿生理解剖特点：小儿输尿管长，且弯曲，管壁弹力纤维发育不全，易于扩张及尿潴留，易患尿路感染；尿道内或尿道外口周围异常，如小儿包茎、包皮过长、包皮粘连等均可使尿道内及尿道外口周围隐藏大量细菌而增加尿路感染的机会。1982年Ginsberg等首先报道尿路感染中男性儿童95%是未行包皮环切者。因为大肠杆菌能黏附于包皮表面未角化的鳞状黏膜，在尿路感染中的男孩未作包皮环切者是已作包皮环切者的10倍。Craig等研究表明包皮环切术可减少学龄儿童症状性尿路感染的发生率；女孩尿道短而宽，外阴污染机会多，亦易发生上行感染。

（2）泌尿系畸形、尿路梗阻：尿路梗阻、扩张，允许细菌通过尿道外口并移行进入泌尿道，另一方面由于梗阻、扩张使其泌尿道腔内压增高，导致黏膜缺血，破坏了抵抗细菌入侵的屏障，诱发尿路感染的危险性升高。常见疾病有肾积水、巨输尿管症、输尿管囊肿、输尿管异位开口、尿道瓣膜、尿道憩室、结石、异物、损伤、瘢痕尿道狭窄、神经源性膀胱等。

（3）原发性膀胱输尿管反流：正常情况下，膀胱输尿管交界部的功能是在排尿时完全阻止膀胱内尿液上行反流至肾脏。而当存在膀胱输尿管反流时，尿流从膀胱反流入输尿管、肾盂及肾盏，这可能使输尿管口扩张，并向外移位，同时造成膀胱动力不完全，使有菌尿液经输尿管达肾脏而引起感染。有文献报道约半数尿路感染患儿存在膀胱、输尿管反流（VUR）。因为VUR为细菌进入肾脏提供了有效的通路，且低毒力的菌株也可造成肾内感染。

（4）排尿功能异常：Gordon等关于膀胱充盈和排空的数学模型表明：细菌倍增时间少于50分钟的菌株不需黏附于尿路上皮即可在尿流中保持较高的浓度。排尿功能异常的患儿（如尿道狭窄或神经源性膀胱等）排尿时间延长，膀胱内压增高或残余尿量增多均有利于细菌稳定增殖，甚至可导致非尿路致病菌引起严重的尿路感染。

（5）便秘和大便失禁：便秘和大便失禁均可使肠道共生菌滞留于尿道外口时间延长，大肠杆菌黏附于尿道口时使尿道上皮受内毒素作用，尿道张力下降，蠕动能力减弱，尿液潴留易发生逆行感染。有研究表明控制便秘可降低复发性尿路感染的发生率。

（6）医疗器械：在行导尿或尿道扩张时可能把细菌带入后尿道和膀胱，同时可能造成不同程度的尿路黏膜损伤，而易发尿路感染。有文献报道留置导尿管一天，感染率约50%，3天以上则可达90%以上。在进行膀胱镜检查、逆行尿路造影或排尿性膀胱、尿道造影时，同样易引起尿路感染，应严格掌握其适应证。

另外全身抵抗力下降，如小儿营养不良，恶性肿瘤进行化疗或应用免疫抑制剂及激素的病儿，也易发生尿路感染。

二、病原菌

任何入侵尿路致病菌均可引起尿路感染。但是最常见的仍然是革兰阴性杆菌，其中以大肠杆菌最为常见，约占急性尿路感染的 80%，其次为副大肠杆菌、变形杆菌、克雷白杆菌、产气杆菌和绿脓杆菌。约 10% 尿路感染是由革兰阳性细菌引起的，如葡萄球菌或粪链球菌。大肠杆菌感染最常见于无症状性菌尿或是首次发生的尿路感染。在住院期的尿路感染、反复性尿路感染或经尿路器械检查后发生的尿路感染，多为粪链球菌、变形杆菌、克雷白杆菌和绿脓杆菌所引起，其中器械检查之后绿脓杆菌的发生率最高，变形杆菌常伴有尿路结石者，金黄色葡萄球菌则多见于血源性引起。长期留置尿管、长期大量应用广谱抗生素时或是抵抗力低下及应用免疫抑制剂的患儿，应注意有无真菌的感染（多为念珠菌和酵母菌）。

病原菌特点：无泌尿系畸形的肾炎患儿体内分离的菌株与肠道共生菌不同，而伴有畸形者（如梗阻、反流等），其菌株与肠道共生菌相同，且更易发生肾损害。

三、感染途径

（1）上行性感染：尿路感染中绝大多数是上行性感染，即是致病菌，多为肠道细菌先于会阴部定居、繁殖、污染尿道外口，经尿道上行至膀胱，甚至达肾盂及肾实质，而引起的感染。一旦细菌进入膀胱后，约有 1% 的可侵入输尿管达肾盂，这多是由于存在各种原因所致膀胱输尿管反流。

（2）血行感染：较上行感染少见，是致病菌从体内的感染灶侵入血流，然后达肾脏至尿路而引起感染。临床上常见的仅为新生儿或是金黄色葡萄球菌败血症所致血源性尿路感染。或因肿瘤放化疗后存在免疫抑制者血行感染的机会增加。其他肾实质的多发脓肿、肾周脓肿也多继发于身体其他部位感染灶。

（3）淋巴道感染：腹腔内肠道、盆腔与泌尿系统之间有淋巴通路，肠道感染时或患急性阑尾炎时，细菌通过淋巴道进入泌尿道，有发生尿路感染之可能，但临床上极少报道。

（4）直接感染：邻近组织的化脓性感染，如腹膜后炎症、肾周围炎等直接波及泌尿道引起的感染。

四、发病机制

尿路感染主要是由细菌所致，在致病菌中许多属于条件致病菌。尿道是与外界相通的腔道，健康成年女性尿道前端 1cm 和男性的前尿道 3 ~ 4cm 处都有相当数量的细菌寄居。由于尿道具防御能力，从而使尿道与细菌、细菌与细菌之间保持平衡状态，通常不引起尿路感染。当人体的防御功能被破坏，或细菌的致病力很强时，就容易发生尿路的上行性感染。一般认为，尿路感染的发生取决于细菌的致病力和机体的防御功能两个方面。在疾病的进程中，又与机体的免疫反应有关。

（1）病原菌的致病力：在尿路感染中，最常见的病菌为大肠杆菌。近年来对大肠杆菌及其致病力的研究也较多，认为大肠杆菌的表面抗原特征与其致病力有关，特别是细胞壁 O 抗原，已知 O 血清型者，如 O_1、O_2、O_4、O_6、O_7、O_{75} 与小儿尿路感染有关。也有的学者发现，从无症状菌尿者分离出大肠杆菌与粪便中的大肠杆菌相同，而来自有症状菌尿大肠杆菌株与粪便中分离出来的不同，因此提示大肠杆菌 O 抗原的血清型与其致病力有关。细菌入侵尿路能否引起感染，与细菌黏附于尿路黏膜的能力有关。致病菌的这种黏着能力是靠菌毛来完成。大多数革兰阴性杆菌均有菌毛。菌毛尖端为糖被膜，其产生黏附素与上皮细胞受体结合。根据受体对黏附素蛋白的特异性，菌毛分为 I 型及 P 型。Vaisanen 等报道在小儿肾盂肾炎发作时分离出 32 株中，81% 为 P 型菌毛，Kallenius 等在 97 个尿路感染小儿和 82 个健康小儿粪便中分离出的大肠杆菌。他们发现有 P 菌毛者分别为：引起急性肾盂肾炎的大肠杆菌中为 90%，引起急性膀胱炎者中为 19%，引起无症状菌尿者为 14%，而健康儿中仅为 7%。上述数据表明，有 P 型菌毛的大肠杆菌是肾盂肾炎的主要致病菌。另外，具有黏附能力的带菌毛的细菌，还能产生溶血素，抗血清等，这些都是细菌毒力的表现。

下尿路感染通常为Ⅰ型菌毛细菌所引起，在有利于细菌的条件下可引起肾盂肾炎，有P型菌毛的大肠杆菌则为肾盂肾炎的主要致病菌。细菌一旦黏着于尿路黏膜后即可定居、繁殖，继而侵袭组织而形成感染。

除上述菌毛作为细菌的毒力因素之外，机体尿路上皮细胞受体密度多少亦为发病的重要环节，在感染多次反复发作的患者菌毛受体的密度皆较高。具有黏附能力的带菌毛的细菌，往往能产生溶血素、抗血清等，这些皆为细菌毒力的表现。

在肾盂肾炎发病过程中，尚有一个因素值得提出，即细菌侵入输尿管后，输尿管的蠕动即受到影响，因为带有P型及抗甘露糖菌毛的细菌常有含脂肪聚糖的内毒素，有抑制蠕动的作用。输尿管蠕动减低，于是发生功能性梗阻，这种情况，肾盂内压力即使不如有机械性梗阻时那样高亦可使肾盂乳头变形，细菌即可通过肾内逆流而侵入肾小管上皮。用超显微镜观察肾小管，还可见带菌毛的细菌黏附于肾小管细胞膜上，并可见到菌毛的受体。

（2）机体的防御功能：细菌进入膀胱后，大多数是不能发生尿路感染的。是否发生尿路感染，则与机体的防御能力及细菌的致病力有关。健康人的膀胱尿液是无菌的，尽管前尿道及尿道口有大量的细菌寄居，且可上行至膀胱，但上行至膀胱的细菌能很快被消除。留置导尿4日，90%以上的患者可发生菌尿，但拔掉导尿管后多能自行灭菌。由此说明，膀胱具有抑制细菌繁殖的功能。一般认为，尿路的防御功能主要有如下几个方面：①排尿：在无尿路梗阻时，排尿可清除绝大部分细菌，膀胱能够完全排空，则细菌也难于在尿路中停留，尿路各部分的正常的神经支配、协调和有效的排尿活动具有重要的防止感染作用。肾脏不停地分泌尿液，由输尿管流入膀胱，在膀胱中起到冲洗和稀释细菌的作用。通过膀胱周期性排尿的生理活动，可将接种于尿路的细菌机械性地“冲洗”出去，从而防止或减少感染的机会。动物实验观察结果认为这是一相当有效的机制。②较为重要的防御机制是尿路黏膜具有抵制细菌黏附的能力。动物实验表明：尿路上皮细胞可能分泌黏蛋白，如氨基葡萄糖聚糖、糖蛋白、黏多糖等，皆有抗细菌黏着作用。扫描电镜观察：尿路上皮细胞上有一层白色黏胶样物质，可见细菌附着在这层物质上。在排尿时，这些黏蛋白如能被排出，则入侵细菌亦随之而排出。若用稀释的盐酸涂于膀胱黏膜仅1分钟，细菌黏着率即可增高，因稀释盐酸可破坏黏蛋白而为细菌入侵提供条件。于24小时后，细菌黏附率可恢复到盐酸处理前状态。在稀释盐酸破坏黏蛋白层之后，若在膀胱内灌注外源性的黏多糖如合成的戊聚糖多硫酸盐等，则抗细菌黏着功能即可恢复。③也有动物实验证明：膀胱黏膜具有杀菌能力，膀胱可分泌抑制致病菌的有机酸、IgG、IgA等，并通过吞噬细胞的作用来杀菌。④尿pH低、含高浓度尿素和有机酸、尿液过分低张和高张等因素均不利于细菌的生长。⑤如果细菌仍不能被清除，膀胱黏膜可分泌抗体，以对抗细菌入侵。

（3）免疫反应：在尿路感染的病程中，一旦细菌侵入尿路，机体即有免疫反应。无论是局部的或是全身的，这些反应与身体其他部位的免疫反应相同。尿内经常可以发现免疫球蛋白IgG及IgA。有症状的患者尿中IgG较低，而无症状的菌尿患者尿中IgG则较高。IgG是由膀胱及尿道壁的浆细胞分泌的免疫球蛋白，能使光滑型菌族转变为粗糙型，后者毒力较低。此外，补体的激活可使细菌溶解。上述非特异性免疫反应皆为细菌黏着造成障碍。若感染时期较长，患者机体则可产生特异性免疫蛋白。球蛋白及补体的活动皆可促进巨噬细胞及中性白细胞的调理素作用及吞噬功能。但吞噬过程中，吞噬细胞释放的过氧化物对四周组织有毒性作用，所以，吞噬细胞肃清细菌的过程亦对机体有伤害作用，尤其是对肾组织的损害。在动物实验性肾盂肾炎中，过氧化物催化酶能保护肾组织不致有过氧化物中毒。

有关实验研究表明，人体这种免疫反应对细菌的血行性和上行性感染有防御作用。

五、诊断

小儿反复尿路感染多伴有先天性泌尿系异常，对反复尿路感染，药物治疗效果不佳的病儿，应行必要的检查明确诊断以便及时正确的治疗。

（一）临床表现

小儿尿路感染临床表若按尿路感染部位分为上尿路感染和下尿路感染，但因小儿尿路感染很少局限于某一固定部位，年龄愈小，定位愈难；按症状的有无分为症状性尿路感染和无症状性菌尿；按病程的缓急分为急性和慢性尿路感染。另外依小儿年龄特点，尿路感染的症状常不典型，随年龄的不同临床表现不一。急性尿路感染，其分为急性膀胱炎和急性肾盂肾炎。

（1）急性膀胱炎：是只局限于下尿路的感染。临床上表现为膀胱刺激症状，即尿频、尿急、尿痛、排尿困难，尿液混浊，偶见肉眼终末血尿。伴有下腹部和膀胱区的不适与疼痛，偶有低热，多无明的全身症状。年长儿症状更明显些。

（2）急性肾盂肾炎各期表现不同：新生儿期可能为血行感染所致，症状轻重不等，多以金身症状为主，如发热、惊厥、嗜睡、吃奶差、呕吐、腹胀、腹泻、烦躁、面色苍白等非特异性表现。很少出现尿频等尿路感染症状，往往被误诊为上呼吸道感染、婴儿腹泻，甚至颅内感染等。60% 病儿可有生长发育迟缓、体重增加缓慢。严重的有抽搐、嗜睡、黄疸等。新生儿期急性肾盂肾炎常伴有败血症，约 1/3 病例血、尿培养其致病菌一致。

婴幼儿期症状也不典型，仍以全身症状为主，常以发烧最为突出。尿频、尿急、尿痛等排尿症状随年龄增长逐渐明显，排尿时其他症状与新生儿期类似。但仔细观察可发现患儿有排尿时哭闹，尿流有臭味或有顽固性尿布疹。随年龄的增长，膀胱刺激症状逐渐明显。哭闹、尿频或有顽固性尿布疹仍以全身症状为主，应想到泌尿系感染的可能。

儿童期其症状与成人相近，在发烧寒战、下腹部疼痛的同时，常伴有腰区疼痛，输尿管区压痛，肾区的压痛与叩痛。多有典型的尿频、尿急、尿痛、排尿困难等膀胱刺激症状。急性肾盂肾炎大多是上行感染所致，所以常伴膀胱炎。根据患儿的临床表现来判断是肾盂肾炎或膀胱炎是不可靠的。尤其是小儿，以全身症状为主，小婴儿膀胱刺激症状不明显，有的发烧即是其第一主诉。因此对原因不明的发烧患儿，尽早做尿常规及进一步尿培养检查十分必要。

（二）实验室检查

（1）送尿常规检查和取中段尿送细菌培养：尿常规检查在尿路感染的诊断中必不可少，肉眼观察，尿色可清或混浊，可有腐败气味。急性尿路感染中约 40% ~ 60% 有镜下血尿，细胞数为 2 ~ 10/HPF。对尿路感染诊断最有意义的为白细胞尿，亦称为脓尿，尿沉渣镜下白细胞 >5/HPE，即可初步诊断。国内有人用血细胞计数盘检查不离心尿，以≥ $8/mm^3$ 为脓尿。无论哪种检查方法，脓尿对尿路感染的诊断有着它的特异性和敏感性。虽然临床上目前仍以 Kass 提出的每毫升尿液有 10^3 以上的菌落单位称之为菌尿（10^3 ~ 10^4 为可疑菌尿，10^3 以下为污染标本）的标准来对尿路感染进行诊断，但目前有人提出少量细菌也可以引起明显的感染，尤其在小儿，由于尿液稀释，有时菌落数达不到 10^5。

菌尿和脓尿是否有意义，小儿尿液标本的采集过程十分重要。首先彻底清洁外阴部，对婴幼儿可用尿袋留取。其中已接受包皮环切的男孩或大女孩中段尿的检查可信度较高，而未接受包皮环切的男孩或小女孩尿液易被包皮内或尿道外口周围污染的可能性较大，因此取中段尿较为可信。在进行导尿留尿标本时，亦应弃去最初的尿液，留取后部分尿液。经耻骨联合上膀胱穿刺获取的尿液最可靠，此时检查为菌尿（不论菌数多少），均可明确诊断尿路感染。

（2）肾功能检查：反复或慢性尿路感染时，肾小管功能首先受损，出现浓缩功能障碍，晚期肾功能全面受损。可作血尿素氮和肌酐测定、尿浓缩功能试验、酚红排泄率试验检查。近年来提出尿抗体包裹细菌检查、致病菌特异抗体测定、C 反应蛋白测定、尿酶测定、血清铜蓝蛋白测定协助区别上、下尿路感染。

（三）特殊检查

（1）超声波检查：方便、安全、无损伤，在小儿应作为首选的方法。B 超可测定肾脏的大小、肾区肿物的部位，性质，了解有无肾盂、肾盏扩张、重复畸形、巨输尿管；测定膀胱的残余尿量、膀胱的形态、大小、膀胱壁有无异常增厚、膀胱内有无肿瘤、异物、憩室、囊肿等，同时还可以了解肾、输尿管、膀胱内有无结石。

（2）排尿性膀胱尿道造影：在小儿尿路感染中是重要的检查手段之一。其方法是将造影剂经导尿管或耻骨上膀胱穿刺注入膀胱内，也可在静脉肾盂造影时，待肾盂、输尿管内造影剂已排空，而膀胱仍积集大量造影剂时，嘱病儿排尿，在电视荧光屏上动态观察。可了解：①膀胱的位置、形态、大小、其黏膜是否光滑，膀胱内有无真性或假性憩室、囊肿、肿瘤、结石，异物等；②有无膀胱输尿管反流及其反流程度；③膀胱出口以下有无梗阻，如尿道瓣膜、憩室，尿道狭窄等。

（3）静脉尿路造影：由于小儿尿路感染与泌尿生殖系异常有密切关系，而静脉尿路造影检查除可了解双肾功能外，对先天性尿路畸形、梗阻、结石、肿瘤、肾积水等疾病有重要的诊断价值，故应列为常规的检查方法。其临床指征为：①凡尿路感染经用抗生素 4 ~ 6 周而症状持续存在者；②男孩第一次发生尿路感染者；③女孩反复尿路感染者；④上腹肿块可疑来自肾脏者。

（4）核素肾图检查：核素肾图在国内已广泛使用，其方法简便、安全、无创伤，不仅有助于疾病的诊断，而且适用于疗效评价，监测和随访。据需要选用合适的放射性药物，可以获得：①肾、输尿管、膀胱大体形态结构；②肾脏的血供情况；③计算出分侧肾功能、肾小球滤过率和有效肾血流量；④尿路引流情况，从而做出尿路梗阻的定位诊断；⑤了解有无膀胱、输尿管反流及膀胱残余尿量等情况。

（5）磁共振尿路造影（MRU）：通过三维系统成像可获得清晰的全尿路立体水图像。MRU 是无创伤性水成像技术，能显示无功能性肾脏的集合系统，并兼有无 X 线辐射、无须造影剂等优点。在儿童先天性泌尿系畸形辅助检查中有着十分重要的作用。尤其适用于婴幼儿、碘过敏和肾功能不良者。

六、治疗

小儿尿路感染的治疗原则是控制感染、解除梗阻、保持尿流通畅和预防复发。

（1）对症处理：在诊断急性尿路感染后注意休息，多饮水冲洗尿路，促进细菌及其毒素的排出，不利于细菌的生长繁殖。鼓励患儿多进食，以增强机体抵抗力。对中毒症状重，高热、消化道症状明显者，可静脉补液和给予解热镇痛药；对尿路刺激症状明显的，可给予阿托品、654–2 等抗胆碱能药物，以减轻症状，另外使用碳酸氢钠碱化尿液，除能减轻尿路刺激症状外，还可调节尿液酸碱度，有利于抗生素药物发挥作用。在对症处理的同时对疑有泌尿系梗阻或畸形者，要抓紧时间进行必要的辅助检查，尽快确诊，及时手术矫治，以防因泌尿系感染对肾脏的损害。

（2）抗生素的应用：小儿尿路感染治疗的主要问题是抗生素的选用和使用方法。抗生素的选择要以不良反应小，尿液中药物浓度高，细菌耐药发生率低。一般应遵循以下原则：①由于小儿尿路感染的病原菌大多数（80% 以上）为大肠杆菌或其他革兰阴性杆菌，而革兰阳性菌仅占 10% 以下，因此，在未查出何种细菌以前，最好选用革兰阴性杆菌有效的药物。②上尿路感染选择血浓度高的药物，而下尿路感染则用尿浓度高的药物。③针对尿细菌培养和药敏试验结果而定。④不良反应少，对肾毒性小的药物，当存在肾功能不全时，则更应谨慎用药，如氨基糖苷类及多黏菌素类均有不同程度的肾脏损害作用。⑤联合用药，可以产生协同作用，不仅可以提高疗效，减少耐药菌株的出现，减少不良反应，同时可以避免浪费，减轻患儿家属的经济负担。对复杂和（或）严重的泌尿系感染尤为重要。⑥口服易吸收。⑦新生儿及婴儿一般症状较重，致病菌毒性强，应静脉内给予抗生素。⑧一般静脉内给予抗生素 7 ~ 10 天，待体温正常，尿路刺激症状消失，可改口服抗生素，疗程需 2 ~ 3 周。

关于疗程，大多数人认为 7 ~ 10 天为宜，不管感染是否累及肾脏，均可获得满意疗效。但近年有一些学者支持 1 ~ 5 天的短程治疗，若为下尿路感染可给予单次大剂量治疗，其效果与 7 ~ 10 天疗程相同，且不良反应小，费用低，用药方便。如膀胱炎患者，用单剂治疗可使尿中抗生素迅速达到高浓度，且尿中短时间有高浓度的抗生素比长期低浓度更为有效。而对上尿路感染（如肾盂肾炎）则仍认为应常规使用抗生素 10 ~ 14 天或更长。

（3）手术治疗：小儿尿路感染，尤其是反复发作的泌尿系感染，约半数以上同时合并泌尿系畸形。若经检查明确存在有尿路梗阻，在感染急性期药物不能控制感染时，应引流尿液（如肾造瘘或膀胱造瘘），待感染控制后再据病变部位及性质选择外科根治手术。

（4）原发性膀胱输尿管反流的处理：2 岁以下的病儿经药物控制感染后，80% 的反流可望消失，对严重的反流（Ⅳ、Ⅴ度）或经药物治疗久治不愈反而加重者，应考虑手术矫正。

七、预后

急性尿路感染治愈后，预后良好，不会遗留肾脏瘢痕形成和肾功能受损。若治疗不及时、不彻底，反复尿路感染者，可造成不可逆转性肾功能损害。在成人尿毒症患者中，不少起源于小儿期的尿路感染。

八、尿路感染并发症

（一）反流性肾病

小儿的病灶性肾瘢痕多与膀胱输尿管反流及菌尿联合作用有关，由于膀胱输尿管反流与菌尿的联合作用，则发生局灶性肾瘢痕，称之为反流性肾病，而区别于其他原因所致瘢痕。肾瘢痕的形成与肾内反流、反流压力、宿主抗感染的免疫力及个体差异有关。若反流越重，发生肾瘢痕及相应肾功能障碍的机会越多。其发病机制目前仍未完全阐明，尿液反流引起的肾损害可能与下列因素有关。

（1）菌尿：膀胱输尿管反流可能是导致瘢痕形成的重要因素，肾内反流使得致病微生物得以进入肾实质引起炎症反应。动物实验证明在无菌条件下，膀胱输尿管反流对肾脏的生长及肾功能无影响，故认为膀胱输尿管反流及肾内反流必须有菌尿才会产生肾瘢痕。

（2）尿流动力改变：膀胱输尿管反流并不一定有肾内反流，只有严重膀胱输尿管反流在膀胱充盈或排尿时，肾盏、肾盂及输尿管腔内液压与膀胱一样，可达 5.3kPa，结果才引起肾内反流。有动物实验证明无菌尿高压反流可产生肾损害，故提出只要有尿流动力学改变，就可产生肾内反流及肾损害。

（3）免疫损害：有人认为反流使尿液逆流至肾盂、肾盏，产生高压而致肾小管破裂、尿液外溢，结果产生 Tamm-Hosfall（THP，糖蛋白）进入肾间质造成免疫反应或化学刺激，引起间质性肾炎。临床上有部分病例只有一侧反流，但对侧肾也发生病变，从而证明免疫反应参与反流性肾病。

（4）血管性病变：有人发现在反流性肾盂肾炎的初级阶段，感染所累及的部位由于广泛间质水肿的机械性压迫，致肾间质血管闭塞，尤其肾小管旁的小血管，提示由于血管闭塞所致的局部缺血在反流性肾病中致肾损害起重要作用。

（二）肾瘢痕形成的高危因素

（1）随着尿路感染发作次数增多，肾瘢痕的危险呈指数增长。

（2）尿路感染被延误诊断与治疗，动物实验证明，在感染早期（7 天内）迅速有效的治疗可预防瘢痕形成，反之则增加了肾瘢痕形成。

（3）年龄因素：尿路感染在幼儿期更常见，年龄愈小愈易发生肾瘢痕。

（4）梗阻性疾病：存在尿路梗阻时感染可引起快速肾脏损害和瘢痕形成。

（5）膀胱输尿管反流和肾内反流。

（6）排空功能紊乱：排空功能紊乱与 UTI 的关系是近年来的研究热点，有人用膀胱测压研究患有 UTI 的病儿，发现 2/3 的病例存在不稳定性膀胱，表现为排空压力高而膀胱容量低。

（7）宿主因素：宿主对 UTI 反应在引起肾瘢痕中的作用是另一研究热点，急性肾盂肾炎小儿尿中炎症细胞因子如白细胞介素 -8、6、1 升高，尤其新生儿和首次 UTI 时更高。此外肾瘢痕与血管紧张素转换酶（ACE）基因多肽性有关，ACE 使血管紧张素Ⅰ转换为血管紧张素Ⅱ，后者通过引起局部血管收缩并刺激转化生长因子 β（TCFβ）产生和刺激胶原合成引起间质纤维化和肾小球硬化。

第五节　肾衰竭

一、急性肾衰竭

肾脏的生理功能包括排泄（滤过与重吸收）、调节水、电解质及酸碱平衡以及内分泌代谢等方面。这几方面功能是相辅相成，密切相关的。肾小球滤过率（glomerular filtration rate，GFR）减低达正常水平 50% 以下，血清肌酐很快升高 >176 μmol/L（2.0mg/dL），BUN 同时升高，并引起水电解质及酸碱平衡紊乱，出现急性尿毒症症状，则称急性肾衰竭（acute renal failure，ARF）。

急性肾衰竭是一常见的临床综合征，见于小儿各年龄组，每个年龄组 ARF 的病因有各自的特点。ARF 按病因可分为肾前性、肾性及肾后性三种。按临床表现又可分为少尿型与非少尿型以及高分解型。小儿 ARF 如能早期诊断，及时救治，肾功能可逆转至正常，否则遗留慢性肾功能不全。

（一）病因学

ARF 按病因可分为肾前性（约占 55%）、肾性（约占 40%）和肾后性（约占 5%）。

1. 肾前性　由于肾灌注减少，GFR 降低而出现急性肾衰竭。由于肾脏本身无器质损害，病因消除后肾功能随即恢复。

（1）低血容量：如大出血，胃肠道失液（如腹泻、呕吐及胃肠减压），肾脏失液（如渗透性利尿、利尿剂及肾上腺功能不全），皮肤丢失（如烧伤及大量出汗），第三间隙失液（如胰腺炎、腹膜炎、大面积损伤伴挤压伤）。

（2）心输出量降低：心源性休克、充血性心力衰竭、心包填塞及巨大的肺梗死。

（3）全身性血管扩张：过敏反应、使用降压药、败血症和扩血管药物过量。

（4）全身性或肾血管收缩：麻醉，大手术，α 肾上腺素能激动剂或高剂量多巴胺，肝肾综合征。

（5）肾脏自身调节紊乱：如非类固醇抗炎药物及血管紧张素转换酶抑制剂药物的应用。

2. 肾性　GFR 降低由于：①低灌注或肾毒性物质损害导致小管细胞损害（急性肾小管坏死）；②肾小球、小管间质或血管炎症；③血栓形成导致栓塞性肾血管阻塞，或血管运动性肾病（vasomotor nephropathy）。

（1）急性肾小管坏死。

1）急性肾缺血：如创伤、烧伤，大手术，大出血及严重失盐、脱水，急性血红蛋白尿，急性肌红蛋白尿，革兰阴性杆菌败血症等均可引起肾脏缺血、缺氧而导致急性肾小管坏死。

2）肾毒性物质损伤：引起肾小管中毒坏死的物质有：①外源性：如抗生素（如氨基糖苷类，头孢菌素类，四环素、两性霉素 B、万古霉素及多黏菌素等）；X 线造影剂；重金属类（如汞、铅、砷及铋等）；化疗制剂（如顺铂、甲氨蝶呤及丝裂霉素）；免疫抑制剂（如环孢素 A）；有机溶剂（如乙醇及四氯化碳）；杀虫剂；杀真菌剂；生物毒素（如蛇毒、蝎毒、蜂毒、生鱼胆及毒蕈等）；②内源性：如横纹肌溶解，溶血，尿酸，草酸盐，浆细胞病恶病质（如骨髓瘤）。

（2）急性肾小球肾炎和 / 或血管炎：急性链球菌感染后肾炎，急进性肾炎，肺出血肾炎综合征，急性弥漫性狼疮性肾炎，紫癜性肾炎等。

（3）急性间质性肾炎：感染变态反应，药物变态反应（如青霉素族、磺胺药、止痛药或非类固醇类抗炎药等），感染本身所致（如流行性出血热等）。

（4）急性肾实质坏死：急性肾皮质坏死，急性肾髓质坏死。

（5）肾血管疾患坏死性血管炎，过敏性血管炎，恶性高血压，肾动脉血栓形成或栓塞，双侧肾静脉血栓形成。败血症也可引起弥散性血管内凝血（DIC），导致急性肾衰。

（6）其他移植肾的急性排斥反应等。

3. 肾后性　肾以下尿路梗阻引起肾盂积水，肾间质压力升高，肾实质因受挤压而损害，时间久后反射性使肾血管收缩，肾发生缺血性损害，若伴继发感染，更加重损害。

（1）尿道梗阻：尿道狭窄，先天性瓣膜，包茎，骑跨伤损伤尿道。

（2）膀胱颈梗阻：神经源性膀胱，结石，癌瘤，血块。

（3）输尿管梗阻：输尿管先天狭窄，结石，血块或坏死肾组织（乳头）脱落，肿瘤压迫，腹膜后纤维化。

（二）病理

肉眼检查：肾脏增大而质软，剖开肾脏可见髓质呈暗红色，皮质因缺血而苍白，两者呈鲜明对照。显微镜检查：急性肾衰由于病因的不同，病理改变也不同，可出现相应肾血管、肾小球、肾小管及肾间质的改变。急性肾小管坏死（acute tubular necrosis，ATN）可分为缺血性及中毒性两类。中毒性ATN的病变限于近端小管，呈局灶性分布，坏死的肾小管基膜完整，小管上皮再生良好。而缺血性ATN病变可涉及各段肾小管，呈弥漫性分布，坏死的小管基底膜断裂，上皮细胞再生较差。

（三）发病机制

急性肾衰竭的发病机制十分复杂，有多种因素参与，未完全阐明。不同的患者，不同的病因、病情和病期，有不同的发病机制。目前关于肾缺血、中毒引起的急性肾衰竭的发病机制，有多种学说。

1. 急性肾小管损害学说

（1）肾小管返漏学说：肾小管腔内液通过断裂的小管基底膜，返漏入间质，压迫毛细血管，进一步减少肾血流，导致少尿或无尿。现认为无小管基底膜断裂时也可发生返漏。

（2）肾小管阻塞学说：肾小管上皮受损肿胀。各种管型阻塞、间质水肿压迫均可填塞肾小管导致少尿、无尿。

（3）髓袢升支厚壁段（mTAL）与近端直小管（S_3）的易损性：外髓内供氧与需氧存在精细平衡，mTAL及S_3细胞处于缺氧的边缘区段，缺血缺氧时更易于损伤，通过球管反馈使肾实质缺血而进一步加重损伤。

2. 肾内血流动力学改变学说　由于ATN肾脏组织病理改变较轻，因此肾内血流动力学改变是急性肾衰发生的重要机制，这些改变包括以下几方面。

（1）肾血流量急剧减少

（2）肾小球小动脉收缩机制为：①肾素－血管紧张素激活；②内皮素作用；③交感神经兴奋；④前列腺素作用（PGI_2/TXA_2失衡）；⑤氧自由基对内皮细胞的作用；⑥其他：儿茶酚胺、抗利尿数量（ADH）及血小板活化因子（PAF）等。

（3）肾小球毛细血管内皮细胞肿胀。

（4）肾小球超滤系数（kf）降低。

（5）血管内凝血。

（四）细胞学机制

1. ATP耗竭　通过：①增高细胞内游离钙；②激活磷脂酶A_2；③活化钙蛋白酶；④诱发肌动蛋白F的解聚等途径改变细胞骨架，损伤细胞，ATP耗竭是ATN发病的中心环节。

2. 血管活性物质作用　主要涉及内皮素、NO、血小板活化因子（PAF）以及肾素。血管紧张素－醛固酮系统（RAS系统），总的作用是收缩肾血管并损伤肾小管上皮细胞。

3. 肾小管结构与功能异常　各种因素使细胞骨架破坏，细胞极性丧失，破坏近端小管刷状缘，细胞间紧密连接和细胞－基质的黏附作用丧失，加上形成的各种管型等因素，使肾小管的结构和功能遭到破坏。

4. 细胞凋亡的作用　ARF病理中有二次凋亡，第一次凋亡在肾损伤后立即出现，第二次则出现在ARF的恢复期，在ARF的发生与恢复中均起重要作用。

5. 生长因子的作用　ARF时，即刻反应性基因cfos及egr-l表达上调，表皮生长因子ECF、IGF-1、FGF及HGF胰岛血糖素等表达升高，主要在细胞再生及组织修复中起作用。

（五）临床表现

1. 少尿型急性肾功能不全　可分为少尿期、利尿期及恢复期，小儿各期间分界往往不明显。

（1）少尿期：ARF特别是急性肾小管坏死，常有明显少尿期，持续10～14天左右。①少尿：新生儿期尿量<1mL/（kg·h），婴幼儿<200mL/d，学龄前期<300mL/d，学龄期<400mL/d即为少尿，如<50mL/d则为无尿；②氮质血症：血BUN及Cr增高，并出现由于毒素在体内储积而引起的全身各系统中毒症状，如厌食、恶心、呕吐、呕血、嗜睡、烦躁及贫血等；③水钠潴留：全身水肿、血压升高，并可出现肺水肿、脑水肿及心力衰竭等表现；④电解质紊乱：高钾血症，可表现为烦躁、恶心、呕吐、嗜睡、四肢麻木、胸闷、憋气、心率缓慢及心律不齐。ECG示T波高尖及QRS波增宽等；低钠血症，可出现表情淡漠、反应差、恶心、呕吐甚至抽搐等。高磷及低钙血症，可出现手足搐搦及惊厥等；⑤代谢性酸

中毒：表现为疲乏、嗜睡、面色潮红、恶心、呕吐、呼吸深大，甚至昏迷、休克等；⑥内分泌及代谢改变：PTH 升高，降钙素（CT）下降；T_3、T_4 下降，TSH 正常；促红细胞生成素降低；ADH 及肾素 - 血管紧张素 - 醛固酮活性均升高；生长激素也升高；糖耐量降低及胰岛素抵抗，胰岛素及胰高血糖素水平升高。

（2）利尿期：当尿量 >2 500mL/m^2 时即进入多尿期，肾功能逐渐恢复，血 BUN 及 Cr 在多尿开始后数天下降，毒物积蓄所引起的各系统症状减轻。在多尿期易出现脱水及低血钾、低血钠。

（3）恢复期：多尿期后尿量渐恢复正常，血 BUN 及 Cr 逐渐正常，肾小管浓缩功能和酸化功能亦逐步恢复，少数可遗留不同程度的肾功能损害，表现为慢性肾功能不全，需维持透析治疗。

2. 非少尿型急性肾功能不全

（1）无少尿表现，每日平均尿量 >1 000mL。

（2）多继发于氨基糖苷类抗生素及造影剂造成肾损害。

（3）临床表现较少尿型轻，并发症少，病死率也低。

3. 高分解型急性肾功能不全

（1）多继发于大面积烧伤、挤压伤、大手术后和严重感染、败血症。

（2）组织分解极为旺盛，血 BUN、Cr 及血钾迅速上升，HCO_3^- 迅速下降：血 BUN 每日升高 >14.3mmol/L，血 Cr 每日上升 >176μmol/L；血 K^+ 每日上升 >1.0mmol/L。

（3）高钾血症及代谢性酸中毒极为严重，死亡率高。

（六）实验室检查

1. 尿液　肾实质性 ARF 时尿比重 <1.016，渗透压 <350mOsm/（kg・H_2O），尿钠 >40mmol/L，并可见到不同程度的蛋白、红细胞及白细胞等。肾前性 ARF 时尿比重 >1.020，渗透压 >500mOsm/(kg・H_2O)，尿钠 <20mmol/L，尿常规正常。

2. 血生化　Cr 及 BUN 升高；尿酸先升高，严重肾衰时反而下降；可出现各种电解质紊乱特别是高钾血症；代谢性酸中毒以及原有疾病的生化、免疫学改变。

3. 超声波检查　ARF 时双肾多弥漫性肿大，肾皮质回声增强。肾后性 ARF 在 B 超下可发现梗阻，表现为肾盂积水。

4. 同位素检查（SPECT）　有助于发现肾血管性病变（栓塞）所致 ARF 以及梗阻所致肾后性 ARF；肾小管坏死时 ^{99m}TC- 二乙三胺五醋酸（DTPA）三相动态显像示灌注良好，吸收差，而 ^{131}I- 邻碘马尿酸钠（OIH）示肾脏显像不清，有一定特异性。

5. 肾活体组织检查　对病因诊断价值极大，可发现各种肾小球疾病、小管间质病变及小血管病变所致 ARF，能改变 50% 患者的诊断及治疗。

（七）诊断

诊断 ARF 时应首先从临床入手，确定 ARF 是少尿型、非少尿型还是高分解型，然后再弄清其原因是肾前性、肾性还是肾后性，最终明确病因。

中华儿科学会肾脏学组 1993 年拟定 ARF 的诊断标准如下。

1. 诊断依据

（1）尿量显著减少：少尿（<250mL/m^2）或无尿（< 50mL/m^2），无尿量减少者为非少尿型急性肾衰。

（2）氮质血症：血清肌酐（Scr）>176μmol/L，BUN> 15mmol/L，或每日 Scr 增加 >44 ～ 88μmol/L 或 BUN 增加 >3.57 ～ 7.5mmol/L，有条件时测肾小球滤过率（如内生肌酐清除率），Ccr<30mL/（min・1.73m^2）。

（3）常有酸中毒及水电解质紊乱等表现。

2. 临床分期

（1）少尿期：少尿或无尿，伴氮质血症、水过多（体重增加，水肿、高血压及脑水肿）、电解质紊乱（高血钾、低血钠、高血磷及低血钙等）及代谢性酸中毒，并可出现循环系统、神经系统、呼吸系统和血液系统多系统受累的表现。

（2）利尿期：尿量渐多或急剧增加（>2 500mL/m^2），水肿减轻，氮质血症未消失，甚至轻度升高，可伴水、电解质紊乱等表现。

（3）恢复期：氮质血症恢复，贫血改善，而肾小管浓缩功能恢复较慢，约需数月之久。

（八）治疗

对急性肾衰竭总的治疗原则是消除病因，维持水、电解质及酸碱平衡，减轻症状，改善肾功能，防止并发症发生。对肾前性 ARF，主要是补充液体、纠正细胞外液量及溶质成分异常，改善肾血流，防止演变为急性肾小管坏死。对肾后性 ARF 应积极消除病因，解除梗阻。无论肾前性与肾后性均应在补液或消除梗阻的同时，维持水电解质与酸碱平衡。对肾实质性 ARF，治疗原则如下。

1. 少尿期治疗

（1）一般治疗：保证热量 230 ~ 251kJ/（kg・d）[55 ~ 60kcal/（kg・d）]，给予低盐、低蛋白、低钾、低磷饮食，蛋白每日摄入量为 0.3 ~ 1.0g/kg，且为优质蛋白，因此可输注 5.53% 肾必氨（9R）3 ~ 5mL/（kg・d）。

（2）利尿：可采用新型利尿合剂即多巴胺和酚妥拉明各每次 0.3 ~ 0.5mg/kg，呋塞米每次 2mg/kg，一起加入 10% 葡萄糖 100 ~ 200mL 中静滴，每日 1 ~ 2 次，利尿效果优于单用呋塞米。

（3）控制液体摄入量每日入量 = 前日尿量 + 不显性失水 [500mL/（m^2・d）]+ 异常丢失量 – 内生水量 [100mL/（m^2・d）]，此公式可简化为每日入量 = 前日尿量 + 异常丢失量中 30mL/kg（<1 岁）或 20mL/kg（1 ~ 2 岁）或 15 mL/kg（>2 岁）。体温每升高 1℃应增加液体 75mL/m^2。

（4）维持水、电解质及酸碱平衡：①高钾血症：可用 5% 碳酸氢钠每次 3 ~ 5mL/kg 静滴；10% 葡萄糖酸钙 0.5 ~ 1mL/kg（<20mL/ 次）静滴；胰岛素（0.1U/kg）加葡萄糖（0.5g/kg）静脉滴注；阳离子交换树脂聚磺苯乙烯每次 1.0g/kg 加 20% 山梨醇 50 ~ 100mL 口服或灌肠，每 2 ~ 3h 一次；上述措施无效，血 K^+ 仍 >6.5mmol/L 时应透析治疗；②低钠血症：一般为稀释性，体内钠总量并未减少，因此仅在 <120mmol/L 或虽在 120 ~ 130mmol/L 间但有低钠症状时补给。补钠量（mmol）=（130– 所测 Na^+ 浓度）×0.6× 体重（kg），折合 3% 氯化钠（mL）=（130–Na^+）× 体重（kg），或 5% 碳酸氢钠（mL）=（130–所测 Na^+ 浓度）×0.85× 体重（kg），可相互配合使用，先补一半后，酌情再补剩余量；③低钙血症与高磷血症：补钙用 10% 葡萄糖酸钙 1 ~ 2mL/（kg・d）（<20mL），高磷血症应限含磷食物，并可服用氢氧化铝 6mg/（kg・d）或磷酸钙 20 ~ 40mg/（kg・d）；④代谢性酸中毒：轻度酸中毒不必过分强调补碱，当 pH <7.20、HCO_3^-<15mmol/L 或有症状时应纠酸至 HCO_3^- 为 17mmol/L，5% 碳酸氢钠（mL）：（17– 所测 HCO_3^- 浓度）×0.85× 体重（kg），也可先纠一半，余量酌情后补。

（5）促蛋白合成激素：苯丙酸诺龙 25mg/d，每周 1 ~ 2 次。

（6）肾脏保护及修复促进药物：如大剂量维生素 E、促肝细胞生长因子、胰岛素样生长因子、表皮生长因子、甲状腺素以及冬虫夏草等中药。

（7）透析治疗：可行血液透析或腹膜透析，ARF 时透析的指征为：①血钾 >6.5mmol/L；②血 BUN>100mg/dL（357mmol/L）；③血肌酐 >5mg/dL（442mmol/L）；④严重酸中毒，血 HCO_3^-<12mmol/L；⑤严重水中毒、心力衰竭及肺水肿等；⑥高分解代谢型肾衰竭，少尿 2 天以上。

2. 多尿期的治疗

（1）防治水电解质失衡补液要多，防止低血钾及低血钠。

（2）防治感染。

（3）加强营养，纠正贫血。

3. 恢复期的治疗　应注意休息，补充营养并坚持随访肾功能与影像学变化，直至完全正常。

4. 原发病的治疗　对肾小球疾病及间质小管疾病、肾血管疾病所引起的急性肾衰竭，还应针对原发病进行治疗。

二、慢性肾衰竭

慢性肾衰竭（chronic renal failure，CRF）是指各种原因造成的慢性进行性肾实质损害，呈进行性不可逆转的肾小球滤过率下降，导致氮质血症、代谢紊乱和各系统受累的临床综合征。当进展到需肾透析或移植方可维持生命时称为终末期肾病（end stage renal disease，ESRD）。CRF 小儿中的发生率国内尚无确切数据，国外报道为每百万人口中 4 ~ 5 人。

（一）病因

慢性肾衰竭的病因以各种原发性及继发性肾小球肾炎占首位，其次为泌尿系统先天畸形（如肾发育不良、先天性多囊肾、膀胱输尿管反流等）及遗传性疾病（如遗传性肾炎、肾髓质囊性病、Fanconi 综合征等）。全身性系统疾病中以肾小动脉硬化、高血压及结缔组织病等多见。近年来肾间质小管损害引起的 CRF 也逐渐受到人们的重视，糖尿病肾病、自身免疫性与结缔组织疾病及肾损害引起的 CRF 也有上升趋势。Topel 统计欧洲 37 个肾移植中心总结 286 例 <15 岁儿童肾移植病例其终末期肾病的分布：慢性肾小球肾炎 52.3%，慢性肾盂肾炎 20.8%，遗传性肾病 8.0%，血管性肾病 4.5%，多囊肾 3.0%，药物性肾病 2.4%，先天性肾发育不全 1.6%，其他（包括胱氨酸沉积症、草酸盐沉积症、Alport 综合征及溶血尿毒综合征）7.4%。然而，要注意到，反流性肾病是小儿终末期肾衰的重要原因之一。结合 20 世纪 70 年代中期起的国外统计资料，也发现由获得性肾小球疾病引起的慢性肾功能不全逐渐减少，取而代之占主导地位的是先天性和遗传性肾脏疾病。后者在发达国家所占的比例高，而在发展中国家所占的比例相对低。

（二）发生机制

有关慢性肾衰竭的发病机制，历年来先后提出过“尿毒症毒素学说”“矫枉失衡学说”“肾小球高滤过学说”“脂肪代谢紊乱学说”以及“肾小管高代谢学说”等，晚近又有人提出“蛋白尿学说”“慢性酸中毒学说”以及高蛋白饮食、肾内低氧对肾功能的影响等。加强 CRF 的发病机制、重视延缓 CRF 病程进展的研究，已成为重要课题。

1. 健存肾单位的血流动力学改变　肾单位受损或失用后，剩余健全的肾单位一系列适应性改变即负担起全肾功能性代偿及小球、小管各部分间的适应，部分健存肾单位功能高于正常，引起单个肾单位的肾小球滤过率增高，肾小球毛细血管压力增加，内皮细胞增生，系膜区基质增多，小球体积增大，逐步出现肾小球硬化。

2. 矫枉失衡学说　20 世纪 60 年代末、70 年代初，Bricker 等根据 CRF 的一系列临床和实验研究结果，提出了矫枉失衡学说（trade-off hypothesis）。这一学说认为，CRF 时体内某些物质的积聚，并非全部由于肾清除减少所致，而是机体为了纠正代谢失调的一种平衡适应，其结果又导致新的不平衡，如此周而复始，造成了进行性损害，成为 CRF 患者病情进展的重要原因之一。CRF 时甲状旁腺素（parathyroid hormone，PTH）升高造成的危害是本学说最好的证据。随着 CRF 降低，尿磷排泄量减少，引起高磷血症。由于血清中钙磷乘积的升高，一方面使无机盐在各器官（包括肾脏）沉积，出现软组织钙化；另一方面，低钙血症又刺激了 PTH 的合成物及细胞因子产生（如 TGF-β_1），导致细胞外基质进行性积聚；抑制细胞外基质的降解；因引起肾小球高滤过而加重蛋白尿；促进肾小管上皮细胞氨的产生，后者又通过激活补体引起肾损伤；促进肾小管上皮细胞钠的重吸收，增加肾组织氧耗，引起肾组织氧供相对不足，加重肾损害。

（三）临床表现

1. 电解质、酸碱代谢失常

（1）水代谢：早期由于浓缩功能减退，尿量不减少或反而增多，晚期尿量才有减少，终末期可发展到无尿。患者对水代谢调节能力减退，当水分摄入过多时，易在体内潴留并形成稀释性低钠血症，摄入过少时也易引起体内水分不足。

（2）钾代谢：有高钾血症趋势，细胞内钾的积聚与 Na^+-K^+-ATP 酶活力下降有关。高钾血症可随外伤、手术、麻醉、输血、酸中毒及突然更改饮食等而加剧，慢性肾衰时血钾升高是一方面，但总体钾的存储量仍降低，所以保持钾的正常平衡仍是重要。

（3）钠代谢：CRF 可以维持钠正常平衡状态相当长时间，这与健存肾单位及利钠激素等体液因子有关。

①钠消耗型：盐分丢失型肾病因细胞外液的缩小及低血压等均有钠的丢失。很多疾病可引起盐分丢失，如肾盂肾炎、肾髓质囊性病、肾积水及间质性肾炎等，这类患者的集合管往往不能吸收运输过来足

够量的钠盐而出现低钠。

②钠潴留型：当摄入钠过多时，不能正常排泄以致钠潴留，体内细胞外容量增加，发生高血压、肺充血与心脏扩大，甚至心力衰竭。

（4）酸碱平衡：慢性肾衰患者早期肾小管合成氨的代偿能力未全丧失，可动员体内其他缓冲系统来代偿代谢性酸中毒，如呼吸系统，组织代偿如骨盐的丢失等。当病情进展，健存肾单位进一步减少，GFR<20mL/min 时肾脏排泄有机酸能力下降，排氨能力减低，引起酸中毒。当血 pH<7.25 时要警惕合并酮症酸中毒。

（5）其他电解质：慢性肾衰患者不能充分排泄氯离子，高氯血症与钠浓度成正比；血钙浓度往往降低，慢性肾衰患者常能忍受低血钙而不致搐搦，这些患者的肠道钙的吸收能力下降，口服活性维生素 D 可提高血钙浓度；当 GFR<20mL/min 时，血镁可升高，尿排泄镁减少。患者多数无症状，不需处理。当血镁较高（>2mmol/L）有临床症状时则可应用排钠利尿剂，促镁排出，纠正脱水，必要时给透析疗法。GFR<20mL/min 时，血磷升高较明显，病情进展到肾脏排磷进一步减少。

2. 血管系统

（1）高血压：常见原因有：① GFR 下降、NO 分泌减少，使 VDML 血管减低的髓脂质下降，引起细胞外容量增加，心搏出量增加，继而外周阻力增加，血管壁增厚；②肾素 - 血管紧张素 - 醛固酮系统活跃，肾素分泌过多。

（2）心包炎：尿毒性心包炎似由不明的生化物质、尿酸沉积及代谢异常所引起。属纤维性心包炎，有渗出、出血，可闻及心包摩擦音，偶发生心包填塞。

（3）心肌病：可在晚期出现，有不同程度的心肌肥厚，间质纤维化，心肌钙化，草酸盐沉积。临床表现心脏扩大，心输出量减少，各种心律失常。

3. 胃肠系统　胃纳减退，常见有呕吐及恶心等症状，加重了水、盐代谢及酸碱平衡紊乱，负氮平衡加剧，对钙的吸收下降。另外消化道出血也较常见，由于黏膜有弥散性小出血点炎症及溃疡引起。

4. 精神神经症状　乏力、失眠、激惹、压抑、记忆力减退或反抗心理行为。尿毒症伴有继发性甲状旁腺功能亢进时可使脑细胞钙离子浓度增高，出现不正常脑电图。临床可有谵妄、木僵，甚至昏迷。周围神经症状如痛性肢体麻痹，深腱反射消失，肌肉软弱、痉挛甚至感觉消失，被认为与体内中分子物质积聚有关。

5. 血液系统

（1）贫血：呈正血色素、正细胞性贫血，随肾功能减退而加剧。主要由于肾脏产生促红细胞生成素减少有关；其次为红细胞寿命缩短，饮食中铁及叶酸摄入不足也参与一定因素。另外，中性粒细胞趋化性改变，淋巴细胞功能受抑制，免疫功能降低。

（2）出血倾向：可有鼻出血，损伤后出血不止。消化道出血与出血时间延长、血小板功能异常、黏附聚集能力降低及第三因子释放减少有关。

6. 糖、蛋白及脂肪代谢障碍　CRF 时肾脏清除胰岛素能力减退，血中胰岛素升高。慢性肾衰患者一般都有负氮平衡、血浆及细胞内游离氨基酸谱异常及低白蛋白血症。血三酰甘油增高，低密度脂蛋白增高，高密度脂蛋白降低，可能与脂蛋白酯酶及肝酯酶活性下降有关。

7. 其他　GFR 降到一定程度时可有高尿素血症及高尿酸血症，皮肤有瘙痒，伴色素沉着，身上散发一股尿毒症臭味，与尿素分泌增加排出减少有关。CRF 患者由于营养不良，免疫功能低下，易罹患各种感染。小儿由于摄入不足及内分泌紊乱等因素可有生长发育迟缓，或发生肾性佝偻病。

（四）诊断与鉴别诊断

慢性肾衰到晚期各种症状明显时容易诊断，重要的是认识早期的慢性肾衰竭，设法延缓肾功能进行性恶化。慢性肾衰分期：①肾功能不全代偿期：血肌酐为 110 ~ 177μmol/L（1.2 ~ 2mg/dL），GFR 剩余 50% ~ 80%，无临床症状；②肾功能不全失代偿期（氮质血症期）：血肌酐为 178 ~ 445μmol/L（2 ~ 5mg/dL），GFR 剩余 25% ~ 50%，可有轻度贫血、酸中毒、夜尿及乏力；③肾衰竭期（尿毒症期）：Cr 为 446 ~ 707μmol/L（5 ~ 8mg/dL），GFR 剩余 10% ~ 25%，有明显消化道症状及贫血体征，可有代谢性酸中毒及钙、磷代谢异常；④终末期肾病：Cr 大于等于 708μmol/L（8mg/dL），GFR 剩余小于 10%，有各种尿毒症症状，包括消化、神经及心血管各系统功能异常，水、盐代谢紊乱，酸碱失衡明显，严重贫血。

目前临床上多使用慢性肾脏疾病（chronic kidney disease，CKD）概念，CKD 的定义：①肾损害（病理、血、尿及影像学异常）≥ 3 个月；② GFR<60mL/（min·1.73m^2），持续时间≥ 3 个月。具有以上两条的任何一条者，就可以诊断为 CKD。CKD 分期为：1 期 GFR >90mL/（min·1.73m^2）；2 期 GFR 60 ~ 89mL/（min·1.73m^2）；3 期 GFR 30 ~ 59mL/（min·1.73m^2）；4 期 GFR 15 ~ 29mL/（min·1.73m^2）；5 期 GFR<15mL/（min·1.73m^2）。5 期即为尿毒症期。

引起 CRF 病因多种，如由肾小球疾病引起者多有水肿，尿液异常者较易诊断。但部分患者症状隐匿，无明显肾脏疾病史。某些症状如纳差、不爱活动、夜尿或遗尿等症状无特异性。也有因贫血待查、难治性佝偻病、生长发育迟缓以及多饮多尿而来就诊者，则需经仔细的体检、尿液检查（包括比重）及血生化肾功能等测定以及时检出 CRF，并尽量寻找病因。如由泌尿系先天性畸形的肾发育不良、多囊肾及遗传性疾病如 Alport 综合征引起的肾衰，发病年龄较早。1 ~ 2 岁即出现症状。常无水肿，以身材矮小及肾性骨病较多见。肾小球疾病引起的 CRF 多见于较大儿童，常 >5 岁，可伴贫血、高血压及水肿，有中等量蛋白尿、血尿及低比重尿，或并发继发性尿路感染。肾衰的急性发作尚需与急性肾衰竭相鉴别。两者的临床表现相似，病因及诱因也有部分相同，但大多数急性肾衰预后良好，少部分患者恢复期后可逐渐发展到 CRF。由于先天性或遗传性肾脏疾病而致慢性肾功能不全的，小儿明显多于成人，并且小儿以先天泌尿系统发育异常为多，而成人的先天性或遗传性肾脏疾病则主要见于先天性多囊肾。

（五）治疗

虽然造成慢性肾功能不全的一些原发病尚无特异治疗，但有相当一部分因素引起的肾功能损害是可逆的，如感染、尿路梗阻、脱水及有效循环血量的减少等，及时去除诱因，肾功能仍有部分或全部恢复的可能。有些治疗能延缓慢性肾功能不全的发展。鉴于经济的原因，目前国内仅少数单位开展肾脏替代治疗，对于小儿慢性肾衰竭的治疗，多为对症处理，因此，重点应做到早期诊断，明确病因，纠正代谢紊乱，防治并发症，避免引起肾功能急剧恶化的诱因发生等。

1. 饮食疗法　低蛋白摄入为传统疗法，因肾功能减退到一定程度时不能有效排出蛋白分解产物，高蛋白饮食必然加重氮质血症。但小儿处于生长发育阶段，故需供给一定量优质蛋白质（必需氨基酸含量较高食物），减少植物蛋白摄入。根据 GFR 下降程度计算摄入蛋白质的量为与 0.5 ~ 1.5g/（kg·d）。主食以麦淀粉、红薯、芋艿及土豆等含蛋白较低的食物替代部分米、面，有利于促进肠道内尿素氮的吸附，后由大便排出。蔬菜、水果一般不予限制。有高钾血症时避免水果过分摄入。补充必需氨基酸并配合低蛋白饮食，摄入体内后可利用含氮代谢产物，促进蛋白质合成，减轻氮质血症，维持正氮平衡。常用的口服有肾灵片（含 9 种必需氨基酸）也称开同片（ketosteril），静脉滴注的有肾必氨（含 9 种必需氨基酸）注射液。

2. 纠正水、电解质紊乱及酸碱平衡失调　对有水肿、高血压、心功能差及少尿、无尿者应严格限制摄入量。当有吐、泻或消化道失血等脱水、休克现象应即予以纠正，以保证肾小球的有效肾血流量及滤过率。对慢性肾衰患者均需适当限制钠盐的摄入，成人不超过 5g/d，小儿依次酌减。对伴有稀释性低钠血症，如血钠不低于 120mmol/L，无临床症状者，一般不需补钠。血钠 <120mmol/L 伴有低钠症状时可口服氯化钠 2 ~ 4g/d，或用氯化钠静脉滴入。计算公式按（130- 患者的血钠毫当量数）×0.6× 千克体重 = 所需钠毫克当量数。常用为 3% NaCl，1mL 3% NaCl 含钠 0.5mmol，先给总量的 1/2，以后根据血压、心脏及复查血钠决定是否再补。尿毒症时血钾常在正常高限，若血钾 >6.0mmol/L，则需予以治疗。常用药物有 10% 葡萄糖酸钙每次 0.5 ~ 1mL/kg，静脉缓注，或 5% 碳酸氢钠每次 3 ~ 5mL/kg，静脉滴注。当血钾 >6.5mmol/L，或心电图有高血钾心肌损害时需给透析治疗。轻度酸中毒不予处理。当 TCO_2<13mmol/L 伴临床症状时应予治疗。口服 Shohl 氏溶液 [枸橼酸 70g 加枸橼酸钠 50g，以蒸馏水冲到 500mL，1mL 含 1mmol Na，按钠 2 ~ 3mmol/（kg·d）给予]。或用 5% $NaHCO_3$ 静脉滴注，按下面公式（30- 缓注实测得的 TCO_2 数）×0.5× 千克体重 = 所需的 5% $NaHCO_3$ 毫升数。先给 1/2 ~ 2/3 量，

以后根据血压、水肿程度、心功能及 TCO_2 和随访的数据决定是否需继续纠正酸中度。高磷血症应限制磷的摄入和使用结合剂，常用药物为碳酸钙。适当补充铁、锌，避免铝的摄入。

3. 各系统症状处理

（1）肾性骨病：定期监测血钙、血磷，并防止甲状腺功能过度亢进及骨骼外钙化治疗。控制高血磷，使用磷结合剂：补充钙盐，如碳酸钙、乳酸钙或葡萄糖酸钙，同时加用活性维生素 D_3，常用有双氢速固醇，或 1，25（OH）$_2D_3$（Rocaltrol），剂量每日 1 次 0.25 μg/ 片，逐渐过渡到隔日 1 次或每周 2 次口服。每 2 周随访血钙，当血钙达 11mg/dL（2.75mmol/L）时应减量或停服。

（2）控制高血压：慢性肾衰高血压的基本处理原则为延缓肾衰的进展，其多数为容量依赖性，故需限制钠的摄入和使用利尿剂。常用药物有双氯噻嗪、氯噻酮及肼屈嗪等。当 Ccr<15mL/（min·1.73m^2）时，一般利尿药往往疗效不高，可应用呋塞米，剂量由小到大，逐渐递增。降压药常用为血管紧张素转换酶抑制剂（ACEI）中的蒙诺（福辛普利 fosinopril）或贝那普利（benazepril），此类药可扩张出入球小动脉，但出球小动脉扩张更明显，从而使肾小球内压力降低，有利于延缓肾小球病变的进展，减少蛋白尿。β 受体阻滞剂通过抑制肾素而减少醛固酮分泌和水、钠潴留，起到降血压作用；临床应用的药物有普萘洛尔及阿替洛尔（苯氧胺）等。钙拮抗剂是使 L 型钙通道活性降低，抑制钙离子进入血管平滑肌细胞，使血管平滑肌张力降低，全身动脉扩张，血压下降；临床常用药物有硝苯地平（心痛定）及维拉帕米等。已证明控制了高血压的慢性肾脏病患者其 GFR 下降速度低于未控制血压的患者。

（3）贫血与出血：自从 20 世纪 80 年代应用重组人红细胞生成素（γHuEPO）治疗 CRF 患者的慢性贫血以来，基本上可使大多数患者不再接受输血。剂量为 50 ~ 100U/（kg·次），隔天一次皮下注射。血细胞压积上升到 35% 时减为每周 2 次，使其维持在 35% ~ 40% 左右，注意该药可使血黏度增加，血压升高。治疗期间需随访血清铁及转铁蛋白饱和度等各种参数。及时供应铁剂、叶酸及维生素 B_{12} 等。有出血严重者给予小量新鲜血或血浆。透析疗法可改善血小板功能和血小板第三因子的释放，有助于减少出血。严重出血时可酌用抗纤溶止血剂。

（4）防止小管、间质损伤：肾小管受损重要原因之一是氨产生增加，可激活 C_3 直接引起肾间质炎性反应。给予碳酸氢钠碱性药物时则尿中产氨下降，尿蛋白减少，理论上碱性药物有保护小管、间质受损的作用。

第七章

造血系统疾病

第一节 小儿造血和血液特点

一、小儿造血特点

造血器官起源于中胚叶，包括肝、脾、骨髓、胸腺和淋巴等器官。小儿造血可分为胚胎期造血和出生后造血。

（一）胚胎期造血

胚胎期造血是一个动态过程，开始于卵黄囊，然后在肝、脾、胸腺及淋巴结，最后在骨髓，因此形成3个不同的造血期。

1. 中胚叶造血期　于胚胎第10 ~ 14天，卵黄囊是妊娠3 ~ 6周红细胞生成的主要部位，以维持胚胎的活性直至肝开始造血。

2. 肝脾造血期　在胚胎第6 ~ 8周开始肝造血，4 ~ 5个月达高峰，6个月后消退，约于初生时停止。约在胚胎第8周脾开始造血，同期胸腺和淋巴结开始有造淋巴细胞功能，淋巴结为终生造淋巴细胞和浆细胞的器官。

3. 骨髓造血期　在胚胎第6周开始出现骨髓，但其造血功能在第4个月才开始，并迅速成为主要的造血器官，直至出生2 ~ 5周后骨髓成为唯一的造血场所。胚胎期造血的3个阶段并不是截然分开的，而是相互交错，此消彼长。

（二）出生后造血

出生后主要是骨髓造血，淋巴组织产生淋巴细胞，特殊情况下可出现骨髓外造血。

1. 骨髓造血　出生后骨髓是生成红细胞、粒细胞和巨核细胞的唯一器官，同时也生成淋巴细胞和单核细胞。婴幼儿全部骨髓均含红髓，5 ~ 7岁后长骨中开始出现脂肪细胞（黄髓）浸润，随着年龄增长，黄髓逐渐增多，而红髓相应减少，年长儿和成人期红髓仅限于脊柱、肋骨、胸骨、骨盆、颅骨、锁骨、肩胛骨及长骨近端，但黄髓仍有潜在造血功能，当造血需要增加时，可转变为红髓而恢复造血功能。小儿在出生后头几年因缺少黄髓而造血代偿能力低，故当骨髓造血功能紊乱或溶血严重等造血需要增加时，易发生骨髓外造血或骨髓造血衰竭。

2. 淋巴器官造血　出生后胸腺、脾脏和淋巴结继续产生淋巴细胞，其中胸腺产生T细胞，淋巴结产生B淋巴细胞。在贫血时，脾和淋巴结可恢复胎儿期造血。

3. 骨髓外造血　在正常情况下，髓外造血极少。在婴幼儿遇到感染性贫血或溶血性贫血等造血需要增加时，由于骨髓造血代偿能力低，其肝、脾及淋巴结可随时适应需要，恢复到胎儿时的造血状态，导致肝、脾和淋巴结肿大，外周血中可出现有核红细胞或（和）幼稚中性粒细胞。这是小儿造血器官的一种特殊反应，称为“骨髓外造血”。当病因除去后，又可恢复正常的骨髓造血（专家点评：骨髓外造血的肝脾淋巴结增大的进展及程度，有助于相应疾病的鉴别）。

二、血液特点

小儿血象有明显的年龄特征，故需熟悉各年龄阶段的正常血象。

（一）红细胞数和血红蛋白量

出生时红细胞数为$(5.0 \sim 7.0) \times 10^{12}$/L，血红蛋白量为150～220g/L，未成熟儿可稍低。出生后6～12小时因进食少和不显性失水，其红细胞和血红蛋白量比出生时高，此后才开始下降。至2～3个月时红细胞数降至最低点约为3.0×10^{12}L左右，血红蛋白降至100g/L左右，出现轻度贫血，为“生理性贫血”，呈自限性经过。3个月后，红细胞数和血红蛋白量又缓慢增加，约于12岁时达成人水平。

（二）白细胞数及分类

初生时白细胞数为$(15 \sim 20) \times 10^9$/L，出生后6～12小时达$(21 \sim 28) \times 10^9$/L，然后逐渐下降，1周后平均为12×10^9/L，6～12个月维持在10×10^9/L左右，8岁后接近成人水平。初生时中性粒细胞占0.60～0.65，淋巴细胞占0.30～0.35。出生后4～6天两者比例相等，曲线第一次交叉学龄前期中性细胞逐渐增加，4～6岁时两者比例又相等，形成第二次交叉。以后中性粒细胞逐渐增多，与成人相似。初生儿末梢血液中亦可出现少量的幼稚中性粒细胞，数天内即消失。

（三）血小板数

与成人相似，为$(100 \sim 300) \times 10^9$/L。

（四）血容量

新生儿血容量约占体重的10%，儿童血容量占体重的8%～10%，成人血容量占体重的6%～8%。

第二节　小儿贫血概述

一、贫血定义和分度

（一）贫血的定义

贫血是指外周血液中单位体积血液内红细胞、血红蛋白或血细胞比容低于正常值。一般小儿贫血血红蛋白标准以海平面为标准：新生儿期<145g/L，1～4个月<90g/L，4～6个月<100g/L，6个月～6岁<110g/L，6～14岁<120g/L。海拔每升高1 000m，血红蛋白上升4%。

（二）贫血的分度

根据外周血Hb含量分为4度：正常值低限至90g/L，轻度；60～90g/L，中度；30～60g/L，重度；<30g/L，极重度。

新生儿Hb值120～145g/L者为轻度，90～120g/L者为中度，60～90g/L者为重度，<60g/L者为极重度。

二、贫血的分类

（一）病因分类

可分为红细胞或血红蛋白生成不足、溶血性贫血和失血性贫血三大类。

1. 红细胞和血红蛋白生成不足

（1）缺乏造血物质：如缺铁性贫血、营养性巨幼细胞贫血、维生素B_6缺乏、铜缺乏、维生素C缺乏等。

（2）骨髓造血功能障碍：再生障碍性贫血、单纯红细胞再生障碍性贫血等。

（3）红细胞生成素不足：慢性炎症性疾病、慢性肾疾病、甲状腺功能减退、垂体功能低下、蛋白质缺乏、氧亲和力下降的血红蛋白病。

（4）其他：铅中毒、铁粒幼细胞性贫血、红细胞生成性原卟啉症、白血病、恶性淋巴瘤等。

2. 溶血性贫血

（1）红细胞内在缺陷。

1）红细胞膜结构缺陷，遗传性球形红细胞增多症、遗传性椭圆形红细胞增多症等。

2）红细胞酶缺乏，葡萄糖 –6– 磷酸脱氢酶缺乏症、丙酮酸激酶缺乏症等。

3）血红蛋白合成及结构异常：①珠蛋白肽链量的异常，地中海贫血（珠蛋白生成障碍性贫血）；②珠蛋白肽链异常，血红蛋白病等。

（2）红细胞外在因素：免疫性疾病如 Rh 同种免疫性溶血、A 或 B 同种免疫性溶血、自身免疫性溶血性贫血、药物所致免疫性溶血性贫血等，非免疫性因素如物理化学物质、感染、毒素等。

3. 失血性贫血 急性失血性贫血如创伤性大出血、出血性疾病等；慢性失血性贫血如溃疡病、钩虫病、过敏、肠息肉等。

（二）按形态分类

根据平均红细胞容积（MCV）、平均红细胞血红蛋白量（MCH）、平均红细胞血红蛋白浓度（MCHC）分 4 类（表 7–1）。

表 7–1 贫血的形态分类

项目	MCV（fl）	MCH（pg）	MCHC（%）
正常值	80~94	28~32	32~38
大细胞性	>94	>32	32~38
正细胞性	80~94	28~32	32~38
单纯小细胞性	<80	<28	32~38
小细胞低色素性	<80	<28	<32

三、诊断要点

（一）发病年龄

小儿时期的贫血注意年龄特点，出生后即有严重贫血者要考虑产前、产时或产后失血；出生后 24 小时内出现贫血伴有黄疸者，应考虑新生儿溶血症；婴儿期贫血者多考虑营养缺乏性贫血、遗传性溶血性贫血；儿童期发病者多考虑慢性出血性贫血、再生障碍性贫血、其他造血系统疾病、全身性疾病引起的贫血。

（二）性别和籍贯

我国南方地区常见有 6– 磷酸葡萄糖脱氢酶（G–6–PD）缺乏，主要为男性；地中海贫血亦发生在南方等。

（三）病程经过和伴随症状

起病急、病程短者，提示急性溶血或急性失血；起病缓慢者，提示营养性贫血、慢性失血、慢性溶血等。如伴有黄疸和血红蛋白尿提示溶血；伴有呕血、便血、血尿、瘀斑等提示出血性疾病；伴有神经和精神症状如嗜睡、震颤等提示维生素 B_{12} 缺乏；伴有骨病提示骨髓浸润性病变，肿瘤性疾病多伴有发热、肝脾及淋巴结肿大。

（四）喂养史

1 岁内单纯乳类喂养而添加辅食不及时，幼儿及年长儿饮食质量差或搭配不合理，则易致缺铁性贫血；而单纯母乳或羊乳喂养未及时添加辅食者，易患营养性巨细胞性贫血。详细询问喂养方式及饮食的质与量，对贫血的诊断和病因分析有重要意义。

（五）既往史及家族史

有无钩虫病等寄生虫病史；有无与贫血相关的疾病如消化系统疾病、慢性肾病、严重结核、慢性炎症性疾病等；有无服用氯霉素、磺胺等药物，影响造血系统。此外，还需询问家族中有无与遗传相关的贫血。

（六）体格检查

1. 生长发育　慢性贫血可见生长发育障碍。重型 β–地中海贫血表现有特殊面容，如颧、额突出，眼距宽，鼻梁低，下颌骨较大等。

2. 营养状况　营养不良，常伴有慢性贫血。

3. 皮肤、黏膜　皮肤和黏膜苍白的程度一般与贫血程度成正比。长期慢性贫血者皮肤呈苍黄，甚至古铜色；反复输血皮肤可见色素沉着。贫血伴有皮肤、黏膜出血点或瘀斑，需排除出血性疾病和白血病，伴有黄疸者应注意溶血性贫血。

4. 指甲和毛发　缺铁性贫血患儿指甲菲薄、脆弱，严重者扁平甚至呈匙形反甲。巨幼细胞性贫血者头发细黄、干稀、无光泽，有时呈绒毛状。

5. 肝脾和淋巴结肿大　这是婴幼儿贫血常见的体征。肝脾轻度大多提示髓外造血；如肝脾明显大其以脾大为主者，多提示遗传性溶血性贫血。贫血伴有明显淋巴结肿大者，应考虑造血系统恶性疾病如白血病、恶性淋巴瘤等。

（七）辅助检查

1. 血常规　这是最基本的一项检查，根据红细胞计数和血红蛋白含量可帮助判断有无贫血及其严重程度，根据 MCV 可作形态分类帮助查找病因。白细胞计数和血小板计数可协助诊断或初步排除造血系统其他疾病及感染性疾病所致的贫血。

2. 红细胞形态　这是一项简单且重要的检查方法。仔细观察血涂片中细胞大小、形态及染色情况，对贫血的诊断有很大启示。如红细胞较小、染色浅、中央淡染色区扩大，多提示缺铁性贫血；红细胞呈球形，染色深提示遗传性球形细胞增多症；红细胞大小不等、染色浅并有异性、靶形和碎片者，多提示地中海贫血；红细胞形态正常则见于急性溶血或骨髓造血功能障碍。还可同时观察血涂片中白细胞和血小板的形态和数量的改变，对判断贫血的原因也有帮助。

3. 网织红细胞计数　可反映骨髓造红细胞的功能。增多提示骨髓造血功能活跃，可见于急慢性溶血或失血性贫血；减少则提示造血功能低下，可见于再生障碍性贫血、部分营养性贫血等。此外，在治疗过程中定期检查网织红细胞计数，有助于判断疗效，如缺铁性贫血经合理的治疗后，网织红细胞在 1 周左右即开始增加。

4. 骨髓检查　对某些贫血的诊断具有决定性意义（如白血病、再生障碍性贫血、营养性巨幼红细胞性贫血）。骨髓活检对白血病、转移瘤等骨髓病变具有诊断价值。

5. 血红蛋白分析检查　如血红蛋白碱变性试验、血红蛋白电泳、包涵体生成试验等，对地中海贫血和异常血红蛋白病的诊断有重要意义。

6. 红细胞脆性试验　脆性增高见于遗传性球形细胞增多症等；减低则见于地中海贫血等。

7. 特殊检查　需了解红细胞酶活力测定对先天性红细胞酶缺陷所致的溶血性贫血有诊断意义；抗人球蛋白试验可以协助自身免疫性溶血的诊断；血清铁、铁蛋白、红细胞游离原卟啉等检查可以分析体内铁代谢情况；基因分析有助于遗传相关的贫血诊断等。

四、治疗要点

（一）消除病因

这是治疗贫血的关键。对病因尚未明了的贫血应积极寻找病因。

（二）一般疗法

加强护理、预防感染、注意饮食质量与搭配等。

（三）药物治疗

针对贫血的病因，选择有效的药物治疗，如铁剂治疗缺铁性贫血；维生素 B_{12} 和叶酸治疗营养性巨幼细胞贫血；肾上腺皮质激素治疗自身免疫性溶血贫血和先天性纯红细胞再生障碍性贫血等。

（四）输血

长期慢性贫血而代偿功能良好的患者，可不必输红细胞。当贫血引起心功能不全时，输红细胞是抢救措施，应注意输注量和速度，贫血重者浓缩红细胞按每次 10mL/kg 计量，速度不应过快，以免引起心力衰竭和肺水肿；对于贫血合并肺炎的患儿，每次输注量以 5 ~ 6mL/kg 为宜。输入浓缩红细胞 10mL/kg，约提高血红蛋白 10g/L。

（五）造血干细胞移植

这是目前治疗一些遗传性溶血性贫血和再生障碍性贫血等的有效方法。

（六）并发症治疗

婴幼儿贫血易合并急、慢性感染，营养不良、消化紊乱等，应予积极治疗，同时还应考虑贫血与并发症的相互影响的特点。

第三节　营养性贫血

营养性贫血是一组由于各种原因导致造血原料供应不足，红细胞及血红蛋白低于正常的血液系统疾病。本节主要讨论常见的营养性缺铁性贫血及巨幼红细胞性贫血。

一、营养性缺铁性贫血

营养性缺铁性贫血是体内铁缺乏导致血红蛋白合成减少的一种贫血。临床上以小细胞低色素性贫血、血清铁蛋白减少和铁剂治疗有效为特点。缺铁性贫血是小儿最常见的一种贫血，以 6 ~ 24 个月婴幼儿发病率最高，是我国重点防治的小儿常见病之一。

（一）病因

1. 先天储铁不足

早产、双胎、胎儿失血和孕母患严重缺铁性贫血等均可使胎儿储铁减少。

2. 铁摄入不足

这是营养性缺铁性贫血的主要原因。

3. 生长发育因素

婴儿期发育较快，如不及时添加含铁丰富的食物，则易致缺铁。

4. 铁的吸收障碍

食物搭配不合理可影响铁的吸收。慢性腹泻可致铁吸收不良且从粪便排出的铁也增加。

5. 铁的丢失过多

长期慢性失血可致贫血，如肠息肉、梅克尔憩室、膈疝、钩虫病等可致慢性失血；用不经加热处理的鲜牛奶喂养的婴儿可因对牛奶过敏而至肠出血。这些导致慢性出血的疾病均是铁丢失的原因。

（二）发病机制

铁的主要功能有合成血红蛋白、肌红蛋白，是构成人体内必需的酶，运转储存等。因此，缺铁对机体多系统造成影响。

1. 对血液系统的影响

缺铁时血红素形成不足，进而血红蛋白合成减少，故新生红细胞内血红蛋白含量不足，细胞质不足，细胞变小；而缺铁对细胞的分裂、增殖影响较小，因此，红细胞数量减少程度不如血红蛋白减少明显，从而形成小细胞低色素性贫血。

缺铁通常经过以下 3 个阶段：①铁减少期：此阶段体内储存铁已减少，但供红细胞合成血红蛋白的铁尚未减少；②红细胞生成缺铁期：此期储存铁进一步耗竭，红细胞生成所需的铁亦不足，但循环中血红蛋白的量尚未减少；③缺铁性贫血期：此期出现小细胞低色素性贫血，还有一些非造血系统的症状。

2. 对其他系统的影响

缺铁可影响肌红蛋白的合成。人体内有多种酶均含有与蛋白质结合的铁，这些含铁酶与生物氧化、组织呼吸、神经介质分解与合成有关，产生一系列非造血系统的临床表现。缺铁还可引起组织器官的异常及细胞免疫功能低下。

（三）诊断要点

1. 临床表现

任何年龄均可发病，以 6 个月 ~ 2 岁最多见。

（1）一般表现。开始常有烦躁不安或精神不振，易疲劳、不爱活动，食欲缺乏，皮肤黏膜逐渐苍白。年长儿可诉头晕、眼前发黑、耳鸣等。

（2）髓外造血表现。肝脾和淋巴结肿大，年龄越小，贫血越重，病程越久，肝脾大越明显。

（3）非造血系统症状。①消化系统症状，食欲缺乏，少数有异食癖，呕吐、口腔炎、舌炎，甚至萎缩性胃炎或吸收不良综合征。②神经系统症状，烦躁不安或萎靡不振，精神不集中、记忆力减退，智力多数低于同龄儿。③心血管系统症状，心率增快，心脏扩大，重者可发生心力衰竭。④因细胞免疫功能降低，常合并感染。可因上皮组织异常而出现反甲。

2. 辅助检查

（1）血象。Hb 降低比 RBC 数减少明显，呈小细胞低色素性贫血。外周血涂片红细胞大小不等，以小细胞为主，中央淡染区扩大。平均红细胞容积（MCV）<80fl，平均红细胞血红蛋白量（MCH）<26pg，平均红细胞血红蛋白浓度（MCHC）<0.32，红细胞宽度（RDW）升高。网织红细胞数正常或轻度减少。白细胞、血小板一般无异常。

（2）骨髓象。呈增生活跃，以中晚幼红细胞增生为主。各期红细胞均较小，胞质少，染色偏蓝，显示胞质成熟程度落后于胞核。粒细胞和巨核细胞系一般无明显异常。

（3）有关铁代谢的检查。

①血清铁蛋白（SF）：SF 值可在缺铁的 ID 期即已降低，IDE 和 IDA 期降低更明显，因而是诊断缺铁 ID 期的敏感指标。由于感染、肿瘤、肝和心脏疾病时 SF 明显升高，故当缺铁合并这些疾病时其 SF 值可不降低（此点需注意和隐匿性缺铁性贫血的鉴别）。

②红细胞游离原卟啉（FEP）：FEP 值增高是红细胞内缺铁的证据。若 SF 值降低，FEP 升高而未出现贫血，是缺铁 IDE 期的典型表现。

③血清铁（SI）、总铁结合力（TIBC）和转铁蛋白饱和度（TS）：这 3 项检查示反映血浆中铁含量，通常在缺铁的 IDA 期才出现异常，SI 和 TS 减低，TIBC 升高。SI 易受多种疾病影响，如感染、恶性肿瘤、类风湿关节炎等亦可降低。TIBC 生理变异小，在病毒性肝炎时可增高。TS<15% 有诊断意义。

④骨髓可染铁：红细胞内的铁粒细胞数，如 <15%，则提示储存铁减少，细胞外铁亦减少。这是一项反映体内储存铁的敏感且可靠的指标。

（四）鉴别诊断

主要与各种小细胞低色素贫血的鉴别（表 7–2），可根据各病临床特点和实验室检查特征加以鉴别。

表 7–2 小细胞低色素性贫血鉴别诊断

疾病	主要临床特征	网织红细胞	骨髓	SI	TIBC	TS	SF	FEP
缺铁性贫血	有缺铁原因（喂养不当史）	N/↓	内铁↓ 外铁↓	↓	↑	↓	↓	↑
地中海贫血	有家族史，地域分布，特殊面容，肝脾明显肿大，血涂片靶形红细胞，HbF、HbA，或 HbH、Hb Barts 升高	↑	铁粒幼细胞↑	↑	↓	↑	↑	↓
慢性炎症性贫血	慢性炎症史及相应临床表现，有时可仅为小细胞性	N/↓	铁粒幼细胞↓ 外铁↑	↓	↓	↓	↑	↑
铁粒幼红细胞贫血	顽固贫血铁剂治疗有效，个别病例母系 B_6 治疗有效主要临床特征	N/↓	外铁↑ 可见环状铁粒幼细胞	↑	N/↓		↑	↑

续　表

疾病	主要临床特征	网织红细胞	骨髓	SI	TIBC	TS	SF	FEP
肺含铁血黄素沉着症	发作性苍白、无力，咳嗽、痰中带血，X线胸片肺野中可见网点状阴影，痰和胃液中可找到含铁血黄素细胞	↑		↓	↑	↓		
铅中毒	红细胞中可见嗜碱性点彩，血清中铅含量增高，长骨端X线改变	↑	可见铁粒幼细胞		不定		↑	↑
转铁蛋白缺乏症	自幼贫血，1岁左右贫血严重，肝脾轻度大，铁剂治疗无效	↓	内铁↓ 外铁↓	↓	↓	↓	↓	
铜缺乏性	脂溢性皮炎，皮肤毛发色素少，浅表静脉扩张，自发性肋骨及干骺端骨折，精神发育障碍	白细胞减少，血铜蓝蛋白↓						

（五）治疗要点

1. 治疗原则

治疗原则为消除病因和补充铁剂。

（1）消除病因。对饮食不当者应合理安排饮食，纠正不合理的饮食习惯和食物组成。此外，如驱除钩虫、手术治疗肠道畸形、控制慢性失血等。

（2）铁剂治疗。

①口服铁剂：口服剂量以元素铁计算，一般为每天2～6mg/kg，分2～3次口服。最好在两餐之间服药，即减少对胃黏膜的刺激，有利于吸收；同时口服维生素C能促进铁的吸收。铁剂应继续用至血红蛋白正常水平后6～8周再停药，以补足铁的储存量。如口服3周仍无效，则应考虑是否有诊断错误或其他影响疗效的原因。

②注射铁剂：应慎用，常在不能口服铁的情况下使用。

铁剂治疗有效者2～4天后网织红细胞即可见升高，7～10天达高峰，2～3周后下降至正常；治疗1～2周后血红蛋白逐渐上升，通常于治疗3～4周达到正常。

2. 输血治疗

一般病例无须输红细胞。重症贫血并发心功能不全或明显感染者可输注浓缩红细胞，贫血越重，一次输注量应越小，速度越慢，以免加重心功能不全，血红蛋白<30g/L，每次输注浓缩红细胞5～10mL/kg，可同时用快速利尿剂。

（六）预防

做好卫生宣教工作，使家长认识到本病对小儿的危害性；提倡母乳喂养，及时添加含铁丰富且铁吸收率高的辅助食品，如肝、瘦肉、鱼等，合理搭配膳食。若以牛乳喂养，必须经加热处理，以减少因过敏引起肠道失血。婴幼儿食品可加入适量铁剂进行强化。对早产儿、低体重儿宜自1～2个月开始给予铁剂预防。

二、营养性巨幼细胞贫血

营养性巨幼细胞贫血是由于缺乏维生素B_{12}和（或）叶酸所致的一种大细胞性贫血，主要临床特点是贫血、神经精神症状、红细胞的胞体变大、骨髓中出现巨幼红细胞、维生素B_{12}和（或）叶酸治疗有效。

（一）病因

1. 维生素 B_{12} 缺乏

（1）储存和摄入量不足。孕妇缺乏维生素 B_{12}、单纯母乳喂养而未及时添加辅食者，偏食或仅进食植物性食物亦可出现维生素 B_{12} 存储不足。

（2）吸收和运输障碍。食物中维生素 B_{12} 的吸收是先与胃底部壁细胞分泌的糖蛋白结合成 B_{12} 糖蛋白的复合物后，由末端回肠黏膜吸收，进入血液循环后需与转钴蛋白结合，再运送到肝储存，此过程任何一个环节异常均可致维生素 B_{12} 缺乏。

2. 叶酸缺乏

（1）摄入量不足。

（2）药物作用。长期应用广谱抗生素，抗叶酸代谢药物如甲氨蝶呤、巯嘌呤等抑制叶酸代谢而致病。长期服用抗癫痫药物如苯妥英钠、苯巴比妥、扑痫酮等，也可致叶酸缺乏。

（3）吸收不良。慢性腹泻、小肠疾病、小肠切除等可致叶酸吸收障碍。

（4）代谢障碍。遗传性叶酸代谢障碍、某些参与叶酸代谢的酶缺陷可致叶酸缺乏。

（二）诊断要点

1. 临床表现

以 6 个月 ~ 2 岁多见，起病缓慢。目前尚不少见，包括城市患儿亦需要注意。

（1）一般表现。多呈虚胖或颜面轻度水肿，毛发纤细稀疏、黄色，严重者皮肤有出现血点或瘀斑。

（2）贫血表现。皮肤常呈蜡黄色，睑结膜、口唇、指甲等处苍白，偶有轻度黄疸；疲乏无力，常伴有肝脾大。

（3）精神神经症状。可出现烦躁不安、易怒等症状。维生素 B_{12} 缺乏者表现为表情呆滞、目光发直、对周围反应迟钝，嗜睡、不认亲人，少哭不笑，智力、动作发育落后甚至退步。重者可出现不规则震颤、手足无意识运动，抽搐、感觉异常、共济失调、踝阵挛和巴氏征阳性等。叶酸缺乏不发生神经系统症状，但可导致神经精神异常。

（4）消化系统症状。常出现较早，如厌食、恶心、呕吐、腹泻及舌炎等。

2. 辅助检查

（1）血象。呈大细胞性贫血，MCV>94fl，MCH>32pg。血涂片可见红细胞大小不等，以大细胞为主，易见嗜多色性和嗜碱点彩红细胞，可见巨幼变的有核红细胞，中性粒细胞呈分叶过多现象。网织红细胞、白细胞及血小板计数常减少。

（2）骨髓象。增生明显活跃，以红细胞系增生为主，粒、红系统均出现巨幼变，表现为胞体变大、核染色质粗而松、副染色质明显。中性粒细胞的胞质空泡形成，核分叶过多。巨核细胞的核有过度分叶现象。

（3）血清维生素 B_{12} 和叶酸测定。血清维生素 B_{12} 正常值为 200 ~ 800ng/L，<100ng/L 为缺乏。血清叶酸水平正常值为 5 ~ 6μg/L，<3μg/L 为缺乏。

（4）其他。血清乳酸脱氢酶（LDH）水平明显升高。维生素 B_{12} 缺乏者血清胆红素水平中等升高，尿甲基丙二酸含量增高。

（三）鉴别诊断

（1）营养性混合型贫血。血象中红细胞呈大细胞、低色素；骨髓象既有巨幼红细胞，又有血红蛋白化不良现象。

（2）红白血病。

（3）恶性贫血。多见于 40 岁以上患者，神经系统症状表现亚急性脊髓联合退行性变性，骨髓象显示巨红细胞并伴有病态白细胞及巨核细胞，可与该病相鉴别。

（4）黄疸性肝炎。少数患者出现黄疸、消化道症状、肝大、尿胆原阳性、血胆红素升高易误诊为黄疸性肝炎。

（5）骨髓增生异常综合征（MDS）。

（四）治疗要点

1. 一般治疗 注意营养，及时添加辅食；加强护理防治感染；震颤明显不能进食者可用鼻饲。

2. 消除病因

3. 维生素 B_{12} 和叶酸治疗

关键点如下。

（1）有精神神经症状者，予以维生素 B_{12} 治疗为主，若单用叶酸可有加重症状的可能。小剂量持续疗法：维生素 B_{12} 每次肌内注射 100μg，每周 2 ~ 3 次，连用数周，直至临床症状好转，血象恢复正常；或大剂量突击疗法：一次 500 ~ 1 000μg 肌内注射。

（2）当有神经系统受累表现时，可予以维生素 B_{12} 1mg/d，连续肌内注射 2 周以上。

（3）由维生素 B_{12} 吸收缺陷所致，每月肌内注射 1mg，长期应用。用维生素 B_{12} 治疗后 6 ~ 72 小时骨髓内巨幼红细胞可转为正常幼红细胞，精神症状 2 ~ 4 天后好转，网织红细胞 2 ~ 4 天开始增加，6 ~ 7 天达高峰，2 周后降至正常；精神神经症状恢复较慢。

叶酸口服剂量为 5mg，每天 3 次，连续数周至临床症状好转、血象恢复正常。同时口服维生素 C 有助于叶酸的吸收。服叶酸后 1 ~ 2 天食欲好转，骨髓中巨幼红细胞转为正常，2 ~ 4 天网织红细胞增加，4 ~ 7 天达高峰，2 ~ 6 周红细胞和血红蛋白恢复正常。因使用抗叶酸代谢药物而致病者，可用亚氢叶酸钙治疗。先天性叶酸吸收障碍者，口服叶酸剂量应增至 15 ~ 50mg/d 才有效。

4. 维生素 B_6 有助于神经症状恢复，重症加用氯化钾 0.25 ~ 0.5g，每天 3 次，预防低血钾，恢复期需要大量的铁，应加用铁剂。

5. 输注红细胞 重度贫血伴有心功能不全或其他并发症者可给予红细胞输注。

6. 中医中药治疗 同营养性缺铁性贫血。

（五）预防

改善哺乳母亲的营养，婴儿及时添加辅食，注意饮食均衡，及时治疗肠道疾病，注意合理应用抗叶酸代谢药物。

第四节 溶血性贫血

溶血性贫血（hemolytic anemia）是指红细胞破坏加速，而骨髓造血功能代偿不足时发生的一类贫血。溶血性贫血的分类按病情可分轻、中、重及溶血危象；按病程可分为急、慢性；按病因可分为红细胞内在缺陷与红细胞外在因素；按红细胞破坏场所可分为血管内溶血与血管外溶血。不同分类诊断强调溶血性贫血的不同特点，且彼此有一定相关性。儿童溶血性贫血确诊在很大程度上常取决于实验室检查，但病史和体格检查能够提供重要线索及其可能病因。临床上常常将儿童溶血性贫血结合溶血病理机制分为先天性（遗传性）和后天性（获得性）两大类。

（一）先天（遗传）性溶血性贫血

除阵发性睡眠性血红蛋白尿症（PNH）外，其他红细胞内在缺陷均为遗传性溶血性贫血。

1. 红细胞膜结构与功能缺陷 如遗传性球形红细胞增多症（HS）是一种常染色体显性遗传的家族性疾病，是最常见的红细胞膜缺陷导致溶血性贫血。

2. 红细胞内酶缺乏 如葡萄糖 -6- 磷酸脱氢酶（G-6-PD）缺乏症是最常见的遗传性酶缺乏疾病。

3. 血红蛋白（Hb）病 如珠蛋白生成障碍贫血（简称地贫）是一组单基因遗传性慢性溶血性疾病。

（二）后天（获得）性溶血性贫血

红细胞外部因素所致溶血性贫血均属获得性。

1. 物理与机械因素 如大面积烧伤、心瓣膜钙化狭窄、心脏人工瓣膜；微血管病性溶血性贫血。

2. 化学因素 如苯肼、砷化氢、蛇毒等。

3. 感染因素 如疟疾（原虫）、传染性单核细胞增多症（病毒）、支原体肺炎（支原体）等。

4. 免疫因素 新生儿溶血性贫血、血型不符输血反应、自身免疫性溶血性贫血（温抗体型或冷抗体型）、药物性免疫溶血性贫血。而红细胞内部异常所致溶血性贫血中仅 PNH 属于获得性溶血性贫血。

一、遗传性球形红细胞增多症

遗传性球形红细胞增多症（hereditary spherocytosis，HS）是由红细胞膜先天性缺陷而引起的溶血性贫血，以不同程度贫血、反复出现黄疸、脾大、球形红细胞增多及红细胞渗透脆性增加为特征。

（一）病因和病理

本病大多数为常染色体显性遗传，少数为常染色体隐性遗传。正常红细胞膜由双层脂质和膜蛋白组成。本病由于调控红细胞膜蛋白的基因突变造成膜骨架蛋白（膜收缩蛋白、锚蛋白）单独或联合缺陷。这些缺陷造成红细胞的病理生理改变：红细胞变成球形，球形红细胞的细胞膜变形性能和柔韧性能减弱，少量水分进入胞内即易胀破而溶血，红细胞通过脾时易被破坏而溶解，发生血管外溶血。

（二）诊断要点

1. 临床表现

贫血、黄疸、脾大是本病的三大特征，而且在慢性溶血性贫血的过程中易出现急性溶血发作。发病年龄越小，症状越重。新生儿期起病者出现急性溶血性贫血和高胆红素血症；婴儿和儿童患者贫血的程度差异较大，大多为轻～中度贫血。黄疸可见于大部分患者，多为轻度，呈间歇性。几乎所有患者有脾大，且随着年龄增长而逐渐显著，溶血危象时肿大明显。肝多为轻度肿大。年长儿可并发色素性胆石症。在慢性病程中，常因感染、劳累或情绪紧张等因素诱发“溶血危象”：贫血和黄疸突然加重，伴有发热、寒战、呕吐，脾大显著并有疼痛。也可出现“再生障碍危象”：表现为以红系造血受抑为主的骨髓造血功能暂时性抑制，出现严重贫血，可有不同程度的白细胞和血小板减少。后者与微小病毒（parvovirus）感染有关，呈自限性过程，持续数天或 1 ～ 2 周缓解。

2. 实验室检查

（1）外周血象。贫血多为轻～中度，发生危象时可呈重度；网织红细胞升高；MCV 和 MCH 多正常，MCHC 可增加；白细胞及血小板多正常。外周血涂片可见胞体小、染色深、中心浅染区消失的球形红细胞增多，是本病的特征，占红细胞数的 0.2 ～ 0.4。

（2）红细胞渗透脆性试验。大多数病例红细胞渗透脆性增加，0.5% ～ 0.75% 盐水开始溶血，0.40% 完全溶血。24 小时孵育脆性试验则 100% 病例阳性。

（3）其他。溶血的证据如血清间接胆红素和游离血红蛋白增高，结合珠蛋白降低，尿中尿胆原增加。红细胞自身溶血试验阳性，加入葡萄糖或 ATP 可以纠正。骨髓象显示红细胞系统明显增生，但有核红细胞形态无异常。酸化甘油试验阳性。分子生物学方法可确定基因突变位点。

（三）治疗要点

1. 一般治疗　注意防治感染，避免劳累和情绪紧张。适当补充叶酸。

2. 防治高胆红素血症

3. 输注红细胞　贫血轻者无须输红细胞，重度贫血或发生溶血危象时应输红细胞。发生再生障碍危象时除输红细胞外，必要时予输血小板。

4. 脾切除或大部分脾栓塞　脾切除对常染色体显性遗传病例有显著疗效，术后黄疸消失、贫血纠正，不再发生溶血危象和再生障碍危象，红细胞寿命延长，但不能根除先天缺陷。手术应于 5 岁以后进行，因过早切脾可降低机体免疫功能，易发生严重感染。若反复再生障碍危象或重度溶血性贫血导致生长发育迟缓时，则手术年龄可提早。切脾时注意有无副脾，如有应同时切除。为防止术后感染，应在术前 1 ～ 2 周注射多价肺炎球菌疫苗，术后应用长效青霉素预防治疗 1 年。脾切除术后血小板数于短期内升高，如 PLT>800×10^9/L，应予抗血小板凝集药物如双嘧达莫等。有报道开展大部分脾栓塞或腹腔镜脾切除术治疗 HS，近期疗效良好，远期疗效有待进一步观察。

二、葡萄糖 -6- 磷酸脱氢酶缺乏症

葡萄糖 -6- 磷酸脱氢酶缺乏症（glucose-6-phosphate dehydrogenase deficiency）是一种遗传性溶血性疾病。在我国长江流域及其以南各省发病率较高，北方地区较为少见。本病是因调控 G-6-PD 的基因突变所致，呈 X 连锁不完全显性遗传。男性患者表现型多显示酶活性显著缺乏；女性其酶活性可正常至显著缺乏。

（一）诊断要点

1. 临床表现

根据诱发溶血的不同原因，可分为以下 5 种临床类型。

（1）蚕豆病。常见于 10 岁以下儿童，男孩多见，常在蚕豆成熟季节流行，进食蚕豆或蚕豆制品均可致病。母亲食蚕豆后哺乳可使婴儿发病。通常于进食蚕豆或其制品后 24 ～ 48 小时内发病，表现为急性血管内溶血，持续 1 ～ 2 天至 1 周左右。

①前驱期症状：全身不适、头晕、倦怠、乏力、食欲缺乏、恶心、呕吐、腹痛、发热等，持续 1 ～ 2 天。

②急性溶血症状：急剧面色苍黄、黄疸，尿色深黄或酱油样尿，部分病例有脾大。

③严重病例：全身衰竭、重度贫血、嗜睡、休克、惊厥、昏迷及急性肾衰竭。

（2）新生儿高胆红素血症。新生儿红细胞 G-6-PD 缺乏受外源性 / 内源性氧化应激诱发或自发地发生新生儿溶血症，导致高胆红素血症，成为 G-6-PD 缺陷高发区新生儿高胆红素血症的主要原因之一。

（3）感染诱发的溶血。病毒和细菌感染如急性传染性肝炎、肺炎、肠炎、败血症、伤寒、菌痢、传染性单核细胞增多症、水痘等均可诱发急性溶血。常于病程第 1 ～ 3 天内，急性黄疸型肝炎于第 1 ～ 2 周内，出现皮肤黏膜苍白、乏力、头晕、心悸等贫血症状，继之浓茶色或酱油色尿，伴有轻 ~ 中度黄疸，黄疸型肝炎者黄疸急剧加深、迁延。严重溶血者可合并酸中毒、急性肾衰竭、肝胆汁郁积综合征。病毒性肝炎者可呈急性或亚急性重型肝炎，甚至导致死亡。

（4）药物诱发的溶血。G-6-PD 缺乏者服用氧化性药物后，可引起急性溶血。现已将与 G-6-PD 缺乏者引起溶血的有关药物分为 3 类：①肯定引起所有 G-6-PD 缺乏者溶血的药物，应禁忌使用，如伯氨喹、磺胺吡啶、磺胺类药物、呋喃西林、甲苯胺蓝、萘等；②对非 CNSHA 患者常规治疗量不引起溶血，只有在超剂量使用，或合并感染，或同时服用其他氧化性药物才会引起溶血，如奎宁、氯喹、乙胺嘧啶、对乙酰氨基酚、阿司匹林、异烟肼、苯海拉明、秋水仙碱等；③个例报道可引起 G-6-PD 缺乏者溶血的药物，如柳氮磺嘧啶、吲哚美辛、四环素等。常于服药后 1 ～ 3 天出现急性血管内溶血。有头晕、厌食、恶心、呕吐、疲乏等症状，继而出现黄疸、血红蛋白尿，溶血严重者可出现少尿、无尿、酸中毒和急性肾衰竭。

（5）先天性非球形细胞性溶血性贫血（CNSHA）。是一组红细胞酶缺陷所致的慢性溶血性贫血，其中 1/3 病例由 G-6-PD 缺乏所致。表现不同程度的慢性血管外溶血，感染和（或）药物可加重溶血。临床表现为贫血、黄疸、脾大。

2. 实验室检查

（1）血常规。血红蛋白下降，重者 Hb<30g/L。网织红细胞升高，可见有核红细胞。白细胞计数升高，甚至呈类白血病反应。血小板正常或增高。

（2）骨髓检查。粒细胞、红细胞系均增生，年龄越小粒细胞系增生越明显。

（3）尿常规。肉眼观察，尿色改变随溶血程度而异，呈酱油色、浓茶色、茶色、黄色，尿潜血阳性率为 60% ～ 70%。

（4）血生化。血清未结合胆红素升高，严重溶血者结合胆红素多升高。血清游离血红蛋白增加，结合珠蛋白降低。肾功损害时出现蛋白、红细胞及管型，尿胆原和尿胆素增加。

（5）红细胞 G-6-PD 缺乏的筛选试验。常用的有：①高铁血红蛋白还原试验：正常还原率 >0.75；中间型为 0.74 ～ 0.31；显著缺乏者 <0.30。此试验简易，敏感性高，但特异性稍差，可出现假阳性。②其他：荧光斑点试验和硝基四氮唑蓝纸片法。

（6）红细胞 G-6-PD 活性测定。为特异性的直接诊断方法。世界卫生组织推荐的 Zinkham 法为（12.1 ± 2.09）U/gHb。

（二）治疗要点

对急性溶血者，应去除诱因。溶血期应供给足够水分，水化碱化使尿液保持碱性，以防血红蛋白在肾小管内沉积。注意纠正电解质失衡。应密切观察肾功能，如出现肾衰竭，应及时采取有效措施。贫血较轻者不需输血，去除诱因后溶血大多于 1 周内自行停止。贫血较重时，可输给 G-6-PD 正常的红细胞 1 ~ 2 次。

三、地中海贫血

地中海贫血（mediterranean anemia）又称珠蛋白生成障碍性贫血或海洋性贫血，是一组遗传性疾病。由一种或一种以上珠蛋白链合成缺如或不足，导致血红蛋白成分组成异常，引起慢性溶血贫血。由于基因缺陷的复杂、多样性，缺乏的珠蛋白链在类型、数量及临床症状表现不一，因此为一组疾病。分为 α 珠蛋白生成障碍性贫血，β 珠蛋白生成障碍性贫血，δ 珠蛋白生成障碍性贫血，γ 珠蛋白生成障碍性贫血。本病包括多种亚型。临床表现轻重不一，处理原则亦不相同。

（一）α 珠蛋白生成障碍性贫血

α 珠蛋白生成障碍性贫血单倍体相互组合产生了 4 种广泛的表型类别：①不发病的携带者型（α –/α α）；② α 珠蛋白生成障碍性贫血特征型（α –/α – 或仅 α α/––）；③血红蛋白 H 病（α –/––）；④ Hb Bart 胎儿水肿综合征（––/––）。

1. 诊断要点

（1）Hb Bart 胎儿水肿综合征。

①临床表现：本病大多在妊娠 30 ~ 40 周时成为死胎而流产，或早产数小时后死亡。胎儿呈全身水肿，发育差，皮肤苍白、脱落，黄疸，心脏肥大，肝脾大，体腔积液，可有器官畸形。

②实验室检查：血红蛋白 30 ~ 100g/L，红细胞呈低色素性、大小不均。可见有核细胞，网织红细胞增多及有异形、靶形红细胞。血红蛋白分析显示几乎均为 Hb Bart（γ4），无 HbF、HbA。

③遗传学：胎儿父母均为 α 珠蛋白基因携带者。

（2）血红蛋白 H 病。

①临床表现：出生时可有轻度贫血，血红蛋白中约 25% 为 Hb Bart，少量 HbH（β4）。约 1 岁后，随着 γ 珠蛋白链逐渐被 β 珠蛋白链替代，Hb Barts 逐渐减少而 HbH 逐渐增多，表现为轻 ~ 重度贫血，伴有黄疸、肝脾大，继发感染，服用氧化剂药物可加重 HbH 的不稳定性而促发溶血。患者发育一般不受影响，骨骼改变也不明显。

②实验室检查：血红蛋白 50 ~ 100g/L，红细胞呈低色素性，可见靶形红细胞，红细胞内 HbH 包涵体呈灰蓝色圆形颗粒状。骨髓象显示红系显著增生，染色后可见红细胞内 HbH 包涵体。血红蛋白电泳分析 HbH 占 40% ~ 50%，HbA2 减至 1% ~ 2%，HbF<3%，其余为 HbA。采用 α 珠蛋白基因探针杂交技术可准确地检测出 α 基因异常（––/– α），做出基因诊断。

③家系调查：可发现患者父母分别为 α+ 和 α 珠蛋白生成障碍性贫血。

2. 治疗要点

多数患者在病情稳定时不需治疗。当贫血加重时，应注意排除诱发因素如感染、服用氧化剂药物（磺胺类、亚硝酸盐类、氯喹等），必要时输注浓缩红细胞。对严重贫血及巨脾、脾功能亢进者，可行脾切除术。本病预后较好，多可生存至老年。

（二）β 珠蛋白生成障碍性贫血

β 珠蛋白生成障碍性贫血是 β 珠蛋白链合成不足所致。自父母一方继承 1 个异常 β 基因，从另一方继承 1 个正常 β 基因，则患者为杂合子，即 β+ 珠蛋白生成障碍性贫血，有约半量 β 链合成，病情较轻。若自父母双方各继承 1 个相同异常 β 基因，则患者为纯合子，即 β 珠蛋白生成障碍性贫血，没有或极少 β 链生成，病情严重。若父母双方异常 β 基因突变类型不同而均被患者所继承，则为双杂

合子 β 珠蛋白生成障碍性贫血，临床表现与纯合子相似。

1. 诊断要点

以 β 珠蛋白生成障碍性贫血为例。

（1）临床表现。出生时正常，数月后出现贫血，呈进行性加重，可有发热、食欲缺乏、腹泻、黄疸，肝脾逐渐肿大。3 ~ 4 岁时表现生长发育迟缓、精神萎靡、面无表情、体弱无力。骨髓造血代偿性增生使骨髓腔变宽、骨皮质变薄，导致患儿形成特殊面容。巨脾可致功能亢进而引起继发感染和出血。发病越早，症状越重。

（2）实验室检查。多为重度贫血，红细胞大小不均、呈低色素性，可见靶形红细胞、嗜碱性点彩红细胞及异形红细胞。骨髓象显示增生活跃，红系显著增多，铁染色显示含铁血黄素颗粒如铁粒幼细胞增多，幼红细胞可见 α 链包涵体。血清非结合胆红素、游离血红蛋白常增高，尿中尿胆原及尿胆素增多。红细胞渗透脆性显著降低。红细胞半寿命测定显示寿命明显缩短。血红蛋白电泳或碱变性试验见 HbF 显著增高，大多数占血红蛋白的 60% ~ 90%，少数低于 30%；HbA2 可正常、减少或轻度增加；HbA 缺如（纯合子）或少量（双杂合子），β 链与 α 链合成比例为 0 ~ 0.3。

2. 治疗要点

轻型 β 地中海贫血无须特殊治疗，中间型和重型 β 地中海贫血采取下列 1 种或数种方法给予治疗。

（1）输注红细胞。这是治疗本病的主要措施，最好输入洗涤红细胞以避免输血反应。

输注红细胞使患儿血红蛋白维持在 100g/L 以上，保证其身心发育基本正常，避免幼年夭折。

（2）防止继发性血色病。长期反复输血可发生铁负荷过重引起血色病，损害心、肝、肾及内分泌器官功能。当患者体内铁累积到 20g 以上时，则可出现明显中毒表现，故应予铁螯合剂治疗。

（3）防治感染。贫血严重时易发生感染，应积极防治。

（4）脾切除。当巨脾影响患者行动或胃肠功能时，特别是发生脾功能亢进时可行脾切除术，但手术宜在 6 ~ 7 岁后进行。

（5）异基因骨髓移植。这是目前临床上根治的唯一方法。对有人类白细胞抗原（HLA）相合骨髓供者、难以接受输血治疗的患者，可施行异基因骨髓移植。

（6）基因治疗。尚处于临床试用或研究阶段。

3. 预防

开展人群普查和遗传咨询，做好婚前指导避免胎儿水肿综合征的发生和重型 β 地贫患者出生，是目前预防本病行之有效的方法。

四、自身免疫性溶血性贫血

自身免疫性溶血性贫血（autoimmune hemolytic anemia，AIHA）是一组 B 淋巴细胞功能亢进，产生针对自身红细胞的抗体和（或）补体并吸附于红细胞表面，导致红细胞破坏加速而引起的一种获得性溶血性贫血。AIHA 分为温抗体型：80% 为此型，主要为 IgG，在 37℃时呈现最大活性；冷抗体型：较少，主要为 IgM，在 20℃以下作用活跃。约 20% 病因不明为特发性。继发因素包括：感染（病毒、细菌、支原体及疫苗接种），结缔组织病，肿瘤，药物及免疫缺陷病。

（一）诊断要点

1. 临床特点

（1）温抗体型。主要为血管外溶血，若有补体参与可发生血管内溶血。急性型多为小儿，病前常有病毒感染史，起病急骤，主要表现为发热、苍白、黄疸、肝脾大，可有呕吐、腹痛、血红蛋白尿及肾功能不全；慢性型多为年长儿，星进行性或间歇性发作溶血，部分合并系统性红斑狼疮、淋巴瘤等。

（2）冷抗体型。与寒冷有关，可有雷诺现象，Rosenbach 试验可阳性（将受试者手或足浸入 4℃冰水中观察是否发生血红蛋白尿，若有血红蛋白尿即为阳性）；药物性 AIHA 常在应用可诱发 AIHA 的药物（如抗生素、抗癫痫药及镇静药等）后出现。

2. 实验室检查

（1）血常规。血红蛋白减低，网织红细胞增高，外周血涂片红细胞大小不等，有异型、可见小球形红细胞，白细胞数多增加。

（2）Coombs 试验。直接、间接 Coombs 试验阳性，根据抗体类型分为 IgG 型、IgG+C_3 型、补体型及 IgM 型。

（3）尿常规。尿中尿胆原增加。血管内溶血时有血红蛋白尿。

（4）血生化。血清非结合胆红素增加。

（5）骨髓检查。增生性骨髓象，以幼红细胞增生为主，粒红比可倒置。

（6）红细胞渗透脆性试验。脆性可增加。

（二）鉴别诊断

1. 鉴别诊断　遗传性红细胞膜、酶缺陷引起的溶血性贫血多有家族史，发病年龄小。直接、间接 Coombs 试验均阴性。

2. 微血管病性溶血性贫血　如溶血尿毒综合征、血栓性血小板减少性紫癜等，常有引起血管病变的原发病，血涂片见大量破碎红细胞，伴有肾功能及凝血功能异常。

（三）治疗要点

1. 一般治疗　积极控制原发病，防治感染，水化碱化，注意水电解质平衡及心肾功能。发生药物性 AIHA 应及时停用可疑药物。

2. 药物治疗　肾上腺皮质激素为 AIHA 治疗首选。轻者可口服泼尼松，重者可应用地塞米松、甲泼尼龙、氢化可的松冲击治疗。IVIG 400mg/（kg·d），连用 5 天静脉冲击治疗。免疫抑制剂如环孢素 A、6-MP、环磷酰胺等。

3. 输血　应慎重，严重贫血可输入经生理盐水洗涤 3 次的正常红细胞，输血速度应尽可能缓慢。应注意 AIHA 自身抗红细胞抗体可致自身和异体红细胞溶血，故患者输血后易产生严重溶血反应。此外，自身抗体亦可干扰血型配型。

4. 其他　冷抗体型多为自限性，注意防寒保暖多可缓解。

第五节　获得性再生障碍性贫血

再生障碍性贫血（aplastic anemia，AA）是指因骨髓造血功能障碍所致的一类贫血，简称再障，分为先天性与获得性两大类。获得性再障是一组由化学物质、生物因素、放射线或不明原因引起的骨髓造血功能衰竭。以造血干细胞损伤、骨髓脂肪化、外周全血细胞减少为特征。主要临床表现为贫血、出血和感染。

一、病因

1. 特发性　病因未明。

2. 继发性　主要与药物及其他化学物质，感染（EBV、HBV、细小病毒 B_{19}）及放射线有关。抗肿瘤药物、解热镇痛药和肝炎病毒等是引起再障的高、中危险因素。目前认为异常免疫反应损伤造血干细胞是主要的病理机制。

二、诊断要点

（一）临床表现

我国学者把再障分为急性，重型（SAA）和慢性（CAA）。

1. SAA　发病急，病情重，进展迅速。

（1）贫血：多呈进行性加重，苍白、乏力、头昏、心悸和气短等症状明显。

（2）感染：多数有发热，个别患者高热难以控制。呼吸道感染最为常见，其次是消化道、泌尿生殖道及皮肤感染等。以革兰阴性杆菌、金黄色葡萄球菌和真菌为主。

（3）出血：均有程度不同的皮肤黏膜及内脏出血，为出血点或大片瘀斑、口腔黏膜血泡、鼻出血、龈出血、眼结合膜出血、呕血、便血、尿血、阴道出血、眼底出血、颅内出血等。

2. CAA　起病和进展较缓慢，病情较急性型轻。

（1）贫血：慢性过程，常见苍白、乏力、头昏、心悸、活动后气短等。

（2）感染：高热比急性型少见，感染相对容易控制。

（3）出血：出血倾向较轻，以皮肤出血为主，内脏出血少见。

（二）实验室检查

1. 血常规　两系或三系减少，呈正细胞正色素性贫血，网织红细胞减低。白细胞分类中性粒细胞减少，淋巴细胞相对增多。

2. 骨髓检查　多数增生减低或重度减低，红 / 粒细胞系减少，淋巴细胞相对增高，网状细胞、浆细胞、组织嗜碱性粒细胞增高，巨核细胞减少。骨髓活检大多数表现为全切片增生减低，少数为局灶性增生减低。

3. 诊断 AA 应进行的检查

（1）全血细胞及网织红细胞计数；（2）外周血涂片检查；（3）抗碱血红蛋白百分率检查；（4）骨髓穿刺涂片、骨髓活检和骨髓造血细胞染色体检查；（5）进行外周血细胞染色体断裂分析；（6）流式细胞仪检测 GPI 锚蛋白；（7）GPI 锚蛋白或 Ham 试验异常者行尿含铁血黄素试验；（8）血清叶酸和维生素 B_{12} 浓度测定；（9）肝功能检查；（10）病毒检测，包括 HAV、HBV、HCV、EBV、HIV、CMV 等；（11）抗核抗体、抗双链 DNA 检查；（12）胸部 X 线检查；（13）腹部超声和超声心动图检查；（14）若患者临床特征符合但对免疫抑制治疗无反应，需进行外周血端粒长度检测，或进行端粒相关基因突变分析，以除外先天性角化不良症。

（三）诊断标准

参照 2010 年中国再生障碍性贫血诊断治疗专家共识。

1. 血常规　全血细胞减少，校正后网织红细胞 <1%，淋巴细胞比例增高。至少符合以下 3 项中 2 项：①血红蛋白 <100g/L；②中性粒细胞绝对值 $<1.5\times10^9$/L；③血小板 $<50\times10^9$/L。

2. 骨髓穿刺　多部位（不同平面）骨髓增生减低或重度减低，小粒空虚，非造血细胞（淋巴细胞、网状细胞、浆细胞、肥大细胞）比例增高，巨核细胞明显减少或缺如，红系、粒系细胞均明显减少。

3. 骨髓活检（髂骨）　全切片增生减低，造血组织减少，脂肪组织和（或）非造血细胞增多，网硬蛋白不增加，无异常细胞。

4. 必须除外先天性和其他获得性、继发性骨髓衰竭性疾病。

5. 再障程度确定

（1）重型再障诊断标准（Camitta 标准）：

1）骨髓细胞增生程度 < 正常的 25%，如为正常的 25% ~ 50%，则残存的造血细胞应 <30%。

2）血常规应具备下述 3 项中 2 项：①中性粒细胞绝对值 $<0.5\times10^9$/L；②校正的网织红细胞 <1% 或绝对值 $<20\times10^9$/L；③血小板 $<20\times10^9$/L；③若中性粒细胞绝对值 $<0.2\times10^9$/L 为极重型再障。

（2）非重型再障诊断标准：未达到重型再障诊断标准。

三、鉴别诊断

1. 阵发性睡眠性血红蛋白尿　以血管内溶血、骨髓衰竭、血栓形成倾向为三大临床表现。不典型病例常误诊为再障。但本病骨髓增生多活跃，幼红细胞增生明显。$CD55^-$ 和 $CD59^-$ 阳性率有助于诊断。

2. 骨髓增生异常综合征　以骨髓病态造血为特征，增生多活跃。骨髓有核红细胞 PAS 阳性，环状铁粒幼红细胞增多，小巨核细胞酶标阳性。骨髓活检，染色体检查有助于诊断。

3. 急性造血功能停滞　贫血重，网织红细胞为 0，伴有粒细胞减少，但血小板减少多不明显，出血较轻；骨髓增生多活跃，两系或三系减少，但以红细胞系减少为主，片尾可见巨大原始红细胞；病情有自限性，不需特殊治疗 2 ~ 6 周可恢复。

4. 巨幼细胞性贫血　血象呈现大细胞性贫血伴中性粒细胞核分叶过多。骨髓中典型的巨幼红细胞生成是诊断的主要依据。血清叶酸和维生素 B_{12} 的测定具有确诊意义。叶酸或维生素 B_{12} 治疗有效。

5. 急性白血病　白细胞减少和低增生型白血病可呈慢性过程；早期无髓外浸润，外周血全血细胞减少，骨髓增生低下，易与再障混淆。但多部位骨髓象可发现原始细胞增多；骨髓活检有助于鉴别。

6. 结缔组织病　以三系减少起病极少见，常为晚期表现。有自身抗体阳性、炎症因子升高、C_3 下降。

7. 先天性骨髓衰竭综合征　如 Fanconi 贫血、先天性角化不良症、Shwachman–Diamond 综合征、无巨核细胞的血小板减少症等先天性骨髓衰竭性疾病。常有先天畸形，血象及骨髓象表现同获得性再障，必要时查相关基因明确诊断。

8. 其他　与脾功能亢进、骨髓纤维化、骨髓转移瘤和恶性组织细胞病等鉴别。

四、治疗要点

（一）支持疗法

若 Hb<60g/L，且有明显贫血症状时可输注浓缩红细胞；当中性粒细胞 $<0.5\times10^9/L$，应进行保护性隔离并做好口腔和皮肤护理。预防性血小板输注指征为血小板 $<10\times10^9/L$，存在血小板消耗危险因素者可放宽输注阈值。AA 免疫治疗后血液学指标恢复慢，时间至少需要 3 ~ 6 个月，预防感染、出血至关重要。

（二）分型治疗原则

1. CAA 不依赖输血治疗者　长期环孢素 A 口服。

2. SAA 和 CAA 依赖输血者　HLA 完全相合同胞供者骨髓移植（BMT）；没有完全相合同胞供者 BMT，则选择强烈免疫治疗（ATC+CSA），观察 4 ~ 6 个月。ATC+CSA 无效或复发：全相合或半相合供者的 BMT；选择第 2 疗程的 ATC+CSA。强烈免疫治疗目前强调尽早开始，将更易获得治疗效果。

（三）疫苗接种

免疫抑制治疗（immunosuppressive therapy，IST）期间及停药 6 个月内避免接种一切疫苗。停用 IST6 个月后，如免疫功能大部分恢复或基本恢复可接种必要的灭活或减毒疫苗。

（四）随访观察点

随访观察点为 IST 开始后 3 个月、6 个月、9 个月，以及 1 年、1.5 年、2 年、3 年、4 年、5 年、10 年。治疗后 6 个月内血常规至少每 1 ~ 2 周检查 1 次，治疗 6 个月后血常规至少每月检查 1 次，肝肾功能至少每月检查 1 次。血红蛋白 >120g/L 后转入维持治疗。

第八章

神经肌肉系统疾病

第一节 脑积水

一、定义

脑积水（hydrocephalus）是指过多的脑脊液在脑室和蛛网膜下隙内积聚。其原因是脑脊液的产生和吸收之间失去平衡所致的脑室系统或蛛网膜下隙扩大而积聚大量脑脊液。通常是由于脑脊液循环通道上的阻塞，使脑脊液不能达到其吸收部位或吸收部位发生障碍，极为罕见的是由于脉络丛乳头状瘤等所引起的脑脊液分泌过多所致。如果大量脑脊液积聚在大脑半球表面蛛网膜下隙，则称为硬膜下积液。脑室系统内过多的液体积聚称为脑室内脑积水。儿童脑积水（hydrocephalus in children）多见于新生儿及婴儿，常伴有脑室系统扩大，颅内压增高及头围增大。

二、分类

（一）按颅内压高低分类

按照颅内压高低可分为高压力性脑积水及正常压力性脑积水。前者又称进行性脑积水，是指伴有颅内压增高的脑积水；后者又称低压力性脑积水或脑积水性痴呆，虽有脑脊液在脑室内积聚过多或脑室扩大，但颅内压正常。

（二）按脑积水发生机制分类

按照脑积水发生机制分为梗阻性脑积水及交通性脑积水两类。前者又称非交通性脑积水，是由于脑脊液循环通路发生障碍，即脑室系统及蛛网膜下隙不通畅引起的脑积水；后者又称特发性脑积水，脑室系统与蛛网膜下隙通畅，而是由于脑脊液的产生与吸收平衡障碍所致。

（三）按脑积水发生的速度分类

按照脑积水发生的速度分为急性和慢性脑积水两类。急性脑积水是由突发的脑脊液吸收和回流障碍引起，急性脑积水常见于脑出血、脑室内出血、感染或颅内占位性病变所致中脑导水管及第三、第四脑室的迅速梗阻。慢性脑积水是最常见的脑积水形式，当引起脑积水的因素为缓慢发生且逐渐加重时，均可发生慢性脑积水。在梗阻引起脑积水数周后，急性脑积水可转变为慢性脑积水。

三、发病率

据 WHO 在 24 个国家的统计结果，新生儿脑积水的发病率为 0.87/1 000，在有脊髓脊膜膨出史的儿童中，脑积水的发生率为 30% 左右。

四、病因

脑积水可以由下列三个因素引起：脑脊液过度产生，脑脊液循环通路的梗阻以及脑脊液的吸收障碍。先天性脑积水的发病原因目前多认为是脑脊液循环通路的梗阻。造成梗阻的原因可分为先天性发育异常与非发育性病因两大类。在先天性脑积水中，先天性发育异常约占2/5，而非发育性病因则占3/5。

1. 先天性发育异常

（1）大脑导水管狭窄、胶质增生及中隔形成：以上病变均可导致大脑导水管的梗死，这是先天性脑积水最常见的原因，通常为散发性，性连锁遗传性导水管狭窄在所有先天性脑积水中仅占2%。

（2）Amold-Chiari畸形：因小脑扁桃体、延髓及第四脑室疝入椎管内，使脑脊液循环受阻引起脑积水，常并发脊椎裂和脊膜膨出。

（3）Dandy-Walker畸形：由于第四脑室中孔及侧孔先天性闭塞而引起脑积水。

（4）扁平颅底：通常合并Amold-Chiari畸形，阻塞第四脑室出口及环池，引起脑积水。

（5）其他：无脑回畸形、脑穿通畸形、软骨发育不良、Dandy-Walker综合征及第五、第六脑室囊肿等均可引起脑积水。

2. 非发育性病因

（1）新生儿缺氧和产伤所致的颅内出血、脑膜炎继发粘连是非发育性先天性脑积水的常见原因。

（2）新生儿颅内肿瘤和囊肿，尤其是颅后窝肿瘤常导致脑积水。

（3）各类颅脑损伤导致的颅内出血都有可能使脑脊液的循环通路阻塞，从而出现继发性脑积水。

3. 非发育性病因　脉络丛乳头状瘤可使脑脊液分泌异常增多，也可产生脑积水。

4. 非发育性病因　由于脑脊液吸收障碍而形成的脑积水在儿童中较为罕见。

五、病理

主要表现为脑室系统由于脑脊液的积聚而扩张，室管膜细胞的侧突肿胀、伸长，随着脑室壁的进一步受牵拉，室管膜逐渐消失，脑室周围呈星形细胞化或胶质瘢痕形成。脑室进一步扩大，可使脑脊液进入室周组织而引起白质水肿。这时即使行脑脊液分流术，使脑室恢复到正常大小，脑组织在组的织学上的改变已不能恢复。

在大体解剖上，当脑脊液容量增加时，脑组织的弹性减少。若脑积水进一步发展，大脑皮质受压变薄，继发脑萎缩。第三脑室的扩张可使下丘脑受压而萎缩，中脑受压则使眼球垂直运动发生障碍，出现临床所见的“日落”征。第四脑室受阻的病例，可出现脊髓中央管扩大，脑脊液可经终池流入脊髓蛛网膜下隙。

六、症状

（一）婴儿期表现

1. 头颅形态的改变　表现为在婴儿出生后数周或数月内头颅进行性增大，前囟也随之扩大和膨隆。头颅的外形与脑脊液循环的阻塞部位紧密相关。中脑导水管阻塞时，头颅的穹隆扩张而后颅窝窄小，蛛网膜下隙阻塞时整个头颅对称性扩大，第四脑室的出口阻塞，常引起后颅窝的选择性扩大。头颅与躯干的生长比例失调，由于头颅过大过重而垂落在胸前。颅骨菲薄，头皮有光泽，浅静脉怒张。头颅与脸面不相称，头大面小，前额突出，下颌尖细。

2. 神经功能缺失　随着脑积水的进一步发展，可使第三脑室后部的松果体上隐窝显著扩张，压迫中脑顶盖部或由于脑干的轴性移位，产生类似帕里诺（Parinaud）眼肌麻痹综合征，即上凝视麻痹，使婴儿的眼球上视不能，出现所谓的“日落”征。第六对脑神经的麻痹常使婴儿的眼球不能外展。由于脑室系统的进行性扩大，使多数病例出现明显的脑萎缩，在早期尚能保持完善的神经功能，到了晚期则可出现锥体束征、痉挛性瘫痪、去脑强直等。智力发育也明显比同龄的正常婴儿差。

3. 颅内压增高　随着脑积水的进行性发展，颅内压增高的症状逐渐出现，尽管婴儿期的颅缝具有缓冲颅内压力的作用，但仍然是有限度的。婴儿期颅内压力增高的主要表现是呕吐，由于婴儿尚不会说话，常以抓头、摇头、哭叫等表示头部的不适和疼痛，病情加重时可出现嗜睡或昏睡。

（二）儿童期表现

儿童期由于骨缝的闭合，脑积水的临床表现与婴儿期迥然不同，根据脑积水发生的速度，可分为急性脑积水、慢性脑积水、正常颅内压脑积水和静止性脑积水四种。

（1）急性脑积水：脑脊液循环通路的任一部位一旦发生梗阻，最快者可在数小时内出现颅内压增高的症状，主要表现为双侧额部疼痛、恶心、呕吐等。有的可出现短暂或持久性视力障碍。由于患儿颅缝已经闭合，且处于急性发作期，颅内的代偿能力差，较易出现意识障碍，若不及时抢救可发生脑疝而死亡。

（2）慢性脑积水：脑积水发生的速度较缓慢颅内尚有一定的代偿能力，例如通过需缝分离、脑组织的退缩和脑室系统的扩大，使颅内能容纳更多未被吸收的脑脊液，因此，临床表现以慢性颅内压增高为其主要特征，可出现双侧颜部或全颅疼痛、恶心、呕吐、视神经盘水肿或视神经萎缩，智力发育障碍等。随着脑室的进行性扩张，使脑室周围的皮层脊髓束的传导纤维牵拉受损，出现步态和运动功能障碍。若第三脑室过度膨胀扩张，可使垂体、下丘脑及松果体受压，因而出现内分泌异常，包括幼稚型、脑性肥胖症和性早熟等。

（3）正常颅内压脑积水：属于慢性脑积水的一种状态，其特点是脑脊液压力已恢复至正常的范围，但脑室和脑实质之间继续存在着轻度的压力梯度（压力差），这种压力梯度可使脑室继续扩大并导致神经元及神经纤维的损害。临床的主要表现为：①头围在正常值的局限或略超过正常值；②精神运动发育迟缓；③智力下降、学习能力差；④轻度痉挛性瘫痪。

（4）静止性脑积水：是脑积水发展到一定程度之后自动静息的一种状态，主要特点是脑脊液的分泌与吸收趋于平衡已恢复正常，脑室和脑实质之间的压力梯度已消失，脑室的容积保持稳定或缩小，未再出现新的神经功能损害，精神运动发育随年龄增长而不断改善。

七、体征

小儿脑积水的临床特点是头围增大，正常新生儿头周围径 33 ~ 35cm，6 个月为 44cm，1 岁为 46cm，2 岁为 48cm，6 岁为 50cm。当头围明显超出其正常范围或头围生长速度过快时应高度怀疑脑积水的可能。头围测量的方法是取前额平眉与枕外粗隆之间的周边长度。若出生后一年中的任何一个月内，头围增长的速度超过 2cm 者，应高度怀疑脑积水。头部叩诊常可听到破壶音（Macewea 征），头颅透光试验可见广泛的透光区。若头围迅速增大，头与脸面不相称，前囟隆起，并出现“日落”征者，诊断即可成立。对于较大的儿童，若出现视神经盘水肿，同时伴有头痛和呕吐等颅内压增高的症状时，也应高度怀疑脑积水，但必须与颅内肿瘤引起的颅内压增高鉴别，后者常可出现定位体征。

较大患儿可表现为精神不振、易激惹、抽风、眼球震颤、共济失调、四肢肌张力高或四肢轻瘫等。重度脑积水中，视力多减退，甚至失明，眼底可见视神经继发性萎缩。晚期可见生长停顿、智力下降、锥体束征、痉挛性瘫痪、去脑强直、痴呆等。

部分患儿由于极度脑积水大脑皮质萎缩到相当严重的程度，但其精神状态较好，呼吸、脉搏、吞咽活动等延髓功能无障碍，视力听力及运动也良好。

少数患儿在脑积水发展到一定时期可自行停止，头颅不再继续增大，颅内压也不继续增高，称为“静止性脑积水”。但自然停止的机会较少，大多数是症状逐渐加重，只不过是有急缓之差。最终往往由于营养不良全身衰竭合并呼吸道感染等并发症而死亡。

先天性脑积水可合并身体其他部位的畸形，如脊柱裂、脊膜膨出及颅底凹陷症等。

八、辅助检查

脑积水的辅助检查有许多种，包括：头颅 X 线片、前囟穿刺、侧脑室 - 腰穿双重穿刺试验、脑脊液酚红试验、脑室或气脑造影、颈动脉造影、放射性核素扫描等。但是，由于上述检查的局限性和有创性，自从 CT 问世以来，已逐步为临床医师所放弃。特别是对于儿童，更加不主张进行有创检查。所以，在临床上脑积水的辅助检查首选颅脑 CT，有条件的行颅脑 MRI 检查更好。

1. 颅脑 CT　颅脑 CT 能准确地观察有无脑积水、脑积水的程度、梗阻部位、脑室周围水肿等，且可反复进行动态观察脑积水的进展情况。为判断疗效及预后提供必要的客观指标。颅脑 CT 判断有无脑积水以及脑积水的程度目前尚无统一的可靠指标。1979 年 VassilouLhis 提出采用脑室 - 颅比率为侧脑室前角后部（尾状核头部之间）的宽度与同一水平颅骨内板之间的距离之比，若脑室－颅比率小于0.15为正常，若脑室－颅比率在0.15～0.23为轻度脑积水，若脑室－颅比率大于0.23为重度脑积水。颅脑CT能够明确许多后天性梗阻病因：

（1）脑室内梗阻性脑积水：一侧室间孔阻塞（室间孔闭锁）而引起单侧脑积水或不对称性脑积水时，则导致该侧脑室扩张。当双侧室间孔或三脑室孔阻塞而引起对称性脑积水时，则双侧脑室扩张。

（2）若导水管阻塞（导水管狭窄）可引起侧脑室和第三脑室扩张，而第四脑室的大小和位置一般正常。

（3）第四脑室出口处梗阻（侧孔和正中孔闭锁）则引起全脑室系统特别是第四脑室扩张，如第四脑室囊性变以及Dandy-Walker囊肿。

2. 颅脑MRI检查　磁共振检查是目前最理想的诊断方法。除具备CT检查的一切优点和功能外，还可看颅内一切结构的清晰图像，使一些脑积水的病因和病理状态一目了然。脑积水的MRI表现为脑室系统扩大，其标准与CT相同。在MRI上可根据以下表现来判断有无脑积水：①脑室扩大程度与蛛网膜下隙的大小不成比例；②脑室额或颜角膨出或呈圆形；③第三脑室呈气球状，压迫丘脑并使下丘脑下移；④胼胝体升高与上延；⑤脑脊液透入室管膜的重吸收征等。

九、诊断

诊断典型的先天性脑积水，根据病史、临床表现、头颅增大快速等特点结合颅脑CT或MRI等影像学表现，一般诊断不难。但对于早期不典型脑积水，需要与下列病症相鉴别：

（1）慢性硬膜下积液或血肿：常有产伤史，病变可为单侧或双侧，常有视盘水肿，落日征阴性。前囟穿刺硬膜下腔吸出血性或淡黄色液体即可明确诊断。

（2）新生儿颅内肿瘤：新生儿颅内肿瘤常有头围增大或继发性脑积水，颅脑CT扫描及MRI可确诊。

（3）佝偻病：头围可增大呈方形颅，前囟扩大，张力不高。

（4）先天性巨颅症：无脑积水征，“落日”征阴性，脑室系统不扩大，无颅内压增高，CT扫描可确诊。

十、治疗

脑积水的治疗主要是手术治疗。除了少数病例系因肿瘤阻塞脑脊液通路需行肿瘤切除，国内外历来的手术方法都是针对脑脊液的循环而设计的。

先天性脑积水的手术适应证目前尚无统一标准。但多数学者都认为应早期采取手术治疗。患儿大脑皮质厚度不应小于1cm，合并其他脑与脊髓严重先天畸形者应谨慎手术。术前应明确脑积水的类型、梗阻部位等。脑积水的外科治疗迄今已超过一个世纪，手术方法各种各样，大致可分为以下三种类型。

1. 病因手术治疗　针对引起脑积水的病因手术，例如大脑导水管狭窄或形成扩张术。Dandy-Walker畸形行第四脑室正中孔切开术，扁平颅底和Amold-Chiari畸形行后颅窝和上颈髓减压术，脉络丛乳头状瘤切除术等。

2. 脉络丛电灼术　1922年Dandy提出应用脑室内镜行脉络丛电灼术，以后Puteman、Stkey、Scarff和北京儿童医院的张金哲等都应用过此术式，并有相应的改良。但因总的效果不稳定，到20世纪50年代后即不再应用。

3. 脑脊液分流术　即将脑脊液通路改变或利用各种分流装置将脑脊液分流到颅内或颅外其他部位去。脑脊液分流术又分为颅内分流术和颅外分流术两类。颅内分流术主要用于脑室系统内阻塞引起的脑积水，颅外分流术适用于阻塞性或交通性脑积水。

（1）脑脊液分流术。

脑脊液分流术是治疗各种类型脑积水的有效方法。一百余年来，各国学者尝试了许多种分流方法，如侧脑室－枕大池分流术、第三脑室造瘘术、大脑导水管成形术或扩张术、侧脑室－环池造瘘术、侧脑室－胼胝体周围脑池分流术、侧脑室－腹腔分流术、侧脑室－蛛网膜下隙分流术、侧脑室－输卵管分流术或腰蛛网膜下隙－输卵管分流术、腰蛛网膜－大网膜囊分流术、侧脑室/腰蛛网膜下隙－右心房

/上腔静脉分流术、侧脑室-淋巴管分流术、侧脑室-胸膜腔分流术、侧脑室-静脉窦分流术等。但是，由于许多种分流方式在理论上可行，而应用到临床则面临着手术打击大、成功率低、并发症多、手术死亡率高等问题，难为广大临床医生所接受。

目前，实际效果最佳，死亡率及并发症都最低的为侧脑室-腹腔分流术。随着分流装置及手术的改进，国内、外临床医师已普遍采用侧脑室-腹腔分流术治疗各种类型的脑积水。

（2）侧脑室-腹腔分流术。

1905年Kamek首先施行侧脑室-腹腔分流术，但未成功。1908年Cushing对12例脑积水患者进行腰蛛网膜下隙-腹腔分流术，其中2例发生肠套叠而死亡。1910年Hartwell首先报道1例侧脑室-腹腔分流术治疗脑积水获得成功。1914年Heile首先报道采用静脉和橡胶管作为分流材料，但未获成功。

1929年Davidoff在实验中采用自体移植皮管作腰蛛网膜下腔-腹腔分流术，但未应用于临床。半个多世纪前由于缺乏单向引流的分流装置，手术效果均不佳，直到50年后高分子医用材料研制成功，才使脑室-腹腔分流术取得成功。1963年Scarff总结230例此类手术，55%脑积水得以控制，但58%的患者分流管阻塞，死亡率为13%。近年来侧脑室-腹腔分流术1年以上良好效果者达70%以上。手术死亡率已降至0～4.7%。

随着分流管及手术技术的改进，如抗虹吸阀门的设计能防止颅内压过度下降；腹腔导管置于肝脏上以防止导管被大网膜和小肠阻塞；微孔过滤器的应用以防止肿瘤通过脑脊液播散等，使手术死亡率大大降低，近年来已降低近于零。

侧脑室-腹腔分流术是将带有活瓣分流装置的脑室管插入侧脑室枕角或额角，腹腔管的插入借助于隧道套管探针，经头皮切口皮下由头、颈、胸，最后到达腹部的皮下隧道，将导管末端置于腹腔的肝脏表面或直肠膀胱凹内。

侧脑室-腹腔分流术的并发症发生率为24%～52%，其中各种并发症如下。

1）分流管阻塞：发生率为14%～58%，是分流失败的最常见的原因，脑室端阻塞多为脑组织、血块及脉络丛引起。腹腔端阻塞主要因大网膜包绕、管端周围炎症及异物等在这种情况下，多需要再次手术更换分流管。

2）感染：发生率12%，包括腹膜炎，分流管皮下通道感染、脑脊液漏继发感染等。1975年Leibrock曾报道1例在分流术后，发生表现极似阑尾炎的腹膜炎。文献报道的大多数致病菌为表皮葡萄球菌和金黄色葡萄球菌。目前，对于分流感染尚未令人满意的处理方法，大多数神经外科医师承认必须除去已经感染的分流装置。常见公认的治疗方法包括除去感染的分流装置，并立即重新插入新的分流装置或除去感染的分流装置，施行脑室引流，感染控制后随即插入新的分流装置。

3）分流装置移位：最常见的是腹腔导管自腹部切口外脱出其次有分流装置进入胸部、头皮下、硬膜内或脑室内。

4）腹部并发症：侧脑室-腹腔分流术的腹部并发症较多。文献报道导管脐孔穿出、腹腔积液、脐孔漏、导管进入阴囊内、胸膜积液、腹痛、大网膜囊肿扭转、腹腔假性囊肿、假性肿瘤、阴道穿孔、小肠穿孔、结肠穿孔、肠扭转、肌内囊肿、导管散落、肠套叠等。

5）颅内血肿：Aodi（1990）报告120例侧脑室-腹腔分流术中，发生大块颅内血肿及脑室内出血3例（2.5%），慢性硬膜下血肿（1.7%），硬膜下血肿在带阀门分流管的病例中，发生率为5%，无阀门者更高。

6）裂隙脑室综合征：发生率为1.6%，多发生在没有抗虹吸装置的分流病例中因直立时脑室内压低于大气压，导致分流过度，造成引流管周围脑室塌陷，其结果造成分流系统不可逆的梗阻，使颅内压急剧升高。裂隙状脑室没有满意的处理办法，调换中等压的分流瓣膜为高压分流瓣膜，或颜下减压可有帮助。

7）颅脑不称（比例失调）：分流术后脑室缩小，致使膨隆的颅盖和脑的凸面之间形成无效腔，该腔常常由脑脊液填充。由颅脑不对称面构成的无效腔，随着颅缝和囟门以及脑的逐渐增长，此腔逐渐缩小。

8）孤立性第四脑室：当脑室系统邻近的导水管萎陷，而四脑室仍保持扩张，孤立性的扩张被认为是由导水管和四脑室出口的炎性梗阻所致。脑脊液引流只来自幕上的分隔间隙，形成双分隔间隙的脑积水，可出现小脑上蚓部突然向上涌入小脑幕切迹的危险。在这种情况下，或者另外插入一个分流管进入四脑室（双分流），或者四脑室开口，用强制性的措施对孤立性四脑室减压。

9）分流后颅缝早闭：在分流术后几个月之后，头围减少，直到脑生长充满由颅脑不称引起的无效腔。如在脑生长到最大之前行分流术，可发生颅缝早闭，特别是矢状缝的骨性联合和增厚。

十一、预后

脑积水的预后和手术治疗的效果取决于有否合并其他异常。单纯性脑积水（不存在其他畸形的脑积水）比伴有其他畸形的脑积水（复杂性脑积水）的预后要好。通常伴有脑积水的畸形包括：脑穿通畸形，胼胝体发育不全，脑叶发育不全，积水性无脑畸形，小脑幕发育不全，Chiari 畸形，Dandy-Walker 畸形，前脑无裂畸形，蛛网膜囊肿，Galen 静脉的动脉瘤等。患单纯性脑积水的婴儿，如果在生后 3 ~ 6 个月内进行分流手术，一般效果较好。近年来，随着分流装置的不断发展及手术技术的不断提高，越来越多的先天性脑积水患儿已经能够和健康儿童一样正常地学习、生活。

第二节　颅内出血

颅内出血（intracranial hemorrhage，ICH）又称为出血性脑血管病或出血性卒中，系因脑血管破裂使血液外溢至颅腔所致。根据出血部位的不同，ICH 可分为脑出血、蛛网膜下隙出血和硬膜下出血等。国外文献报道 15 岁以下儿童脑出血和蛛网膜下隙出血的发病率为 2.5/10 万。无论何种原因所致的小儿 ICH，其临床表现有颇多相似之处，但预后则视不同病因而有很大差异，且诊断与治疗是否及时也是直接影响预后的关键因素。

一、病因

许多血液病、脑血管发育异常及颅内外其他病变均与小儿 ICH 的发生有关，其病因可以是单一的，亦可由多种病因联合所致。

1. 脑血管畸形　脑动静脉畸形是儿童时期 ICH 的常见原因之一，可分为先天性、感染性与外伤性。先天性脑动静脉畸形包括血管瘤和动静脉瘘，前者系因血管壁中层发育缺陷所致，见于末梢小动脉分叉处，直径达 6 ~ 15mm 的动脉瘤易发生破裂出血；后者系因动、静脉系统间毛细血管发育缺陷使动、静脉间直接吻合而成短路，以致病区动脉扩大而成动脉瘤样畸形，并压迫其周围脑组织，易破裂出血，以 Galen 静脉畸形多见。感染性脑动静脉畸形如颅内细菌性或真菌性动脉瘤，系感染性心内膜炎的感染栓子所致；人类免疫缺陷病毒感染也可导致小儿颅内动脉瘤的发生。外伤性脑动静脉畸形较少见，仅发生于海绵窦，因颈内动脉位于此处，故外伤可致颈动脉 – 海绵窦瘘。

其他类型的脑血管畸形有毛细血管扩张、海绵状血管瘤、软脑膜静脉及毛细血管的畸形、脑底异常血管网（Moyamoya 病）等。

2. 血液病　血液病是小儿脑血管病的重要病因，在尸检的血液病例中有 50% 发现自发性脑出血。血友病患儿中 2.2% ~ 7.4% 发生 ICH。小儿特发性血小板减少性紫癜病例中发生 ICH 者占 10%。其他如白血病、再生障碍性贫血、溶血性贫血、弥散性血管内凝血、凝血障碍等血液病，以及抗凝疗法的并发症，均可发生 ICH。

3. 颅内其他原因　包括颅脑外伤，颅内肿瘤，脑动脉炎，中毒性脑病等。

4. 颅外其他原因　包括维生素 K 缺乏症，维生素 C 缺乏症，肝病，高血压，感染或结缔组织病等其他各种原因所致的 ICH。

5. 新生儿颅内出血原因　新生儿颅内出血（neonatal intracranial hemorrhage，NICH）有其特殊的病因，主要发病因素为两大方面，即产伤及缺氧引起，前者正逐渐减少，后者有增加趋势。NICH 的发病率依不同的检测及统计方法不同而不同，其中在孕周 <34 周、出生体重 <1 500g 的未成熟儿高达

40% ~ 50%。

6. 其他　尚有部分小儿 ICH 的原因不明。找不到病因的脑出血称为小儿特发性脑出血。有文献报道尸检发现小儿特发性脑出血系由微小动脉瘤样血管畸形破裂所致，因此并非真正的原因不明。只是因这种动脉瘤太小，用 CT 扫描和脑血管造影等神经影像学检查不能发现而已。

二、临床表现

1. 脑出血　系指脑实质内血管破裂所致的出血。常见于大脑半球，幕下脑出血（小脑或脑干）较少见。发病前可有外伤以及过度兴奋等诱因。起病较急，常见表现有突发头痛，呕吐，偏瘫，失语，惊厥发作，视物模糊或偏盲，感觉障碍，血压、心率及呼吸改变，意识障碍等。重症患儿一般均有明显的生命体征的改变，并易伴发消化道出血、心肺功能异常以及水电解质紊乱，特别严重者可伴发脑疝死亡。血肿破入蛛网膜下隙者常有明显的脑膜刺激症。脑室出血常表现为深昏迷，四肢软瘫，早期高热，双瞳孔缩小，去脑强直样发作。

2. 原发性蛛网膜下隙出血　原发性蛛网膜下隙出血是指非外伤性原因所致的颅底或脑表面血管破裂，大量血液直接流入蛛网膜下隙；而继发性者是由于脑出血后，血流穿破脑组织而蔓延至脑室及蛛网膜下隙所致。小儿蛛网膜下隙出血比成人少见。因动脉瘤以及动静脉畸形等血管异常所致者以 6 岁以上年长儿较多见，且有随年龄增长而逐渐增多的趋势。

常起病急剧，主要表现为血液刺激或容量增加所致的脑膜刺激症和颅内高压症，如颈项强直、剧烈头痛以及喷射性呕吐等。半数以上病例出现意识障碍、面色苍白和惊厥发作。病初 2 ~ 3 日内常有发热。大脑凸面血管破裂所致的蛛网膜下隙出血，若病变部位靠近额叶及颞叶时，常可出现明显的精神症状，可表现为胡言乱语、自言自语、模仿语言和摸空动作等。可伴发血肿或脑梗死而出现局灶性神经体征，如肢体瘫痪及颅神经异常等。眼底检查可见玻璃体下出血。

3. 硬膜下出血　婴幼儿多见。通常分为小脑幕上和小脑幕下两种类型，前者最常见，多因大脑表面的细小桥静脉撕裂出血所致；后者多由于小脑幕撕裂所致。硬膜下出血所形成的血肿大多发生于大脑顶部，多数为双侧，但出血程度可不对称。临床表现差异很大。位于大脑半球凸面的硬膜下出血，若出血量很小，可无明显症状；若出血量较大，则可出现颅内压增高、意识障碍、惊厥发作或偏瘫、斜视等局灶体征，甚至继发脑疝导致死亡。幕下硬膜下血肿通常出血较多，往往迅速出现昏迷、眼球活动障碍、瞳孔不等大且对光反射消失、呼吸不整等脑干受压症状，病情进展极为迅速，多在数小时内呼吸停止而死亡。

4. NICH　主要包括脑室周围至脑室内出血、小脑出血、原发性蛛网膜下隙出血和硬膜下出血四种类型。脑室周围至脑室内出血主要发生于胎龄较小的未成熟儿，源于室管膜下的生发层毛细血管破裂所致，多于生后 24 ~ 48 小时内发病，多数起病急骤，进行性恶化，生后不久即出现深昏迷、去脑强直与惊厥，多于数小时内死亡；但少数开始时症状亦可不典型，可有意识障碍、局限性“微小型”惊厥、眼球运动障碍以及肢体功能障碍等，症状起伏，时轻时重，多能存活，但易并发脑积水。小脑出血可因压迫脑干而出现四肢瘫痪、呼吸浅表以及反复窒息发作等，均于病后 36 小时内死亡。新生儿蛛网膜下隙出血临床表现与出血量有关，轻微出血时可无任何症状与体征，仅有血性脑脊液，常见于早产儿；出血较多时，常于生后 2 ~ 3 天出现嗜睡和惊厥，可致出血后脑积水，多见于足月儿；大量出血较罕见，病情严重，生后不久即死亡。新生儿硬膜下出血临床表现与前面所谈到的硬膜下出血相类似。

三、诊断

任何小儿出现上述临床表现时均应考虑到 ICH 的可能性。如有出血性疾病史或有外伤等诱因，而无明显颅内感染表现，更应注意本病。应及时选择以下辅助检查确诊。

1. 一般检查　ICH 时可有贫血，血沉加快，周围血白细胞数增加，如为白血病所致时可见幼稚细胞。任何原因所致的脑出血，均可出现一过性蛋白尿、糖尿及高血糖等变化。

2. 颅脑 CT　这是确诊 ICH 的首选检查，可精确判断出血部位及范围，并可估计出血量及查见出血后的脑积水。唯脑干的少量出血可出现假阴性。

3. 颅脑B超　适用于前囟未闭的婴幼儿。对ICH的诊断率较高，且可在床边进行，具有方便、安全、经济等优点，并可进行动态观察，以随时了解血肿及脑室大小的变化。

4. 磁共振血管成像或脑血管造影　这是明确出血原因和病变部位最可靠的方法。尤其是脑血管造影即可确定诊断，还可进行介入治疗。但需搬动患者，检查时间也较长，一般于病情稳定后进行，或适用于病情危重、需急诊手术者的术前检查。

5. 脑电图　脑出血时行脑电图检查可发现出血侧有局限性慢波灶，但无特异性。

6. 脑脊液检查　适用于蛛网膜下隙出血的诊断，如发现均匀血性脑脊液，除外穿刺损伤即可明确诊断。鉴别方法可将穿出的脑脊液连续分装三个试管静置数分钟，如观察到脑脊液颜色均匀一致而无凝块，其上清液变黄，隐血试验阳性，提示腰穿前即有出血，非腰穿时损伤所致。在新生儿尚可借助脑脊液内有无含铁血黄素巨噬细胞而予以区别，若有则为新生儿蛛网膜下隙出血。血性脑脊液可持续1周左右，离心后上清液的黄染逐渐加重。另有脑脊液压力增高，蛋白多增多，糖正常或稍低。但如有严重颅内高压表现，或临床怀疑其他部位的ICH，则应暂缓腰穿检查，以免诱发脑疝。

7. 硬膜下穿刺检查　适用于幕上硬膜下出血的诊断，对新生儿和前囟门尚未闭合的婴幼儿在前囟的侧角进行硬膜下穿刺即可确诊。在正常情况下，针头进入硬膜下腔，无液体流出或只能流出几滴澄清的液体。若有硬膜下血肿则可流出含有大量蛋白质的、红色或黄色的水样液体。为明确硬膜下血肿是否为双侧性，对前囟门的两侧均应穿刺。对新生儿穿刺后流出．0.5mL以上的液体即有诊断意义。

8. 病因学检查　应结合病史与临床表现进行相应检查，如血象、凝血功能以及骨髓穿刺等，以鉴别出血原因。

四、治疗

ICH治疗原则是迅速控制出血，适时进行外科手术治疗，预防并发症与后遗症。治疗选择通常分为三类：使病情稳定的综合治疗，尽力治疗出血本身，以及降低再出血风险的方法。

1. 稳定治疗　稳定治疗措施包括优化呼吸管理、控制体循环高血压、防治癫痫发作和针对颅内压增高的医学管理等。脑水肿的处理可用肾上腺皮质激素，如颅内压增高较明显可静脉推注脱水剂或利尿剂。ICH急性期应绝对卧床，保持安静，不宜搬动，避免引起血压增高和颅内压增高的因素。如因特殊情况如急诊检查和手术治疗等，需要搬动患者，应保持头部固定。还应保持水电解质平衡及足够的热量供给。

另外，针对蛛网膜下隙出血患儿来说，控制血管痉挛后可能收到一定的疗效。因为蛛网膜下隙的血液和血凝块可引起脑动脉的炎症反应和脑水肿，可释放促血管痉挛物质而引起血管痉挛。

2. 手术治疗　早期手术清除血肿，适用于出血量大，有严重脑实质损害症状或出现脑疝危险症候的病例。而对于一般出血病例，需要待患者病情稳定后再实施手术治疗，包括清除血肿和对局部畸形血管的处理等，通常以发病后2周左右为宜。目前尚无明显证据显示幕上实质内血肿外科手术摘除术对任何年龄都有效。Mendelow及其同事研究显示，在1 033名非外伤性幕上出血的成人随机试验中，在血肿发生24小时内进行血肿取出术对患者无明显受益。另外一项小样本研究，给予了较早（小于4小时）血肿取出术的11名病例中，有4例因为再出血给予了暂停早期血肿清除手术。也有无对照研究证据显示，在选择人群中血肿清除可能缓解脑疝发生。这种外科手术对于小脑出血以及大脑半球较大范围出血病灶患者可能获益更多。

反复腰穿放脑脊液适用于脑室及蛛网膜下隙出血患者，可减少脑积水的发生，并可迅速缓解蛛网膜下隙出血所引起的颅内高压，减轻脑膜刺激症状。但如果患儿头痛剧烈、呕吐频繁或极度烦躁，甚至已出现脑疝的早期征象，则应禁忌腰穿，以免诱发脑疝。

硬膜下穿刺适用于硬膜下出血的治疗，前囟未闭时尤为适用。一般可每日或隔日穿刺1次，穿刺成功后应让液体自动流出，不应抽吸，每次引流量不宜过大，一般不超过15mL，否则可能诱发再出血。

可穿刺10 ~ 15次，液体量不多者逐渐延长间隔并停止穿刺。

3. 病因治疗　纠正出血的危险因素能够减少额外出血。脑血管畸形的手术处理可以防止再次破裂出血。动脉瘤和动静脉畸形（AVMs）采用外科或血管内闭塞治疗对于许多患者来说是非常有效的，但是放射外科学针对儿童 AVMs 病灶太小或很难用外科手术方法解决的病例，应用越来越多。数个较大的回顾性研究报道，放射外科学是非常安全而且对于治疗儿童 AVMs 是明显有效的。对凝血缺陷和血液系统疾病的治疗可减少继发性出血的危险。血小板计数在 200×10^9/L 以上时脑出血很少发生。即使血小板数很低，在没有创伤的情况下，自发性颅内出血极少见。获得性同种免疫血小板减少症患者的脑出血通常伴有全身性病毒感染，可能是由于感染刺激机体产生大量的抗血小板抗体，导致血小板减少。对于血小板减少症患者应及时输注血小板或新鲜血，避免服用阿司匹林或其他抗血小板药物，或是避免可能导致头部外伤的刺激。同样，Ⅶ因子缺乏患儿通过补充Ⅶ因子可减少或预防外伤性颅内出血。对于血友病患者应输注Ⅷ因子，晚发性维生素 K 缺乏应输注维生素 K 和凝血因子复合物或新鲜血等。

4. 康复治疗　ICH 患儿在病情好转后即应进行医学康复训练，包括物理治疗、作业治疗和语言治疗等。还应辅以针灸、推拿、理疗以及高压氧等，以减轻神经损害后遗症。同时可给予心理支持和行为治疗。在康复治疗过程中，患儿和家长都应参加。

五、预后

ICH 的预后与其发病年龄、病因、出血部位及出血量大小等有关。脑动静脉畸形易反复出血，复发者病死率较高；如血液流入脑室系统与蛛网膜下隙后，易致脑脊液循环通路阻塞，吸收障碍，产生脑积水。脑动脉瘤破裂常产生脑实质内出血，80% 以上的病例于早期死亡，幸存者多留有神经系统后遗症。继发于全身性疾病的 ICH 预后与原发病、出血部位及其产生的病理反应有关。

NICH 预后与其出血类型有关。脑室周围 – 脑室内出血的近期预后与出血量大小有关，出血量越大，并发脑积水的发生率或病死率越高；远期随访，出血量大者多发生严重智能减退和运动功能障碍等。小脑出血预后差，出生后不久即死亡。新生儿蛛网膜下隙出血主要系静脉破裂所致，出血量较小，大多预后良好；少数也可因先天性颅内动脉瘤破裂所致，病情多危重，预后较差，病死率高达 40%。幕上硬膜下出血预后相对较好，而幕下硬膜下出血预后差。

第三节　脑脓肿

脑脓肿（brain abscess）是中枢神经系统局灶性化脓感染相对常见的类型之一，特别是社会经济状况欠佳的人群，仍然是一个严重问题。脑脓肿在任何年龄均可发病，以青壮年最常见。脑脓肿中 1/4 发生于儿童，发病高峰为 4 ～ 7 岁。新生儿革兰阴性菌和 B 组溶血性链球菌脑膜炎伴发脑脓肿较多见，婴幼儿脑脓肿相对少见。在某些高危群体发病率明显增加，如先天性心脏病、免疫缺陷或邻近感染者。随着影像诊断技术的进步，临床对这类局灶感染的认识越来越深入。本病治疗虽很困难，但经过及时而恰当的治疗，仍可能获得较好的预后。而诊断或治疗不当会导致严重的不良后果，甚至死亡。

一、病因

大多数微生物（如细菌、真菌或寄生虫）均可引起中枢神经系统局灶性化脓性感染。引起脑脓肿的最常见的细菌是链球菌、葡萄球菌、肠道细菌和厌氧菌。多数脑脓肿为混合性感染。链球菌和革兰阴性细菌，例如枸橼酸杆菌、沙门菌、沙雷菌属、变形杆菌、肠菌属和脆弱类杆菌属等，是引起新生儿脑脓肿的常见细菌。新生儿 B 组溶血性链球菌和枸橼酸杆菌脑膜炎时伴发脑脓肿的可能性非常高，故对于治疗不顺利的病例一定要常规进行 CT、MRI 或 B 超检查，以除外脑脓肿。在慢性中耳炎或粒细胞缺乏症的患者，绿脓杆菌感染的发病率增加。

在先天性或获得性中性粒细胞缺陷、骨髓移植术后或 HIV 感染的患者，脑脓肿的发生率明显增加，大多数由真菌引起。常见的真菌是念珠菌和曲霉菌；隐球菌通常引起脑膜炎，但也可引起脑脓肿。芽生菌、组织脑浆菌和球孢子菌等也偶可引起脑脓肿。其他可引起脑脓肿的致病微生物包括溶组织阿米巴、棘阿米巴、血吸虫、并殖吸虫和弓形体。各种蠕虫蚴体，如粪性圆线虫、旋毛虫以及豚囊虫等也偶可移行至中枢神经系统引起脑脓肿。

不同部位和类型的脑脓肿病原体有所不同。额叶脑脓肿常见病原是微需氧葡萄球菌、厌氧菌和肠杆菌。头颅创伤引起的脑脓肿常见的病原是金黄色葡萄球菌和链球菌。中耳乳突炎并发的颞叶脑脓肿，以及隐源性脑内小脓肿（直径在 1 ~ 1.5cm 以下，常见于顶叶），常见病原包括厌氧菌、需氧链球菌和肠杆菌。先天性青紫型心脏病、心内膜炎、化脓性血栓性静脉炎、败血症以及骨髓炎等血行播散引起的脑脓肿大多沿大脑中动脉分布，致病菌包括微需氧链球菌、厌氧菌及金黄色葡萄球菌等。

二、发病机制

脑脓肿的形成按其机制，可分为血行弥散、邻近感染灶的直接蔓延和隐源性感染几类。

1. 血行弥散　是儿童脑脓肿的常见原因。心、肺及皮肤等部位的感染灶均可通过血循环波及脑部。青紫型先天性心脏病常伴血液浓缩，易发生血栓或脓栓，是小儿血源性脑脓肿的最常见诱因，尤以法洛四联症引起的多见。感染性心内膜炎患儿也易于发生血源性脑脓肿。慢性化脓性肺部疾病，如肺脓肿、脓胸和支气管扩张症也是重要的诱因。菌血症的严重程度和持续时间是是否发生脑脓肿的重要因素。脑脓肿可作为外周化脓性感染（如骨髓炎、牙齿、皮肤及消化道等）引起的菌血症或败血症的转移灶出现。隐源性脑脓肿找不到原发感染灶，实际上也多属于血源性。

2. 邻近组织感染灶的直接蔓延　邻近感染灶（常见如中耳、鼻窦、眼眶和头面皮肤）的蔓延是脑脓肿的第二个常见诱因。中耳、乳突炎和鼻窦感染是邻近蔓延的最常见感染部位，以耳源性脑脓肿尤为多见。大多数病例的邻近感染蔓延是通过早已存在的解剖通道蔓延，但也可通过血栓性静脉炎或骨髓炎扩散。细菌性脑膜炎患者在发生严重的组织损伤时也可能导致脑脓肿的形成。脑部手术或脑室内引流偶可并发脑脓肿。头颅穿通伤，因骨碎片或异物进入脑部可引起局部感染。

3. 隐源性感染　实质上是血源性脑脓肿的隐匿型，原发感染灶不明显，机体抵抗力弱时，脑实质内隐伏的细菌逐渐发展为脑脓肿。

成人脑脓肿以邻近组织感染灶的直接蔓延为主，尤以耳源性最多见，约占 2/3。继发于慢性化脓性中耳炎及乳突炎。脓肿多见于额叶前部或底部。血源性脑脓肿约占脑脓肿的 1/4。多由于身体其他部位感染，细菌栓子经动脉血行播散到脑内而形成脑脓肿。脑脓肿多分布于大脑中动脉供应区、额叶及顶叶，有的为多发性小脓肿。外伤也是成人脑脓肿常见原因。多继发于开放性脑损伤。

脑脓肿的发生过程大致可分三期：①急性脑炎期：感染波及脑部引起局灶性化脓性脑炎，局部脑组织出现水肿、坏死或软化灶；②化脓期：炎性坏死和软化灶逐渐扩大、融合，形成较大的脓肿，脓腔外周形成不规则肉芽组织，伴大量中性粒细胞浸润，脓肿周围脑组织重度水肿；③包膜形成期：病变逐渐局限形成包膜，一般在病程 1 ~ 2 周即可初步形成，3 ~ 8 周形成较完整。在婴幼儿由于对感染的局限能力差，脓肿常较大而缺乏完整的包膜。脑脓肿如破入脑室则形成化脓性脑室炎，引起病情突然恶化，高热、昏迷，甚至死亡。

三、临床表现

脑脓肿临床症状受许多因素影响。脓肿的部位不同可出现不同的症状和体征。通常额叶或顶叶脓肿可长时间无症状，只有在脓肿增大产生明显占位效应或波及关键脑功能区（如感觉及运动皮质）时才会出现症状和体征。致病菌的致病力和宿主机体的免疫状态也可影响脑脓肿临床表现的急缓和轻重。脑脓肿的临床表现主要包括感染中毒表现、颅内压增高症状和局灶体征。在急性脑炎期主要表现为感染中毒症状，常见高热、头痛、呕吐、烦躁、易激惹和惊厥发作。如并发脑膜炎则症状尤著，并有典型脑膜刺激症。化脓期和包膜形成期主要表现为颅内压增高症候或局灶体征，体温正常或有低热。常见剧烈或持续性头痛、喷射性呕吐、意识障碍、血压升高、心率增快、视盘水肿、头围增大或前囟膨隆以及局灶性惊厥发作等。局灶体征与脓肿部位有密切关系。额叶脓肿常见情感异常、淡漠或性格改变、失语；额顶叶脓肿可有对侧偏瘫或感觉障碍，局灶性惊厥发作常见；小脑脓肿可见共济失调、眼球震颤、眩晕以及肌张力低下等。

脑内小脓肿，即直径在 1 ~ 1.5cm 以下的脑脓肿，常见于顶叶，临床表现大多轻微。多数病例以局灶性感觉或运动性癫痫发作起病，个别可有颅内压增高表现，局灶性体征少见。

四、辅助检查

1. 常规检查　血常规检查对中枢神经系统局灶性化脓性感染的诊断通常无特殊意义。大约 50% 的脑脓肿患儿外周血白细胞轻度增多，伴发脑膜炎的患者白细胞明显增高（$>20\times10^9/L$），可有核左移（杆状核超过 7%）。C 反应蛋白对于鉴别颅内化脓性疾病（如脑脓肿）和非感染性疾病（如肿瘤）有一定的价值。C 反应蛋白升高较白细胞增多或血沉加快对颅内脓肿的提示更敏感，但无特异性。血培养阳性率较低（约 10%），但如阳性则对诊断有特异性意义。

2. 脑脊液检查　稳定期脑脓肿脑脊液多无明显异常，可有蛋白轻度升高，白细胞稍高或正常，糖轻度降低，压力多数升高。在病程早期，特别是并发脑膜炎症明显者，脑脊液可有显著异常。由于脑脓肿大多并发颅内压增高，腰椎穿刺引起的并发症明显增加；因此不应将腰椎穿刺列为脑脓肿的常规检查。如临床怀疑脑脓肿，应首先行神经影像学检查确诊。在除外颅内压增高之前，禁忌腰椎穿刺。脑脊液培养阳性率不高，在同时存在脑膜炎或脑脓肿破溃至蛛网膜下隙时培养的阳性率增高。

3. 神经影像学检查　CT 和 MRI 是诊断脑脓肿的首选检查。可使病变早期诊断，准确定位，并直接用于指导治疗。随着 CT 和 MRI 的应用，脑脓肿的死亡率下降了 90%。一般脑脓肿的典型 CT 表现是：①脓腔呈圆形或类圆形低密度区；②脓肿壁可呈等密度或稍高密度环状影，增强扫描呈环状强化，壁厚一般 5 ~ 6mm；③脓肿周围脑组织水肿，呈广泛低密度区，多表现为不规则指状或树叶状；④脓肿较大者见占位效应。脓肿直径一般为 2 ~ 5cm。值得注意的是尽管上述表现可高度怀疑脑脓肿，但其他病变（如肿瘤、肉芽肿，吸收中的血肿或梗死）也可有类似的 CT 表现。此外，CT 异常一般在出现临床症状后数天表现，病初 CT 正常并不能排除脑脓肿，对高度怀疑者应复查。

MRI 比 CT 更敏感，更特异，病变可更早被检出，有些 CT 检测不到的微小病灶 MRI 亦可清晰显示，并可准确地鉴别脑脊液和脓液，可协助判断脓肿破裂。因此 MRI 被认为是鉴别颅内化脓性感染的首选诊断性检查。此外，MRI 对随诊治疗效果也能提供帮助，获得脑脓肿治疗是否有效的 CT 信息需 1 年时间，而 MRI 的变化在 2 个月内即可确定。

五、诊断与鉴别诊断

如患儿有外周化脓性病灶，特别是中耳炎、乳突炎、皮肤感染或败血症，或有青紫型先天性心脏病或感染性心内膜炎，或有开放性颅脑损伤等病史，一旦出现中枢神经系统症状，即应考虑脑脓肿的可能性，及时进行 CT 或 MRI 检查可明确诊断。隐源性脑脓肿由于缺少上述外周感染史，临床诊断较为困难，确诊仍依赖神经影像学检查。

脑内小脓肿多表现为局灶性癫痫发作，因此对于原因不明的局灶性癫痫患儿，应常规进行增强 CT 扫描，有条件者行 MRI 检查，以排除脑内小脓肿的可能性。脑内小脓肿的诊断要点是：①隐匿起病，多无明确感染史；②无明显感染中毒症状；③以局灶性癫痫发作为首发及主要症状，常无明显局灶体征；④脑脊液化验多属正常，或仅有压力或蛋白轻度升高；⑤ CT 平扫脓腔显示不清，脓腔与周围脑水肿界限模糊，表现为 2 ~ 5cm 大小的不规则低密度区，CT 值 5 ~ 27HU。增强扫描后呈团块状强化，少数呈环状，强化影直径 <1.5cm，多数居于低密度区周边；⑥多数位于幕上近皮层区，以顶叶最为多见，大多为单发。

需要与脑脓肿鉴别的疾病很多，包括感染性和非感染性两类疾病。许多颅内感染性疾病的临床和实验室表现与脑脓肿相似，例如脑膜炎、脑炎（大多由病毒引起）、脑外脓肿（如硬膜下或硬膜外脓肿），以及颅内静脉窦感染。颅骨骨髓炎的症状和体征也可与脑脓肿相似。结核性脑膜炎、结核瘤或结核性脓肿。中枢神经系统内多发性结核瘤可无症状，也可仅表现为局灶性癫痫发作，与脑内小脓肿相似。偶见结核瘤液化形成脓肿，此时很难与脑脓肿鉴别。单发或多发团块状病变的另一病因是脑囊虫病，酷似脑脓肿或小脓肿，应予鉴别。应与脑脓肿鉴别的非感染性疾病包括脑血管意外、静脉窦血栓以及中枢神经系统肿瘤等。

六、治疗

脑脓肿的治疗包括内科或外科疗法，确诊后应尽快决定治疗方案。多数病例需行内、外科联合的治疗方法。

（一）内科治疗

单纯内科治疗的适应证包括：①病情稳定，无严重颅压增高的体征；②脓肿大小在 2 ~ 3cm；③病程在 2 周以内，CT 或 MRI 检查提示脓肿包膜尚未形成；④多发性脓肿；⑤有手术禁忌证，如脓肿深在或位于危险区，或患儿身体状况不适合手术等。

内科治疗系指以抗生素应用为核心，包括对症治疗、支持治疗和病情监护等措施在内的综合性疗法。治疗原则与其他类型的中枢神经系统感染相同，以下重点介绍抗生素的应用。

治疗脑脓肿的抗生素选择主要依据可能的致病菌及其对所采用的抗生素是否敏感，以及抗生素在感染部位是否能达到有效浓度等因素。既往青霉素（或氨苄西林）加氯霉素或甲硝唑常用于治疗与青紫型先天性心脏病、中耳炎及鼻窦炎有关的脑脓肿。近年临床经验表明，头孢曲松或头孢噻肟加甲硝唑可能是治疗与中耳炎、乳突炎、鼻窦炎或青紫型先天性心脏病有关的脑脓肿的最好的经验性联合用药。如果怀疑葡萄球菌（如头颅穿透伤、脑室腹膜分流术以及瓣膜修复术并发心内膜炎引起的脑脓肿），主张选用万古霉素加第三代头孢菌素（也可用甲硝唑）。对于证实有绿脓杆菌感染或有免疫功能缺陷的患者，建议使用头孢噻甲羧肟加万古霉素作为初始的经验治疗。如果原发病是脑膜炎，由于抗青霉素的肺炎球菌的增多，一般使用万古霉素加头孢曲松治疗。

在新生儿，由于肺炎球菌感染很少见，建议首选头孢曲松加氨苄西林。

抗生素治疗的疗程个体差异很大。如为单发性脓肿，经外科完全切除或引流效果较好，大多数病例经 3 ~ 4 周治疗即可。如果临床和放射学检查示病情改善较慢，建议全身应用抗生素至少 4 ~ 6 周。

（二）外科治疗

对不符合上述单纯内科治疗标准的患者应进行外科治疗以取得尽可能好的结果。外科治疗常用两种方法：脑立体定向穿刺抽脓或脓肿切除。在 CT 引导下穿刺抽脓一般安全、准确、快速且有效，并发症和死亡率低。引流脓液病原学检查可快速明确致病菌并进行药敏试验，从而避免经验选用抗生素的潜在危险。缺点是某些病例需要反复吸脓，这样会造成更多的组织损伤和出血。手术切除脑脓肿的适应证如下：①真菌或蠕虫脓肿，患者对药物治疗无效；②后颅窝脓肿；③多腔性脓肿；④穿刺抽脓效果不佳。

虽然脑脓肿最经典的治疗是单纯的抗生素治疗或外科手术切除，但临床有很多选择，应根据脓肿的部位、大小、分期、囊壁厚度及全身情况等综合考虑，确定最适宜的治疗方案。在外科治疗方面，多数专家认为手术切除治疗较穿刺和引流术的平均死亡率和并发症（尤其是继发性癫痫）明显降低。对于一般状况良好，能安全地度过脑脓肿的脑炎期、化脓期和包膜形成早期者，主张行显微外科切除术，包括那些位于功能区和多发的脑脓肿患儿。综合评价，定位准确，选择适当的手术入路，精细操作，能安全、完全的切除病灶，达到治愈的目的。

七、预后

由于早期诊断和治疗水平的提高，儿童脑脓肿的死亡率由既往的 30% 下降至 5% ~ 15%，大约 2/3 的脑脓肿患者可完全恢复而不留后遗症，存活者中 10% ~ 30% 并发癫痫发作。其他神经后遗症包括偏瘫、脑神经麻痹（5% ~ 10%）、脑积水、智力或行为异常等。

第九章

遗传性疾病

第一节　遗传概述

遗传性疾病是由于遗传物质结构或功能改变所导致的疾病，简称遗传病（genetic disease），在儿科学中占重要的地位。据统计，活产新生儿中，患不同遗传病者占 4% ~ 6%，其中单基因病占 1% 以上，多基因病占 2% ~ 3%，染色体病占 0.5%，其他占 0.5% ~ 1%。临床上尽管单一遗传病的发病率很低，但在总体上，遗传病在儿科疾病中所占的比例非常高。特别是随着科学和社会的进步，急性感染性疾病和营养不良性疾病得到了较有效的控制，儿童的疾病谱发生了很大的改变，遗传病所占的地位越来越重要。根据统计，在儿科专科医院住院患者中，25% ~ 39% 是因遗传原因导致发病。11% 的儿童期死亡患者与遗传因素有关。遗传病种类繁多，涉及全身各个系统，分散在临床各专业，导致畸形、代谢异常、神经和肌肉功能障碍，病死率和残疾率均较高。本章重点介绍染色体病和遗传代谢病。

一、染色体与基因

（一）染色体

正常人体细胞（somatic cell）内含 46 条或 23 对染色体，配子即精子或卵子所含的染色体数目为体细胞染色体的一半。体细胞染色体数目为双倍体（diploid），即 2n = 46，配子的染色体数目为 23（n），称单倍体（haploid）。染色体数目倍增（3n，4n，…）称多倍体（polyploid），染色体数目比 2n 多或少一个至多个时称非整倍体（aneuploid），46 条染色体中 44 条男女都一样，称常染色体（autosomes）。另外两条染色体男女不同，男性为 XY，女性为 XX，X 与 Y 称性染色体。染色体的结构畸变包括染色体部分缺失、倒位、重复、易位及插入等。

（二）基因与基因组

基因是遗传的基本功能单位，是 DNA 双螺旋链上的一段负载一定的遗传信息，并在特定条件下表达，产生特定的生理功能的 DNA 片段。基因是编码蛋白质肽链和 RNA 所必需的核苷酸顺序，人类基因组学发现大约有 38 000 个基因。细胞的遗传信息几乎都储存在染色体的 DNA 分子长链上。人类细胞中的全部基因称为基因组（genome）。人类基因组由 31.6 亿个碱基对组成，共有 3 万 ~ 3.5 万个基因。

一条染色体是一个 DNA 分子，一个人单倍体细胞含有 23 个 DNA 分子，储存着人的全部信息。DNA 是由两条多核苷酸链组成的双螺旋结构，脱氧核苷酸上的碱基有 4 种，即腺嘌呤（A）、胸腺嘧啶（T）、鸟嘌呤（G）和胞嘧啶（C）。

染色体中的所有基因均具有一定的基本单元结构。典型的结构基因由外显子、内含子及调节顺序组成。人类绝大多数的结构基因都存在内含子。内含子是非编码基因序列，外显子才是基因的编码部分。在 RNA 转录中，内含子与外显子一起被转录，称为前体 RNA，然后除去内含子剪接为成熟 RNA。基因结构如图 9-1 所示。

在结构基因的两端是非翻译区，又称侧翼区，分别为 5' 端（上游）侧翼区和 3' 端（下游）侧翼区。其中 5' 端侧翼区包含基因的启动子区和一些保守序列，涉及基因的转录启动和表达调控。在上游侧翼

区的 –33 ~ –25 以及 –100 ~ –50 区域内存在 TATA 盒及 CCAAT 盒。这些 DNA 元件能与 RNA 聚合酶及一些转录调控因子相互结合，在转录起始中发挥作用。在 3' 端侧翼区存在多聚腺苷酸加尾信号。

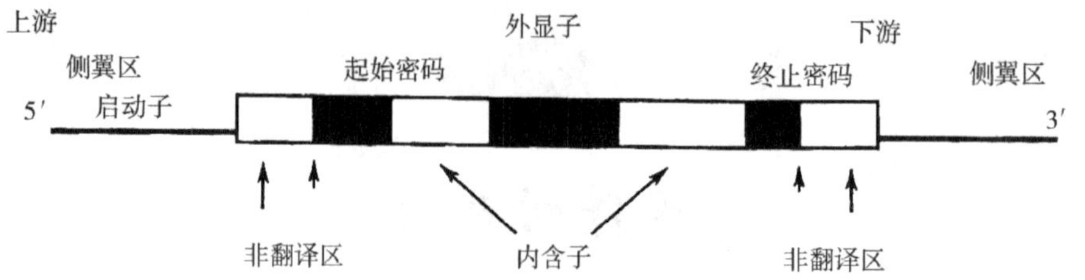

图 9–1　基因结构

每个基因在染色体上都有自己精确的位置，称为基因位点，双倍体同一对染色体上同一位点的基因及其变异叫等位基因，等位基因中一个异常，一个正常，称为病态杂合子，两个异常者称为病态纯合子。

大部分的遗传物质都在细胞核内，但是胞质中的线粒体含有自己特殊的遗传物质，包含了 16 000 个碱基片段。所有的线粒体都由母系遗传（因为精子通常不携带线粒体到受精卵内），细胞内的线粒体主要反映了母系的遗传。线粒体为细胞的运动、收缩、生物合成、主动运输以及信号传导等耗能的过程提供能源。线粒体作为细胞的供能装置，将细胞氧化还原产生的能量以高能磷酸键形式暂时储存起来，是糖、脂肪和蛋白质代谢的最终通路。线粒体基因组（mitochondrial genome，mtDNA）是独立于细胞核染色体外的基因组，具有自我复制、转录和编码功能。线粒体中所含的 DNA 为环状双链结构的 DNA 分子（mtDNA），编码多种与细胞氧化磷酸化有关的酶，是独立于细胞核染色体外的遗传物质，这些基因突变所导致的疾病称线粒体基因病。

人体基因除以上结构基因之外还存在有一定结构特征的其他序列。最为突出的是含有很多重复序列，例如微卫星 DNA，可作为基因组的一种多态性标记。另外，目前发现基因组的单核苷酸多态性（single nucleotide polymorphism，SNP）发布广泛，数量达数百万，在分子遗传学连锁分析、种群多样性研究、亲子鉴定以及功能研究等领域中具有重要意义。

（三）遗传信息的表达

1. DNA 的复制　DNA 分子把遗传信息传给下一代是通过 DNA 的复制机制来实现的，复制是指双链 DNA 分子由一个分子变成与之相同的两个分子的过程，是在 DNA 聚合酶的催化下完成的。

2. 遗传信息的转录（transcription）　系 DNA 分子上的遗传信息传递到信使 RNA（mRNA）的过程。转录时，细胞核中 DNA 分子的双链脱开，以其中一条正义链作为 RNA 合成的“模板”，在酶的作用下，将不编码的内含子切去，然后将编码的外显子拼接起来，合成信使 mRNA，mRNA 与模板 DNA 之间按碱基互补的原则进行碱基配对。但 A 不是与 T 相配对，而是与 U（尿嘧啶）相配，因为 RNA 分子中不含胸腺嘧啶（T），而是含有尿嘧啶（U）。在 RNA 聚合酶的催化下，合成一条 mRNA 的单链，其中含有 DNA 的遗传信息。以后 mRNA 再与 DNA“模板”分开，通过核膜进入胞质。

3. 遗传信息的翻译（translation）　mRNA 以遗传密码的方式控制着特定蛋白质的合成，称作翻译，这个过程是在细胞质的核糖体上进行的。

各种蛋白质基本上是由 20 种氨基酸以不同方式和数目组合而成。这些氨基酸连接成多肽链，最后形成具有空间结构的蛋白质。现在已知道，mRNA 分子中每三个相邻的碱基决定多肽链中的一个氨基酸，这三个相邻的碱基（即三联体）称为密码子（codon）。由于 RNA 分子中的碱基是 U、A、G、C 4 种，由于三个相邻的碱基（三联体）代表一个氨基酸的信息，那么就有 4^3 = 64 种密码子。在 64 种密码子中，有 61 种属氨基酸的密码，其中 AUC 是代表起始密码，也是甲硫氨基酸的密码。还有 3 种密码 UAA、UAG 及 UGA 不决定任何氨基酸，是“终止密码”，代表蛋白质合成终止的信号。

二、遗传病分类

基因组的内部结构及复杂的功能使其对损伤极为敏感，而导致疾病。遗传性疾病的程度根据基因突变的不同类型有很大的区别，可从丢失或多一条染色体到改变一个基因的碱基对，其后果亦表现多种多样，有些根本不能存活而流产，有些产生特异的临床综合征，有些不出现临床症状。

根据 Mckusick 的统计，到 1966 年总共描述了 148 种遗传病，1986 年为 3 907 种，随着分子克隆和人类基因组计划的进展，2001 年已经报道的遗传病达到 13 000 多种，2010 年达到 20 000 余种。儿科领域的遗传病种类繁多，机制复杂，研究又细分为细胞遗传学、生化遗传学、免疫遗传学及药物遗传学等。遗传因素造成的心血管、呼吸、消化、肾脏、神经、血液、骨骼、结缔组织、皮肤及五官等多系统器官遗传病及先天畸形均可在新生儿时期发现。能否对这些病早期诊断，进行遗传咨询，提出对策方法，避免下一个患儿出生，是对临床医学的挑战。

根据遗传物质的结构和功能改变的不同，可将遗传病分为五类。

1. 染色体病（chromosomal disorders）　指染色体数目异常，或者染色体结构异常，包括缺失、易位、倒位、环形染色体和等臂染色体等，造成许多基因物质的得失而引起疾病，已经明确的染色体畸变综合征有数百种。

2. 单基因遗传病（single gene diseases）　单基因遗传病是指由单个基因突变所致的遗传病，每种单基因病均源自相关基因的突变，此类疾病目前报道已达数千余种，但每种疾病的发病率非常低。在一对基因中只要有一个致病基因存在就能表现性状的称显性基因，一对基因需 2 个基因同时存在病变时才能表现性状的称隐性基因。单基因遗传病按不同遗传模式分为以下 5 类遗传方式（表 9–1）。

表 9–1　常见单基因遗传病与基因缺陷关系表

疾病名称	酶或基因缺陷
苯丙酮尿症	苯丙氨酸羟化酶
白化病	酪氨酸酶
酪氨酸血症	对羟苯丙酮酸氧化酶
黑酸尿症	尿黑酸氧化酶
枫糖尿症	分支氨基酸脱羧酶
组氨酸血症	组氨酸酶
先天性高氨血症Ⅰ型	氨甲酰磷酸合成酶
先天性高氨血症Ⅱ型	鸟氨酸氨甲酰转移酶
瓜氨酸血症	精氨酸酰琥珀酸合成酶
精氨酸酰琥珀酸尿症	精氨酸代琥珀酸裂解酶
高赖氨酸血症	NAD 氧化还原酶
同型胱氨酸血症（尿症）	胱硫醚 β – 合成酶
胱硫醚尿症	胱硫醚酶
糖原累积病Ⅰ型	肝葡萄糖 –6– 磷酸酶
糖原累积病Ⅱ型	酸性 a–1，4– 葡萄糖苷酶
糖原累积病Ⅲ型	淀粉 –1，6– 葡萄糖苷酶（脱支酶）
糖原累积病Ⅳ型	淀粉 –（1，4–1，6）转葡萄糖苷酸（分支酶）
半乳糖血症	半乳糖激酶或 1– 磷酸半乳糖尿苷转移酶
果糖尿症	果糖激酶
果糖不能耐受症	1– 磷酸果糖醛缩酶
戊糖尿症	核酮糖还原酶

续 表

疾病名称	酶或基因缺陷
黏多糖病Ⅰ型 Hurter 综合征	α -L 艾杜糖醛酸酶
黏多糖病Ⅱ型 Hunter 综合征	艾杜糖醛酸硫酸酯酶
黏多糖病Ⅲ型 A Sanflippo 综合征 A 型	乙酰肝素硫酸酯酶
黏多糖病Ⅲ型 B Sanflippo 综合征 B 型	N- 乙酰氨基葡糖苷酶
黏多糖病 IV 型 Morquio 综合征	半乳糖胺 -6- 硫酸酯酶
黏多糖病Ⅵ型 Maroteaux – Lamy 综合征	芳基硫酸酯酶 B
黏多糖病 VI 型综合征	β – 葡萄糖醛酸酶
杜氏 / 贝氏进行性肌营养不良	抗肌萎缩蛋白
甲型血友病	凝血因子Ⅷ
乙型血友病	凝血因子Ⅸ
先天性非球形细胞性溶血性贫血，Ⅱ型	丙酮酸激酶
乳清酸尿症	乳清酸核苷焦磷酸化酶等
黄嘌呤尿症	黄嘌呤氧化酶
肾上腺性征综合征普通型或失盐型	21- 羟化酶
肾上腺性征综合征伴高血压型	11- 羟化酶
肾上腺性征综合征伴尿道下裂、隐睾、失盐型	3 β – 羟类固醇脱氢酶
Crigler – Najjar 综合征	葡萄糖醛酸转移酶
6- 磷酸葡萄糖脱氢酶缺乏症	G-6- PD
戈谢病（Gaucher 病）	β – 葡萄糖苷酶
尼曼皮克病 A/B 型	酸性鞘磷脂酶
糖原累积病 II 型（Pormpe 病）	α – 葡萄糖苷酶
先天性高铁血红蛋白血症	高铁血红蛋白还原酶
肝豆状核变性	P 型 ATP7B
Marfan 综合征	原纤蛋白基因
脆性 X 综合征	FMR 基因 5’（CGG）n 增多
Huntington 舞蹈病	IT15 基因 5’（CAC）n 增多

（1）常染色体显性遗传（autosomal dominant inheritance）：致病基因在常染色体上，亲代只要有一个显性致病基因传递给子代，子代就会表现性状。例如软骨发育不全及成骨不全。家系特点是患者为杂合子型，亲代中有 1 人患病；父母一方有病，子女有 50% 风险率；父母双方有病，子女有 75% 风险率；男女发病机会均等；父母的同胞或上代有病，父母无病，子女一般无病。但是，有时由于疾病外显率的不同，可表现为完全显性、不完全显性及延迟显性（杂合子 Aa 在生命早期显性基因并不表达，待一定年龄后才显达，如遗传性舞蹈病等）等。

（2）常染色体隐性遗传（autosomal recessive inheritance）：致病基因在常染色体上，为一对隐性基因。只带 1 个致病隐性基因的个体不发病，为致病基因携带者，只有致病纯合子才致病。多数遗传代谢病为常染色体隐性遗传，如苯丙酮尿症及白化病等。家系特点：父母均为健康者，患者为纯合子，同胞中 25% 发病，25% 正常，50% 为携带者。近亲婚配发病率增高。

（3）X 连锁隐性遗传（X-linked recessive inheritance）：定位于 X 染色体上的致病基因随 X 染色体而传递疾病。女性带有一个隐性致病基因，为表型正常的致病基因携带者。男性只有一条 X 染色体，即使是隐性基因，也会发病，如血友病及进行性肌营养不良等。家系特点是男性患者与正常女性婚配，男性都正常，女性都是携带者；女性携带者与正常男性婚配，男性 50% 是患者，女性 50% 为携带者。

（4）X 连锁显性遗传（X-linked dominant inheritance）：X 连锁显性遗传致病基因在 X 染色体上。家系特点是患者双亲之一是患者，男性患者后代中女性都是患者，男性都正常；女性患者所生子女，50% 为患者。女性患者病情较轻，如抗维生素 D 佝偻病。

（5）Y 连锁遗传（Y-linked inheritance）：Y 连锁遗传致病基因位于 Y 染色体上，只有男性出现症状，由父传子，例如性别决定基因（SRY 基因）突变所致的性反转等。

3. 多基因遗传病（multifactorial diseases） 疾病由多对异常基因及环境因素共同作用。每对基因作用微小，但有积累效应，致使超出阈值而发病。这些微效基因的总和加上环境因素的影响，就决定了个体的疾病性状。例如 2 型糖尿病、高血压、神经管缺陷及兔唇等都属多基因遗传病。

4. 线粒体病（mitochondrial diseases） 人类细胞中有一部分 DNA 存在于胞质内，称为线粒体 DNA，按母系遗传。基因突变为一组较为独特的遗传病，目前已发现 60 余种疾病与线粒体基因突变或线粒体结构异常有关，例如脂肪酸氧化障碍、呼吸链酶缺陷及特殊类型的糖尿病等。

5. 基因组印记（genomic imprinting） 基因根据来源亲代的不同而有不同的表达，控制某一表型的一对等位基因因亲源不同而呈差异性表达，即两条等位基因如皆来自父源或母源则有不同的表现形式。

例如，Prader-Willi 综合征和 Angelman 综合征都是 15q11-13 缺失，Prader-Willi 综合征是父源性 15q11-13 缺失（母源单亲二体），Angelman 综合征为母源性 15q11-13 缺失（父源单亲二体）。基因组印记还影响某些遗传病的表现度及外显率等。

三、遗传病的诊断

遗传病的诊断是开展遗传咨询和防治的基础。由于遗传病的病种多，发病率低，病情复杂，除病史、症状及体征外，常需多科会诊，如神经科、眼科、骨科、内分泌科及皮肤科等。实验室检查和辅助检查很重要，如 X 线、超声波以及各种生化检查等。除一般疾病的诊断方法外，还需要遗传学的特殊诊断手段。

不同遗传性疾病有时具有相近似的临床表现，称为异质性，是遗传学中一个很重要的概念。如有几十种遗传病都表现为短肢畸形。又如马方综合征（Marfan syndrome）患儿身材细长，蜘蛛趾指，晶体脱位，而同型胱氨酸尿症患儿也有相同表现。此外，如先天性听力障碍及视网膜色素变性的遗传方式可有常染色体隐性、常染色体显性及 X 连锁隐性型。环境因素也可导致与遗传性疾病酷似的临床表现，如妊娠早期巨细胞病毒感染可导致小头畸形、先天性心脏病及白内障等，即症状相似或相同的疾病由不同的病因，通过不同的遗传机制而形成，治疗和预后也不同。

遗传性疾病的诊断基于特殊的临床综合征和 / 或疾病特有的体征，或实验证据证实有与疾病有关的基因或基因产物的改变。遗传病的诊断要注意收集以下资料。

（一）病史

（1）对有先天畸形、生长发育障碍、智力发育落后、性发育异常或有遗传病家族史者应做全身检查，并且做详细的家系调查和家谱分析，了解其他成员健康情况，了解死产、流产和血缘关系。新生儿期出现黄疸不退、腹泻、持续呕吐、肝大、惊厥、低血糖、酸中毒、高氨血症、电解质异常以及尿中有持续臭味，应疑为遗传代谢病，并做进一步检查。

（2）记录母亲妊娠史，如胎儿发育情况、母亲有无糖尿病、羊水过多或过少等。糖尿病母亲婴儿畸形发生率高。羊水过多时胎儿常伴有畸形。

（3）应详细询问母亲孕期用药史及病史，风疹及巨细胞病毒能造成胎儿器官畸形，但有病史不一定与畸形有因果关系。虽然回顾性流行病学调查认为一些药物与畸形有关，但真正能证实的致畸因素数目很少。

（二）体格检查

头面部注意头围，有无小头畸形，小下颌畸形，耳的大小，耳位高低，眼距，眼裂，鼻翼发育，有无唇裂、腭裂和高腭弓，毛发稀疏和颜色异常。注意上部量与下部量比例，指距，手指长度，乳头距离，注意脊柱、胸廓异常，注意关节活动是否正常，注意皮肤和毛发色素，手纹，外生殖器等。注意黄疸、肝脾肿大和神经系统症状。嗅到一些不正常的汗味或尿味等，提示某些遗传代谢病的可能，主要见于氨基酸代谢病。

（三）实验室检查

根据临床表现，对遗传病疑似患者可选择以下检查。

（1）生化和酶学测定：适用于遗传代谢病检查，测定血、尿、红细胞、白细胞、皮肤成纤维细胞中酶和蛋白质或中间代谢产物，近年在国内开展的遗传代谢病串联质谱检测技术（MS/MS）以及气相色谱－质谱技术（GC/MS）已逐步成为遗传代谢病诊断的常规检测工具，特别是串联质谱技术可诊断多种氨基酸代谢病、有机酸代谢病、脂肪酸和肉碱代谢异常等疾病，在临床检验中发挥着重要作用。对溶酶体病需做特异性酶的活性测定进行诊断。

（2）DNA 分析：基因诊断是在 DNA 水平上对受检者的某一特定致病基因进行分析和检测，从而达到对疾病进行特异性分子诊断。DNA 一般来源于白细胞和其他的组织，包括羊水细胞和绒毛膜绒毛细胞（产前诊断），口腔黏膜细胞（咽拭子）和成纤维细胞（皮肤活检），从这些组织中能够得到足够的 DNA。DNA 增技术，如聚合酶链反应（PCR），能够从一个或很少量的细胞中扩增 DNA，然后进行 DNA 直接测序分析。基因诊断在临床诊断和产前诊断中占有重要地位，是一种快速、灵敏、特异、准确的检测手段。

（3）染色体核型分析：适用于怀疑有染色体畸变患者。将一个处于有丝分裂中期的细胞中全部染色体按大小及形态特征，有秩序地配对排列，观察有无染色体数目或结构异常。染色体异常是导致智能

低下及先天异常的重要因素。在自发性流产和死胎中，染色体异常非常常见。由于遗传物质的不平衡使染色体畸变，从而导致表型异常。染色体异常包括染色体数目异常和染色体结构异常。

（4）FISH（荧光原位杂交）技术：FISH 是用特定的 DNA 作探针，来检测患者样本中的目的 DNA 序列。通过荧光显微镜，可以检测到标记的位点特异性或序列特异性的 DNA 探针，可得到目的 DNA 的序列。通过荧光显微镜对样品进行检测，可以明确荧光素标记的探针是否存在。得到的结果往往十分明确。但是 FISH 检查必须预先知道异常发生部位及有针对性地选择特异性探针，且只能对个别问题进行分析。

FISH 技术已被应用于染色体上的微小缺失，这些微缺失综合征用传统的染色体分析方法不能识别，包括 Prader-Willi 综合征、Angelman 综合征以及 Williams 综合征等。目前发展的多色荧光原位杂交（multicolor FISH，M-FISH）能够检测染色体平衡易位。一次杂交即能检测多个基因靶位，呈现多种色彩，能够分辨复杂的染色体重排、染色体微小易位和标记的染色体。

（四）遗传咨询

遗传咨询是由咨询医师和咨询者即遗传病患者本人或其家属，就某种遗传病在一个家庭中的发生、再发风险和防治上所面临的问题进行一系列的交谈和讨论，是家庭预防遗传病患儿出生的最有效方法，咨询医师需协助先证者明确遗传病的诊断和分类。主要咨询对象应包括：

（1）已确诊或怀疑为遗传病的患者及其亲属；

（2）连续发生不明原因疾病的家庭成员；

（3）疑与遗传有关的先天畸形及原发性智力低下者；

（4）易位染色体或致病基因携带者；

（5）不明原因的反复流产、死胎、死产及不孕（育）夫妇；

（6）性发育异常者；

（7）孕早期接触放射线、化学毒物、致畸药物或病原生物感染者；

（8）有遗传病家族史并拟结婚或生育者。

值得注意的是先天性疾病和家族性疾病不完全等同于遗传性疾病。所谓先天性疾病（congenital disease）常指个体生来即有异常表型，可为遗传病，但并非都是遗传病，如先天性梅毒及先天性肝炎等，均是由孕母在妊娠期间受到病原生物体感染所致。同样，遗传病亦并非多表现为先天性，某些遗传病出生时无异常表型，要至特定的年龄才发病，如亨廷顿舞蹈病以及脊髓性小脑共济失调等。在临床

上，严格区分由遗传因素与非遗传因素所造成的先天畸形（congenital malformation）或出生缺陷（birth defects）是有一定的困难，但却是十分重要，这将有助于控制和减少遗传病和出生缺陷患儿的出生，有助于提高人口素质，尤其是出生人口素质。

四、遗传性疾病的预防

遗传病是一类严重危害人类身心健康的难治疾患，不仅为家庭及社会带来沉重负担，而且危及子孙后代，直接影响人口素质的提高。重视医学遗传学，防止和减少有遗传病的患儿出生是一项重要的工作。大部分遗传病目前无有效治疗方法，贯彻预防为主的方针，避免有遗传缺陷的患儿出生最为重要。

目前防治的重点主要贯彻预防为主的方针，做好三级预防，防止和减少有遗传病的患儿出生，避免有遗传病患儿出生后发病。

一级预防：防止遗传病的发生。近亲结婚所生子女患智力低下的比例比非近亲婚配的要高 150 倍，畸形率也要高 3 倍多，国家法律禁止直系血缘和三代以内的旁系血缘结婚。凡本人或家族成员有遗传病或先天畸形史、多次在家族中出现或生育过智力低下儿或反复自然流产者，应进行遗传咨询，找出病因，明确诊断。在人群或者高危家庭及时检出致病基因携带者，并在检出后积极进行婚育指导。

致病基因携带者一般是指具有隐性致病基因（杂合子）或平衡易位染色体，且能传递给后代的外表正常个体。携带者检出的现实意义在于：①在群体中每种隐性遗传病的发病率虽然很低，但致病基因携带者却相当多，例如苯丙酮尿症的发病率为 1 ： 11 000，但人群中的致病基因携带者达 1 ： 50 ~ 1 ： 60；②双亲之一为染色体平衡易位，其后代异常胚胎的概率较高；③对显性遗传病携带者的检出则有助于预先控制该病发作的诱因。故检出携带者，并在检出后积极进行婚育指导或产前诊断，对预防和减轻遗传病患儿的出生具有现实意义。

二级预防：在遗传咨询的基础上，有目的地进行产前诊断，即通过直接或间接地对孕期胚胎或胎儿进行生长和生物标记物的检测，确定诊断，减少遗传病患儿出生。根据特定的遗传性疾病或者先天缺陷，可用不同的产前诊断方法进行诊断。例如通过观察胎儿表型的形态特征（超声及胎儿镜检查）、染色体检查（细胞遗传学技术）及基因分析或其表达产物测定（酶和生化测定）来诊断的。所用标本的采集可由羊膜腔穿刺术、绒毛膜绒毛吸取术、脐带穿刺术和从母血中分离胎儿细胞等方法来完成。

三级预防：遗传病患儿出生后的治疗。新生儿疑有遗传病，出生后即尽可能利用血生化检查或染色体分析，做出早期诊断。新生儿疾病筛查是提高人口素质的重要措施之一，通过快速、敏感的检验方法，对一些先天性和遗传性疾病进行群体筛检，从而使患儿在临床上尚未出现疾病表现，而其体内生化、代谢或者功能已有变化时就做出早期诊断，并且结合有效治疗，避免患儿重要脏器出现不可逆性的损害，保障儿童正常的体格发育和智能发育。目前新生儿疾病筛查正在全国逐步推广，各地主要筛查先天性甲状腺功能减低症和苯丙酮尿症两种导致智能发育障碍的疾病，苯丙酮尿症发病率约为 1 ： 11 000，先天性甲状腺功能减低症发病率约为 1 ： 3 000，有的地区开展了葡萄糖 -6- 磷酸脱氢酶缺乏症以及先天性肾上腺皮质增生症筛查，个别城市已经开展了串联质谱新技术的遗传代谢病筛查，大大扩大了筛查的疾病谱。新生儿疾病筛查可在患儿出生 2 ~ 4 周内确诊疾病，通过积极治疗，降低遗传代谢病的危害性。

五、遗传性疾病的治疗

目前遗传病的治疗主要针对部分遗传代谢病，可以根据疾病作以下选择。

1. 饮食治疗　减少或除去有害物质，主要适用于一些遗传代谢病，如对苯丙酮尿症限制苯丙氨酸的摄入，半乳糖血症停奶及乳制品，但可以进食鱼和肉。

2. 药物治疗　主要补充体内代谢必需的维生素、激素、电解质以及对症治疗，如 BH_4 缺乏引起的非经典型苯丙酮尿症给予 L- 多巴、5- 羟色胺和 BH_4 治疗，先天性肾上腺皮质增生症采用肾上腺皮质激素治疗，同型胱氨酸尿给予大剂量维生素 B_6，枫糖尿病用维生素 B_1，对原因不明的代谢病，可给予大剂量多种维生素，有时可收到疗效。

3. 酶蛋白的替代治疗　通过分离出特定的基因，在体外进行 DNA 重组，然后转移至细胞或者细菌内表达，提纯酶蛋白，用来治疗遗传代谢缺陷病。通过此类方法制造出的胰岛素及生长激素等重组蛋白，为治疗遗传代谢病提示了新的方向。

4. 外科手术　如女性先天性肾上腺皮质增生症可做外科整形，有些疾病可做脏器移植。

5. 干细胞移植及骨髓移植　这是将有功能的细胞或者组织转移到病人的体内，发挥功能，纠正遗传缺陷。干细胞移植技术飞速进展，更为安全有效，已成为治疗遗传性疾病的重要手段，治愈的病种还在不断地扩大。

6. 基因治疗　基因治疗是以特定的DNA构件导入病人体内。经改造的基因仿佛是一个微型制药厂，不断在体内表达，产生某种蛋白质以达到治疗目的。尽管近期只能取得有限结果，基因治疗临床试验面临许多困难，处在探索的初始阶段，但作为人类治疗疾病的一种探索，它从没想到实际试验，在短短的时间内取得了很大进展，为医学带来了划时代的进步。

六、医学伦理与遗传病

从遗传学的观点看，人类既有大量优质基因，也存在相当数量的有害基因，两者共同构成我们的基因库。遗传学不仅仅是对遗传规律的认识，由于分子生物学及细胞生物学的进展，在实验室中已能改造或改变动物的遗传性状，这对社会与医学伦理学产生了很大的冲击与震动。目前已可以对许多疾病做到产前诊断及症状前诊断，并可进行临床干预。但足，对于晚发的遗传病，是否要早期告诉病人，让他（她）在发病前的几十年中生活在阴影之中？“预测医学”固然为疾病的早期预防提供了便利，但同时也带来一系列伦理、法律和礼会学问题。诸如：保险公司或人事部门是否有权利知道每个人所携带的致病基因（个人隐私权）？他们的就业和保险是否会受到影响？带有“癌症基因”或“糖尿病基因”者是否会在社会上受到“基因歧视”，人们常说“癌症基因”或“糖尿病基因”，但事实是基因只是决定病症的一部分原因。进一步明了基因功能将帮助人们准确判断环境因素的影响，并指导我们避免或者减轻致病基因的作用。

第二节　遗传性疾病的诊断基础

一、染色体检查

由于各种原因引起染色体的数目和结构发生改变，称染色体异常，又称之为染色体畸变综合征（chromosomal aberration syndrome），分为常染色体病和性染色体病两大类。正常染色体数目和染色体上的基因之间的一定排列顺序，决定着人体正常发育。染色体异常为人类遗传性疾病的重要组成部分，包括大部分的死胎、流产、先天性畸形、生长发育障碍和性发育障碍、行为异常和智力低下。染色体异常在恶性肿瘤的发病中起到重要作用。

由于染色体病的遗传物质改变较多，通常累及数个甚至上百个基因。因此，染色体疾病大多是影响多器官、多系统、表现复杂的临床综合征。将一个细胞的全部染色体按标准配对排列进行分析诊断，即是核型分析。

染色体病的发病率在新生儿约占1/200。然而，它们仅占所有胎儿染色体异常中的一小部分，大部分的胎儿染色体异常是致死性的，在妊娠期就流产或未着床，或在围生期死亡。妊娠头3个月的流产胎儿中50% ~ 60%有染色体异常。嗣生期死亡者有6%是染色体异常。孕妇年龄>35岁，且在妊娠中期进行羊膜穿刺检查的孕母中，大约2%的胎儿有染色体异常。在人群中有智力低下者，也有一定数量是由染色体异常引起，如果存在其他畸形，则比例更大。在表型正常的不育症夫妇中经常发现潜在染色体的异常。

（一）染色体和细胞分裂

人类染色体由脱氧核糖核酸和特异蛋白质组成，它们紧密包裹在未分裂细胞的细胞核中。除配子以外，所有正常人类细胞核包含有23对（46条）染色体，其中22对称常染色体，另一对称性染色体。

这两条性染色体，女性为两条X染色体，男性为一条X和一条Y染色体。同一对染色体中的这两条染色体称同源染色体。同源染色体中，一条来源于母方，另一条来源于父方。

人体细胞的染色体数目是恒定的，称为二倍体（2n）。卵子和精子各含有二倍体数目的一半（即23条染色体），称为单倍体（n）。为保持这种规律，细胞的分裂有两种形式：一为有丝分裂，当机体组织生长和修复时发生的细胞分裂；二为减数分裂，系形成生殖细胞时细胞分裂的特殊形式。

有丝分裂的功能是维持每个机体细胞遗传物质的连续性，分裂后两个子细胞与母细胞具有相同遗传物质。在核分裂间期细胞分裂停止，染色体难以看到。当进入分裂前期时，染色体浓缩增厚，每条染色体纵向分裂成两个子染色体。在分裂中期，核膜消失，染色体在赤道板上朝向核中央排列，同时，形成纺锤体并移动染色体，在这个时期，染色体最好观察，每条染色体类似于字母“X”的形状。分裂末期，两组子染色体分开由核膜包裹，两个新细胞分开，它们的核又进入核分裂间期。

减数分裂仅发生在生殖细胞中，并且在一次生殖中只有一次。它是由两次细胞分裂组成，像有丝分裂一样，每个细胞有分裂前期、中期、后期及末期。减数分裂Ⅰ是减少染色体数目分裂，即有46条染色体的母细胞分裂成两个带23条染色体的子细胞。减数分裂Ⅱ与有丝分裂类似，产生另外的子细胞，每个核只含有单倍体数目的染色体，在减数分裂结束时，形成四个为单倍体数目染色体的子细胞。在男性，每个初级精母细胞产生四个精细胞，精细胞发展成为精子；而在女性，每个卵母细胞仅形成一个卵子，剩余的产物变成无功能的极体。

在减数分裂过程中，每一对染色体的分配是随机的，因此，每个生殖细胞接受到母系或父系染色体的不同组合，23对染色体能够在每个配子中发生2^{23}种不同的染色体组合，加上人类基因的易变性，子代可能产生数目庞大的多样性。

（二）染色体数目异常

任何染色体的数目不同于正常者称为异倍体。如果为单倍体的染色体数目（n = 23）的整倍数称为整倍体；如果在减数分裂或有丝分裂中发生错误，而不是23的整倍数，称为非整倍体。在同一个体中具有两种或两种以上的核型称嵌合体。

（1）除正常体细胞的染色体数目为2倍体外（2n = 46），还有比两种染色体多的整倍体，多倍体根据染色体的数目是n（n = 23）的多少倍而定，如69为3倍体（3n），92为4倍体（4n）等。三倍体综合征核型为69XXX、69XXY及69XYY。胚胎或胎儿多自发流产。3倍体的产生可能是由于两个精子（双精子）受精引起，通常也可能由于卵子或精子的成熟分裂障碍引起，形成双倍体配子。在3倍体中，如果多余的染色体为典型的父系染色体，则有胎盘异常和部分水泡状胎盘；如多余的染色体为母系染色体，则妊娠早期发生自发性流产。4倍体通常是4n = 92，92XXXX或92XXYY，可能是由于合子在分裂早期完全未分裂所引起。

（2）如果某个体的染色体数目比单倍体的整倍数少或多几条染色体，称为非整倍体。非整倍体染色体数目不等于2n，而是大于或小于2n。由于在减数分裂中，个别染色体发生不分离。大多数非整倍体的病人为三体，或为单体（仅1条染色体取代了正常的一对染色体）。引起非整倍体常见的原因是染色体不分离或分裂后期迟滞。

常染色体三体极少存活至足月。仅有一小部分常染色体三体是活产。实际上，临床仅见21－三体、18－三体和13－三体综合征。除21－三体之外，所有其他类型均严重影响患儿，患儿几乎在很小年龄就死亡。

性染色体三体（XXY，XYY，XXX）存活者有不同程度的表型异常，这是因为在有多余染色体的体细胞中，女性通过莱昂（Lyon）效应，其中一条X染色体失活，大多数在X染色体上的位点起半合子的作用；在男性，仅有1条X染色体，对X连锁基因是半合子。1条多余的性染色体对于正常的男性或女性可引起表型效应。核型是47，XXY（Klinefelter综合征）和47，XYY的人均为男性；核型是47，XXX为女性。性染色体三体可导致患者出现性发育异常、生育异常和行为改变，一般来说，性染色体的数目愈多，智力落后的可能性愈大。

（3）嵌合体：由两种或两种以上染色体核型或细胞株构成的个体被称为嵌合体（mosaic），例如先天性卵巢发育不全综合征，该病患者的嵌合体核型为45，X/46，XX。嵌合体是受精卵在卵裂期间染色体不分离或丢失所引起。嵌合体临床表现的轻重主要取决于正常核型和畸变核型之间的比例，临床上所见的嵌合体的表现一般较轻。有时在同一个体不同的组织器官，其嵌合体比例也有差别。

（三）染色体结构异常

染色体结构异常是由于各种原因造成染色体断裂所引起，断裂后断端富有黏着性，能与其他断端再结合，发生结构重排而导致缺失、倒位及易位等改变。

1. 缺失　一部分染色体的丢失，可以发生在染色体末端或中间。末端的缺失由染色体臂断裂引起，产生的碎片没有着丝点，这染色体碎片在下次细胞分裂时丢失。末端缺失是染色体1次断裂，如猫叫综合征（SP综合征）是第5号染色体短臂末端缺失。中间缺失是发生2次或2次以上断裂，中间断片丢失，如视网膜母细胞瘤（13q-）为13号染色体长臂中间缺失。如果染色体两端断裂，带着丝点的部分，两断端黏合则形成环状染色体。

2. 重复　可由于不等交换或来自于易位或倒位携带者减数分裂的异常分离。通常重复比缺失的危害要小些。然而，由于在一个配子中的重复引起染色体的不平衡和染色体的断裂也可破坏基因，故重复常可导致某些表型异常。例如平衡易位携带者，在配子发生中，形成不平衡配子，其结果是一个节段重复，另一个节段缺失。以部分三体征发生率高。

3. 倒位　指断裂发生后断片倒转180°后再接合，改变了基因的原有顺序，从而导致异常。

4. 易位　一条染色体断裂后，其断片错接到另一条非同源染色体上。根据易位的方式不同，可分为3种，即单方易位、相互易位及罗伯逊易位（是指近着丝点部位断裂，两条长臂重接，两条短臂丢失，如13号与14号染色体易位）。

5. 等臂染色体　正常染色体一分为二时，着丝点进行纵裂。等臂染色体是由于染色体分裂时着丝粒不是纵向分裂而是横向分裂所致，结果导致两条姊妹短臂或姊妹长臂各自形成等臂染色体，如46，X，i（Xq）。

6. 环形染色体　当一条染色体的长、短臂同时各发生一次断裂后，含有着丝粒节段的长、短臂相接，形成环形染色体，不含有着丝粒的长、短臂片段将丢失。

在人类染色体之间也存在着较小的结构变化（多态性），这种变化不会影响表型，例如，在近端着丝点染色体上凸出的随体、大小不同的着丝点的异染色体和长短不一的Y染色体长臂。这些变化以显性方式传递。染色体结构的改变通常是由于染色体断裂后基因物质丢失或基因物质异常结合的方式重组而引起。造成染色体断裂可能的原因包括放射线、化学物品或病毒。应用高效的显带技术，能够看到相当大量的DNA（大约4百万碱基对），包含数千个基因。

与染色体数目异常一样，结构重组可发生在人类所有细胞中或在嵌合体形成中。如果染色体在结构重组时，所补充的基因信息为正常基因，这种结构重组为平衡重组或有效重组，通常没有表型效应，因为所有的基因信息都呈现出来。平衡重组的类型包括平衡相互易位、倒位及插入等。

如果重组时有另外的基因信息加入或失去基因信息，则为非平衡重组。在非平衡重组中，有缺失、重复或两者兼有之，表型很可能是异常的。染色体的部分重复类似于部分的三体综合征，缺失导致部分的染色体单体。妨碍功能性基因的正常平衡的任何改变，可能导致异常的发育。某些重组很稳定，可以通过细胞分裂而不改变，而另外的是有些则不稳定。

（四）染色体畸变的原因

现已知道，多种因素可造成染色体畸变，即大多数致突变的因素都可以引起染色体畸变。目前对于这些原因还只是一般的了解，有待于进一步研究。

1. 物理因素　在物理致畸因素中，电离辐射因导致染色体不分离而引人注目。有实验证明，将受照射小鼠处于分裂近中期的卵细胞和未受照射的同期卵细胞比较，发现染色体不分离在受照射组中明显增高，这一现象在年龄较大的小鼠中尤为明显。人的淋巴细胞受照射或在受照射的血清内生长，发现实验组的三体型频率较对照组高，引起易位、缺失等染色体畸变。也有报道，受电离辐射的母亲，生育21-三体病孩的风险明显增高。

2. 化学因素 许多种化学药物、毒物和抗代谢药均可引起染色体畸变，例如抗代谢药物、抗癫痫药物、农药以及毒物（如苯、甲苯和砷）等。

3. 生物因素 一些病毒感染，如风疹病毒、巨细胞病毒、麻疹病毒以及腮腺炎病毒的感染可引起染色体断裂。在实验中，以病毒处理培养细胞，也会引起各种类型的染色体畸变。

4. 孕妇年龄 孕妇年龄大是引起21-三体综合征和其他三体型的主要原因之一。母亲娩出21-三体综合征的风险因孕妇年龄增加而增加，这可能与生殖细胞的老化有关。

女婴在出生时，所有卵细胞已经形成，卵细胞的进一步发育是在青春期，在月经间期卵细胞将发育成熟，直到妇女进入绝经期。在妇女的生命中，一个卵细胞受精越迟，这个细胞存在的时间越长。因此，一个40岁妇女的受精卵比一个20岁妇女的受精卵要大20年，暴露在可引起细胞损害的有害环境的风险率也越高。此外，越是接近绝经期，女性控制卵细胞成熟的激素效应也更差，容易影响卵细胞的发育和成熟。而在男性，其精子的产生从青春期开始贯穿生命过程，因此，一个40岁男性的精子，并不比一个20岁男性的精子老，这可解释父方年龄和染色体异常之间缺乏相关依据。

5. 遗传因素 染色体异常可表现有家族性倾向，这提示染色体畸变与遗传有关。人类可能有倾向不分离的基因存在，其他生物也有类似的基因。据报道，同一家系中，同时有相同的或不同种类的非整倍体患者存在。此外，染色体异常的父母可以不同方式传给下一代，最明显的例子是一些平衡易位的携带者，可引起染色体异常或正常的后代出现，其中又以涉及D组和G组染色体比较常见，因为它们是近端着丝粒染色体，在有丝分裂过程中形成随体联合，这可能是造成染色体不分离的原因之一。

（五）染色体的检查及应用

细胞遗传学检查是在细胞水平对细胞核中的遗传物质进行观察，间期细胞核中的染色质和有丝分裂期的染色体均可作为观察对象。随着人类外周血体外培养和染色体制片等技术的建立，染色体分析技术被迅速运用于临床。近年来分子生物学技术的发展使得产生了新的染色体分析技术，如荧光原位杂交技术以及比较基因组杂交技术等。

1. 染色体形态观察 染色体在正常情况下呈杆状，经秋水仙素处理后使原来已纵裂的染色体在着丝粒处不能分开，故此时的染色体呈“X”形，又称秋水仙素中期染色体，同定后经Ciemsa染色可直接在显微镜下观察。根据染色体的相对长度、臂比率、着丝粒指数和随体的有无，人类22对常染色体和1对性染色体分为7组，分别以字母A ~ G代表组别。

2. 显带染色体技术 中期染色体经同定后染色观察，只能发现染色体的数目畸变，无法检测染色体结构的畸变。用某些荧光染料可使染色体的不同区域呈强弱不等的荧光着色，显示明暗棚闭的独特带型。不同的染料能够使染色体的不同部位着色，如Q带技术使Y染色体长臂末端呈特异的荧光区可用于鉴别性别，R带技术有利于观察染色体末端区域的结构改变和测定每条染色体的长度，C带技术尤其能反映1、9、16号染色体着丝粒区的多态性和Y染色体长臂末端的变化等。另外还有高分辨G带技术可使染色体显示出550 ~ 850条的高分辨条带，这一技术的应用使在染色体上能进行更精确的基因定位，并且还发现了染色体的一些微小结构畸变综合征。

3. 荧光原位杂交 荧光原位杂交技术（fluorescence in situ hybridization，FISH）是利用特异性的DNA探针经生物素或地高辛标记，在靶细胞染色体上作杂交后通过带有荧光素的亲和素显示信号进行定位。FISH的主要优点具有敏感度高，能使用多种荧光同时显示多种探针的杂交信号，在染色体上进行多点定位。通过着丝粒探针、位点特异性探针、端粒探针、描绘探针及全基因组探针等与靶细胞染色体进行杂交，能检测染色体疾病或定位疾病基因。临床常用位点特异性探针进行特定的遗传病的诊断以及染色体微缺失综合征的诊断，如Prader-Willi综合征、Angelman综合征和DiGeorge综合征等。24种荧光标记的全基因组探针已能广泛用于遗传病和肿瘤的检测，但因费用高，图像分析系统复杂，敏感性和特异性等方面尚有不足而影响了它的广泛应用。

二、基因诊断

遗传性疾病是由于患者基因的缺陷或者变异，造成体内相应蛋白质合成的数量或者质量的异常，以致不能执行正常的生理功能而出现的疾病。基因诊断是在基因水平对疾病做出病因诊断。通过 DNA 或者 RNA 抽提、基因体外扩增（PCR）、分子杂交以及 DNA 测序等技术，检测特定基因是否有改变，从基因水平阐明病因，从而诊断患者是否有某种遗传病。对胎儿进行 DNA 检测，明确是否患有遗传病，从而指导孕妇做出是否继续妊娠的选择。

（一）基因突变

基因突变是指由于基因序列上 DNA 碱基对的置换、插入、缺失及重复等引起的基因结构的变化。基因突变可发生在生殖细胞，也可发生在体细胞。基因突变在生物界中是普遍存在的，它是生物变异的主要原因，是生物进化的主要因素。但多数突变对生物体是有害的，影响氨基酸的组成，影响蛋白质功能，从而导致疾病，严重者影响胚胎发育而发生早期流产。绝大多数的人类遗传病，例如人的苯丙酮尿症、白化病及地中海贫血等遗传病，都是突变性状，是由基因突变造成的，这些病对人类健康构成了严重威胁。有的突变可能是中性的，丰富了人群的正常多态性。突变是生物变异与进化的源泉，它也能为生物体提供新的基因。

通常将基因序列上单个碱基或少数碱基改变称为点突变。突变有以下几种类型。

1. 碱基置换（base substitution） 突变由一个错误的碱基对替代一个正确的碱基对的突变称为碱基置换突变。例如在 DNA 分子中的 GC 碱基对由 CG 或 AT 或 TA 所代替，AT 碱基对由 TA 或 GC 或 CG 所代替。碱基替换过程只改变被替换碱基的那个密码子，也就是说每一次碱基替换只改变一个密码子，不会涉及其他的密码子。碱基置换所致的基因突变既可发生在基因编码区，又可见于基因调控区，是最常见的基因点突变。

2. 基因丢失（deletion） 基因丢失指基因核苷酸序列中核苷酸的丢失，这种丢失少则一个碱基，多至全基因或至几十个 kb 片段大小。大片段 DNA 丢失可造成基因编码产物合成障碍，导致蛋白质完全或部分缺失，严重影响其功能。

3. 基因插入（insertion） 与缺失相反，为插入一段顺序，可插入一个碱基，甚至好几百个或者更多碱基对插入。

4. 基因融合 指两个不同的核苷酸序列相接，形成一个新的基因。如同源染色体之间的不等交换，或者染色体异位，例如染色体 9q 上癌基因 ABL 异位到 22qBCR，形成 BCR-ABL 融合蛋白，导致慢性粒细胞性白血病。

5. 动态突变（dynamic mutation） 动态突变是指 DNA 中的碱基重复序列拷贝数发生扩增而导致的突变。在人类基因中，当动态突变发生在转录序列内或附近时，就有可能对基因转录或其表达产物产生影响。通常重复序列的拷贝数有一个范围，超过这个范围，重复序列将变得不稳定，从而表现出疾病症状或在染色体上表现出脆性位点。至今已发现 10 余种遗传性疾病与动态突变有关，其中属于 CGC/CCG 重复的有脆性 X 综合征，以及 Fraxe 综合征；属于 CAG/CTG 重复的有重症肌无力（DM）、X 连锁的脊柱和延髓肌萎缩、脊髓与小脑运动失调 -1 型（SCA-1）、舞蹈症、亨廷顿病、齿状核与苍白球萎缩症，以及 Machado-Joseph disease（MJD）等。

根据基因结构的改变方式，基因突变可分为碱基置换突变和移码突变两种类型。

碱基置换除了可改变编码区的密码子，若发生在外显子与内含子连接部位（基因内含子剪接供体和受体位点）附近的内含子部位，突变可导致 mRNA 剪切异常，使 mRNA 短缺，产生翻译异常的蛋白质。

此外，启动子区域的基因点突变可干扰基因的表达调控，干扰编码产物蛋白质的合成启动及合成速率，严重影响蛋白质的合成量。

移码突变（frameshift mutation）指基因中插入或者缺失一个或几个碱基对，使 DNA 的阅读框架（读码框）发生改变，导致插入或缺失部位之后的所有密码子都跟着发生变化，结果产生一种异常的多肽链。

根据遗传信息的改变方式，基因突变又可以分为同义突变、错义突变和无义突变三种类型。

1. 同义突变（synonymous mutation）　DNA 的一个碱基对的改变并不影响它所编码的蛋白质的氨基酸序列，这是因为改变后的密码子和改变前的密码子，它们编码同一种氨基酸。但目前发现个别原先认为是同义突变，可能会导致转录功能异常。

2. 错义突变（missense mutation）　由于一对或几对碱基对的改变而使决定某一氨基酸的密码子变为决定另一种氨基酸的密码子，引起氨基酸序列和空间构象改变，导致它所编码的蛋白质部分或完全失活，例如人血红蛋白 β 链的基因如果将决定第 6 位氨基酸（谷氨酸）的密码子由 CTT 变为 CAT，就会使它合成出的 β 链多肽的第 6 位氨基酸由谷氨酸变为缬氨酸，从而引起镰刀形红细胞贫血病。

3. 无义突变（nonsense mutation）　如果某一碱基被另一碱基替代后，决定某一氨基酸的密码子变成一个终止密码子，使翻译过程提前终止，合成的肽链变短，此终止密码子称为无义突变。

（二）基因诊断常用方法

构成人体的细胞，无论来自何种器官或组织，它们的基因组是完全一致的，采用基因分析方法，在个体发育的任何阶段，以任何有核细胞为材料，都可能检测出这些基因的缺陷，正是这些优点，近 20 年来基因诊断技术得以飞速发展。

1. DNA 聚合酶链式反应（PCR）技术及其衍生技术 PCR　这是一种模拟天然 DNA 复制过程的核酸体外扩增技术，是最常用的基因体外克隆方法，简便快速。其基本原理是利用 DNA 聚合酶在体外条件下催化一对特异性引物间的 DNA 片段合成的基因体外扩增技术，它包括三个基本过程：①DNA 变性，在高温条件下（92 ~ 95℃），模板 DNA 变性解链，形成单链 DNA，以提供 DNA 模板；②退火，在一定的温度条件下（42 ~ 65℃），试管中的引物与待扩增的 DNA 区域特异结合；③延伸，在 72℃条件下，耐高温的 DNA 聚合酶（Tad 酶）以单链 DNA 为模板，从引物的 5' 端向 3' 端延伸，合成新的 DNA 双链。以上三个过程为一个循环周期，此周期合成的产物又可作为下一周期的模板，如此循环往复，扩增产物以指数方式倍增，经过 25 ~ 30 个扩增周期，目的基因可增加一百万倍，大大方便了基因分析。扩增的 DNA 通过凝胶电泳，可观测到片段长度。

PCR 技术自 1985 年问世以来，在医学各学科都有重要的实际应用价值，推动了基因克隆及 DNA 序列分析，并且很快延伸出一系列与 PCR 有关的技术（表 9-2）。

表 9-2　与 PCR 有关的常用技术

名称	说明
反向转录 -PCR（RT- PCR）	总 RNA 或 mRNA 经引物与反向转录酶作用合成 eDNA，然后再进行 PCR 反应，常用于转录水平的基因表达、基因检测与基因克隆。其特点是除了可直接检测基因的缺失 / 插入外，还可检测前体 mRNA 加工过程的异常
定量 PCR	在进行 RT-PCR 时测定目的基因转录水平的表达量，以加入一定拷贝模板数量的内参照方法最为准确
多重 PCR（mutiple PCR）	在同一反应体系中加入多对引物扩增同一模板的几个区域。多重 PCR 的前提是 :①所有引物退火温度必须相近；②引物之间不能相互作用形成引物寡聚体；③所有扩增片段所覆盖的区域不能重叠。常用于检测同一基因的多个外显子的缺失
高分辨率溶解曲线（HRM）	在一定的温度范围内将 PCR 扩增的产物进行变性，期间实时检测体系内荧光信号。荧光值随着温度变化，可绘制溶解曲线。每一段 DNA 都有其独特的序列，因而也就有了独特的溶解曲线形状，如同 DNA 指纹图谱一样，具有很高的特异性、稳定性和重复性。根据曲线准确区分野生型和突变型基因
PCR- 限制性片段长度多态性分析（PCR - RFLP）	PCR 产物经展制性内切酶消化，凝胶电泳分离，检测限制性片段长度多态性，月于等位基因分型和突变点分析

续 表

名称	说明
等位基因特异性寡核苷酸探针杂交分析（PCR- ASO）	ASO 探针杂交是最早用于检测点突变的方法。将 PCR 产物点样于薄膜上，用等位基因特异性寡核苷酸探针进行杂交，分别针对正常和突变的等位基因，在严格的杂交洗脱温度下获得特异性杂交结果，可识别至少一个核苷酸的突变，以检测目的基因表达量、等位基因分型和突变基因
等位基因特异性扩增法（allele - specific amplification，ASA）	按照 PCR 引物扩增必须和乾序列严格配对原理，采用 DNA 序列特异性引物（正常或者突变序列）进行 PCRoASA 简便快速，只需一步 PCR 反应，不需标记技术，是进行等位基因分型和突变分析的常用方法
单链构象多态性分析（single strand conformation polymorphism，SSCP）	SSCP 是目前进行基因突变检测最常用的方法，其基本原理是双链 DNA 加热变性后形成单链，由于碱基序列的不同形成不同构象，在中性聚丙酰胺凝胶电泳时，造成泳动速度的差异。这种 DNA 构象的差异即使仅有一个碱基序列差异也可显现，已被临床广泛采用，是常用的检测基因突变的手段

2. Southern 杂交　最经典的核酸杂交分析方法，其基本原理是将样品 DNA 先由限制性内切酶酶解，并在凝胶电泳中分离 DNA 片段，再经变性后转移至尼龙膜上固定，最后用标记探针与之杂交，并进行显影观察和计算被探针杂交的 DNA 片段的大小。该技术特异性高，重复性强，但操作烦琐，实验条件要求较高。应用该技术可进行基因缺失、插入、反转及限制性片段长度多态性（restriction fragment length polymorphism，RFLP）连锁分析。许多遗传性疾病的基因突变或缺失如镰刀状红细胞性贫血及地中海贫血等可以直接用此方法诊断，当有缺陷的基因内部无限制性内切酶可利用时，则可用与基因紧密联系的标记片段 RFLP 情况来诊断和检查家系中病变基因携带者。随着基因库资料的增加以及 PCR 技术及其衍生物技术的发展，这一技术已渐少用，但是它对大片段缺失及插入的分析仍非常有用。

3. DNA 测序　最常用的是 Sanger 双脱氧链末端终止法，利用一种 DNA 聚合酶来延伸结合在待定序列模板上的引物。直到掺入一种终止核苷酸为止。每一次序列测定由一套四个单独的反应构成，每个反应含有所有四种脱氧核苷酸三磷酸（dNTP），并混入限量的一种不同的双脱氧核苷三磷酸（ddNTP）。由于 ddNTP 缺乏延伸所需要的 3-OH 基团，使延长的寡聚核苷酸选择性地在 G、A、T 或 C 处终止。终止点由反应中相应的双脱氧而定。每一种 dNTPs 和 ddNTPs 的相对浓度可以调整，使反应得到一组长几百至几千碱基的链终止产物。它们具有共同的起始点，但终止在不同的核苷酸上，可通过高分辨率变性凝胶电泳分离大小不同的片段，凝胶处理后可用非同位素标记进行检测。

4. 串联重复序列拷贝数多态性与微卫星分析　人类基因组含有一些 DNA 重复序列家族，分散在基因组，但也有一些是一系列短的串联重复序列（STR），其中有些被称为微卫星，目前已发现了 5 000 多个 ca/ct 微卫星。还有一类串联重复的序列并不完全一样，被称为串联重复顺序变异数（VNTR）。串联重复序列拷贝数多态性与微卫星分析在基因作图、基因定位以及疾病的家系连锁分析方面起重要作用。

5. 单核苷酸多态性（SNP）　是指在基因组上单个核苷酸的变异，形成的遗传标记，其数量很多，包括置换、颠换、缺失和插入。每一个 SNP 位点都可以有 4 种不同的变异形式，但实际上发生的只有两种，即转换和颠换，二者之比为 2 ∶ 1。SNP 在 CG 序列上出现最为频繁，而且多是 C 转换为 T，原因是 CG 中的 C 常为甲基化的，自发地脱氨后即成为胸腺嘧啶。一般而言，SNP 是指变异频率大于 1% 的单核苷酸变异。在人类基因组中大概每 1 000 个碱基就有一个 SNP，人类基因组上的 SNP 总量大概是 3×10^6 个。SNP 称为第三代遗传标志，人体许多表型差异、对药物或疾病的易感性等都可能与 SNP 有关。

6. 荧光原位杂交（FISH）　荧光原位杂交方法使用荧光素标记探针，检测探针和分裂中期的染色体或分裂间期的染色质的杂交，使分子生物学方法与细胞遗传学结合，在染色体上进行定位分析，显示基因缺失或者插入等。FISH 具有安全、快速、灵敏度高、探针能长期保存以及能同时显示多种颜色等优点，不但能显示中期分裂象，还能显示于间期核。提高了诊断的可靠性。

7. 基因芯片技术　基因芯片是基于 Southem 杂交、生物样品在固相上排列与结合等技术基础上发展起来的技术，它将微电子芯片的制造、杂交和荧光检测技术融合在一起，将几十万个与人类疾病相关的基因或 DNA 探针高密度地排在只有指甲盖大小的玻片上，然后与患者标记的 DNA 标本杂交，用激光共聚焦显微镜及计算机扫描系统对芯片的荧光信号扫描，通过计算机进行综合处理，鉴别出待测标本有核苷酸差异的探针位置，从而确定 DNA 序列的差异。基因芯片的诊断准确而灵敏，快速、高效、同时获取空前规模的生命信息。这一特性很有可能使基因芯片技术成为今后医学诊断中革命性的新方法。

（三）基因诊断的策略

基因诊断与细胞、病理、生化及免疫等诊断方法比较，其优点是：①在 DNA 水平了解疾病发生的原因，诊断特异性高；②在个体发育的任何阶段，任何有核细胞都可以进行诊断；③根据突变部位和类型可帮助预测表现型，预后判断；④可诊断致病基因携带者；⑤用于产前诊断；⑥进行准确的遗传咨询；⑦鉴别和分离新基因。

遗传病的基因诊断方法分为直接诊断与间接诊断两种。

1. 直接诊断　策略指直接检测基因的致病突变的方法。当致病基因已分离，DNA 序列已知时，应用 PCR-RFLP 及 DNA 测序等方法，直接显示基因缺失、插入以及突变，直接做出分子病理诊断。目前包括遗传、血液、消化、内分泌、泌尿及神经等系统数百种遗传病已通过这些方法得到确诊，并应用于产前诊断。基因诊断不仅能明确个体是否患病，而且还能揭示个体的基因状态，如是否是携带致病基因的杂合子，是否对某些疾病有易感性或抵抗性等，为遗传咨询和预防疾病提供可靠的依据。

2. 间接诊断　指主要用连锁分析方法，即利用与疾病相关基因连锁的遗传多态性标志来检测疾病。间接诊断仅仅提示致病的可能性，而非直接提示致病的原因，主要适用于对于致病基因还不清楚的遗传病诊断，或用直接策略也难以检测时所进行的基因分析。所谓连锁是指同一染色体上相互靠近的基因常在一起遗传，它们在遗传中结合在一起的频率大于按照独立分配率期望的频率。在基因诊断中，主要是通过分析与疾病有关的基因连锁的多态性遗传标志来检测疾病。在人类基因组中，人类存在三类多态性标志用于帮助疾病诊断。第一类是 RFLP，第二类是串联重复顺序拷贝数不同形式的多态性，或称为微卫星（microsatellite），第三类是单核苷酸多态性（SNP）。

（四）生物信息学

随着人类基因组研究进展，大规模测序的自动化控制，测序结果的计算机分析处理，基因数据库的研究，基因图谱的绘制，数据的网络交换和研究产生了生物信息学这门新学科。特别是近年，生物医学经历了一场重要的变革。一些技术革新，如高通量测序技术已经容许人们在整个基因组水平上研究细胞、组织和完整生物个体的各种分子，也使得生物医学的资料倍增。

国际互联网络(internet)的发展，为研究人员提供了研究数据的分析、处理、采集和交换的服务。目前，大型数据库已走过了书本发行方式及光盘发行方式，过渡到单纯网络传播的方式。例如在 http：//www. ncbi. nlm. nih. gov/sites/entrez 网站上可检索最新医学文献及基因库资料，2010 年在 http：//www. ncbi. nlm. nih. gov/sites/enLrez? db = omim 网站上可检索到 20 000 种以上遗传病的详细资料。GenBank 是美国国家卫生研究院位于 NCBI 中的遗传序列数据库（http：//www. ncbi. nlm. nih.gov/Genbank/index.html），这一综合性的数据库包含超过 26 万种已鉴定的生物和已经公布的最终 DNA 序列数据。欧洲分子生物学实验室的核苷酸序列的数据库，也被称为 EMBL- 银行（http：//www. ebi.ac. uk/embl），它包含欧洲的主要核苷酸序列资源。

在研究人员的大力合作下，生物信息学已经取得了相当大的进步，但是，开发特殊的计算机程序和分析这些生物学知识，使计算机与以实验为基础的方式、方法整合，对整个生物医学领域的发展仍是一项重大挑战。

三、遗传病的产前诊断

绝大多数遗传病和遗传代谢病无有效治疗方法，因此在今后很长一段时间内，预防显得更为重要。产前诊断（prenatal diagnosis）又称宫内诊断，通过直接或间接对胎儿性别及健康状况进行检测，以防止具有严重遗传病、智力障碍及先天畸形患儿的出生。产前诊断是近20年来由细胞遗传学、生化遗传学、分子遗传学等学科和临床医学实践紧密结合起来形成的一门边缘学科，有很强的实际应用价值，是近代医学的一项重大成就。

（一）产前诊断现状

目前已有2万多种不同的遗传病，包括单基因病、多基因病和染色体病。这些遗传病可在胎内造成流产，出生后也是造成新生儿死亡的原因之一。存活者成年后则通过人类繁衍，在人群中不断传播，造成恶性循环，给家庭带来了严重的灾难，给社会造成很大的负担。因此，人们希望找到一种早期诊断和治疗这些疾病的方法，产前诊断就是顺应这一要求而发展起来的。

自20世纪60年代开始经腹壁羊膜腔穿刺术用于产前诊断以来，产前诊断技术发展很快，1966年羊水细胞培养成功后不久，第一例21-三体综合征及半乳糖血症产前诊断成功，标志着宫内诊断的可行性。70年代以后，这些技术已广泛应用于临床，随着绒毛、羊水细胞培养、高分辨显带染色体以及重组DNA等技术的广泛应用和不断完善，继之可经胎儿镜取胎儿血标本及经宫颈、经腹壁取绒毛做产前诊断。近年来正在发展一种非损伤性产前诊断技术，从孕妇外周血中富集、分离胎儿有核红细胞以及胎儿DNA片段，将来源于胎儿的DNA扩增后进行连锁分析或直接检测突变进行产前基因诊断。优生知识和遗传知识的普及使遗传病的产前诊断受到了社会的广泛重视，西欧、北美各国相继建立了产前诊断中心。我国有较多省市开展了染色体核型分析，开展了产前诊断。近年，随着分子生物学技术的发展，北京、上海及广州等地都开展了一些遗传代谢病的产前诊断。

（二）产前诊断的重要性

随着传染病和营养不良的患病率不断下降，先天畸形和遗传病的发病率和死亡率相对增高，加上环境污染，胎儿畸形的发生率也在上升。遗传病的危害不容忽视。

我国在1986—1987年对住院分娩的124万出生一周的围生儿调查，发现肉眼可见的出生缺陷发病率为1.3%，其中70%～80%为遗传因素所致。

在全部妊娠中约7%发生自然流产，其中50%是染色体异常造成。

在我国人群中，智能障碍（IQ<70）约占2.2%，其中明确有遗传缺陷者占37%，环境因素引起者占20%，原因不明占43%。每个人都可能带有一些隐性有害基因，可能向后代传递。

目前，我国人民生活水平已有显著提高，医疗卫生保健事业也已大大发展，上述问题也就变得更为突出。此外，随着人类文明程度提高，医学日趋发达，部分遗传病有了治疗的方法，如苯丙酮尿症患儿在新生儿期即可被检出，经治疗者可活到生育年龄。随着负选择作用放松，隐性致病基因获得了扩增的机会，使有害基因有可能传于后代。其结果是在自然状态下会被从人群中清除的有害基因积累起来了。这是我们对文明付出的代价。要准备好面临这样的后果，即我们不得不逐代处理更多的患者。因此遗传医学除了找出遗传病有效的治疗措施，在胎儿出生前特别是妊娠早期对胎儿进行诊断，即广泛开展产前诊断，并且采取相应措施，减少遗传病患儿的出生，已成为医学遗传学的重要课题。

（三）产前诊断对象

产前诊断适应对象主要有如下几种情况：

（1）夫妇之一有染色体异常（数目或结构），或生育过染色体病患儿的孕妇，特别是表型正常，而具有染色体异常的携带者。

（2）夫妇之一明确为某种单基因病患者，或曾生育过某一单基因病患儿的孕妇。

（3）夫妇之一有神经管畸形或生育过开放性神经管畸形儿的孕妇。

（4）不明原因的自然流产、畸胎史、死产或新生儿死亡史的孕妇。

（5）羊水过多的孕妇。

（6）夫妇之一有致畸因素接触史。

（7）大于35岁的高龄孕妇。

（8）具有染色体断裂综合征家系的孕妇。

（9）具有遗传病家族史又属于近亲婚配的孕妇。

(四)常用产前诊断技术

在目前的条件下，产前诊断方法基本上都是通过观察胎儿表型的形态特征、染色体检查、分析基因及其产物（蛋白和酶）或者代谢物来进行诊断的。大致可分为如下四类方法：

1. 影像学诊断 最常用的是几乎无创伤的超声波检查，B超因图像清晰，分辨力强而应用广泛，可以发现胎儿体表畸形如无脑儿、脊柱裂、畸胎瘤以及多囊肾等内脏畸形。通过测定胎儿指标可判断有无生长迟缓，测量股骨长度判断与肢体畸形有关的遗传病。磁共振显像因图像清晰，应用在增加。

2. 细胞遗传学诊断 对多发畸形甚至微小畸形者，父母一方为平衡易位携带者或有多次流产史者，或家族中有染色体病者，应做染色体检查。怀疑胎儿染色体病可采用绒毛组织或细胞进行常规的染色体核型分析。染色体显带技术如G显带、C显带及Q显带等处理后出现不同的横纹，称为染色体带，根据带纹可识别每一条染色体，使诊断更可靠。高分辨率显带技术研究染色体结构异常，可发现更多的染色体病。原位杂交技术是细胞遗传学和分子遗传学方法的结合产物，可提高诊断的分辨率和准确性。

3. 生化诊断 对于第一胎有异常的家庭，再次怀孕前明确第一胎的病因十分重要。在众多的遗传疾病中，有明显染色体异常的只是其中一小部分。测定血、尿、红细胞、白细胞、皮肤成纤维细胞中酶和蛋白质或中间代谢产物是确诊单基因病的主要方法，如血氨基酸分析可揭示多种遗传病，血红蛋白的测定可发现镰状红细胞贫血及地中海贫血，血生化检查还可测定血浆蛋白的异常，各种凝血因子、补体、纤维蛋白原、转铁蛋白及铜蓝蛋白的缺乏，无丙种球蛋白血症，G-6-PD缺乏等。

遗传代谢病多数为酶缺陷所致。因此可用经培养的羊水细胞或绒毛，采用酶活性测定的方法做产前诊断。首先要将羊水细胞经培养后达 1×10^6 时收获再测酶活性，或直接测绒毛中酶活性。但有些酶不在羊水细胞或绒毛中表达，例如苯丙酮尿症的产前诊断无法测定胎儿肝脏的苯丙氨酸羟化酶，只能做DNA分析。溶酶体贮积症是用酶活性测定方法进行产前诊断最多的一组疾病。产前诊断时要有一份正常标本（羊水或绒毛）做对照；若能有过去保留的阳性标本做阳性对照则更好。有可能进行产前诊断的疾病（表9-3）。如果生化诊断结合DNA诊断，其诊断结果将更为可靠。

表9-3 部分可产前诊断的遗传代谢性疾病

疾病	酶缺陷	评注
黏多糖贮积症（MPS）		
IH型（Hurler综合征）	α-L-艾杜糖苷酶	MPSI、II、I型均可测
IS型（Scheie综合征）	α-L-艾杜糖苷酶	羊水中黏多糖或羊水细胞进行酶学分析X连锁
I型（Hunter综合征）	艾杜糖硫酸酯酶	
GM1神经节苷脂贮积症	β-半乳糖苷酶	
Tay-Sachs病	β-N-乙酰氨基己糖苷酶A	可以检出携带者，并可对高危群体筛查
Sandhoff病	β-N-乙酰氨基己糖苷酶（A+B）	
Gaucher病	葡萄脑苷脂酶	
Nicmann-Pick病	鞘磷脂酶	
异染性脑白质营养不良	芳基硫酸酯酶A	
Krabbe病	半乳糖脑苷脂酶	
Falbry病	α-半乳糖苷酶	X连锁，女性有不同表现度
甘露糖苷贮积症	α-甘露糖苷酶	
苯丙酮尿症	苯丙氨酸羟化酶	可治疗，仅能DNA分析
四氢生物蝶呤缺乏症	四氢生物蝶呤还原酶	严重，治疗困难
同型胱氨酸尿症	胱硫醚合成酶	
高氨血症	乌氨酸氨甲酰基转移酶	X连锁，女性有不同的表现，DNA分析

续 表

疾病	酶缺陷	评注
枫糖尿症	α－酮酸脱羧酶	
甲基丙二酸血症	甲基丙二酸单酰 CoA 变位酶	可在羊水中检出甲基丙二酸，可在官内治疗
丙酸血症	丙酰 CoA 羧化酶	羊水可直接检测
戊二酸尿症	戊二酰辅酶 A 脱氢酶	
糖原贮积症 I 型（von Gierke）病	葡萄糖 6- 磷酸酶	
糖原贮积症 I 型 Pompe 病	α－1，4- 葡糖苷酶	
半乳糖血症（经典型）	半乳糖 1- 磷酸转尿苷酰酶	可治疗
半乳糖血症	半乳糖激酶	相对良性，可治疗
腺苷脱氨酶缺乏（联合免疫缺陷）	腺苷脱氨酶	
lesch- Nyhan 综合征	次黄嘌呤鸟嘌呤转磷酸核糖基酶（HGPRT）	X 连锁隐性，存在轻度表型的部分缺失
肾上腺脑白质营养不良	长链脂肪酸缺陷	X 连锁，仅 DNA 分析
囊性纤维变性	CFTR 蛋白	突变检测或连锁的 DNA 标记
先天性肾上腺皮质增生症	21－羟化酶	羊水分析，HLA 连锁间接分析，可治疗
葡萄糖 -6- 磷酸脱氢酶缺乏症	G-6- PD	X 连锁，常较轻，多种酶变异
β 地中海贫血	β 链合成缺陷	DNA 或胎儿血分析
血红蛋白 S	β 链取代	严重性不同，DNA 或胎儿血分析
血友病 A	第Ⅷ因子	X 连锁，DNA 或胎儿血分析
血友病 B	第Ⅸ因子	X 连锁，DNA 或胎儿血分析
家族性高胆固醇血症	低密度脂蛋白受体	
磷酸酶过少症	碱性磷酸酶	只有严重要儿型可检出
肝豆状核变性	ATP7B	
Menkes 病	ATP7A	X 连锁，铜摄取异常
急性间歇性卟啉症	胆色素原脱氨酶	常染色体显性，可治疗
先天性红细胞生成性卟啉病	尿卟啉原共合成酶	
着色性干皮病	DNA 修复酶	

在生化指标中，值得一提的是甲胎蛋白，这是一种分子量为 6.4 万 ~ 7.0 万道尔顿的糖蛋白，由胎儿肝脏及卵黄合成，其产生在胎儿具有时间规律性，在母体外周血中也有相似的规律。一般怀孕 16 周就可从母血中检测到，32 周达到高峰，以后逐渐降低。在胚胎发育到 23 ~ 25 天时，神经管的前、后神经孔相继封闭，形成一个不与外周相通的神经管。如果此时未能正常闭合，则形成开放性神经管畸形，如无脑儿及脊柱裂等。当胎儿存在这类畸形时，脑脊液中的甲胎蛋白可直接进入羊水，造成羊水甲胎蛋白水平显著升高，同时母血中也可升高到正常的 2.5 倍左右，因此，可通过检测羊水中的甲胎蛋白水平作为诊断神经管发育畸形的指标，是胎儿疾病筛查的指标之一。

4. 基因诊断　构成人体基本单位的细胞，无论来自何种器官或组织，它们的基因组是完全一致的，采用基因分析方法，在个体发育的任何阶段，以任何有核细胞为材料，都可能检测出这些基因的缺陷，正是这些优点，近十年来 DNA 诊断技术得以飞速发展，大大推动了遗传病的诊断。基因诊断就是在 DNA 水平分析检测某一基因，并对特定的疾病进行诊断。理论上，所有单基因疾病都可进行基因诊断。基因诊断不仅能明确个体是否患病，而且还能揭示个体的基因状态，如是否携带致病基因的杂合子，是否对某些疾病有易感性或抵抗性等，为遗传咨询和产前诊断提供可靠的依据。

在开展基因诊断时应该特别注意以下几点：

（1）遗传病的基因分析是以临床诊断为基础的，没有准确的临床诊断，基因分析便无法进行。因为遗传病有遗传异质性，即不同的基因病变、不同的遗传方式可产生相同的临床表现。

（2）产前诊断的先决条件是对先证者做出准确的基因诊断，母亲再次妊娠时才可能有针对性地做某种基因检测。在进行产前诊断前，要进行家系成员预分析。基因突变有多样性，核苷酸的改变有缺失、插入、取代和动态突变等。要明确基因突变的类型和区域，确定产前诊断的方案，使少量的胎儿 DNA 样品分析有的放矢。

（3）取材的准确性至关重要，产前诊断的误差往往是由于材料的污染。血性羊水要通过羊水细胞培养，去除母亲血细胞方能分析。

（五）羊膜腔穿刺术和绒毛吸取术

1. 羊膜腔穿刺术　羊膜腔穿刺术是产前诊断的一个重要手段，可于妊娠中期第 17 ~ 20 周通过腹壁进行，此时羊水比较多，一次成功率高（98% 以上），且羊水中活细胞的比例较大（20%），相对安全，同时有利于细胞培养和染色体分析。羊膜腔穿刺术最早用于 Rh 血型不合的病例，以检测羊水内的胆红素，以后又用于测定血型及胎儿性别。羊水是一种比较直接地反映胎儿各项功能的介质。羊水细胞为胎儿脱落的上皮细胞，经培养后可做酶活性测定或基因分析，能为临床提供相当多的信息。

羊膜腔穿刺术应在 B 超监测下进行，穿刺过程中可能出现子宫收缩、腹部胀痛、阴道出血、感染或胎儿损伤等症状，一般不会引起早产、流产或畸形。羊水细胞培养时应考虑母体细胞污染、染色体变异及真假嵌合型问题。应该注意对于有出血倾向、盆腔或官腔感染、先兆流产、孕周小于 14 周或大于 24 周者均为羊膜腔穿刺的禁忌证。此方法造成的胎儿丢失率为 0.5%。

2. 绒毛吸取术　绒毛来自胚胎滋养层. 采取绒毛组织可于妊娠 8 ~ 12 周通过阴道吸取绒毛，这时绒毛细胞比较容易培养。操作时，一般在 B 超的指示下进行吸取胚囊周围的绒毛。抽取绒毛以 10 ~ 30mg 为宜，抽取以后可直接或经培养后进行类似羊水细胞的各项测定，可用于酶活性测定或基因分析，为产前诊断提供依据。对有先兆流产、出血倾向、盆腔或官腔感染以及怀孕 8 周以前的孕妇不宜做绒毛吸取术。绒毛吸取术优点是比羊膜腔穿刺提前了 2 个月，不必培养。若判断胎儿患病可较早干预。

（六）无创性产前诊断技术

20 世纪 70 年代初在孕妇外周血中发现核型为 46，XY 的细胞后，经过科研人员多年的努力，已确定孕妇外周血中存在胎儿细胞，这为利用胎儿细胞进行产前诊断开辟了一种无创伤性的诊断方法。该方法可在不干扰胎儿宫内生长的前提下获取胎儿细胞，从而可避免羊膜腔穿刺、绒毛活检以及胎儿宫内取血等方法对母儿的危害，具有取材方便，风险小，不受孕妇年龄限制等影响的优点。

众多研究表明，孕妇外周血中含有的胎儿细胞，包括滋养叶细胞、淋巴细胞和有核红细胞（NRBC）。其中 NRBC 是产前诊断最理想的胎儿细胞。国内外的研究发现，从孕妇外周血分离胎儿 NRBC 的最佳时间为妊娠 14 周前后。胎儿 NRBC 与母体细胞之比在 $1:10^5 \sim 1:10^8$ 之间。20mL 母血一般可获得 10~15 个胎儿细胞。

要想使用如此稀少的胎儿 NRBC 进行产前诊断，就必须首先将其从母血中分离、纯化出来。目前富集、分离及纯化胎儿 NRBC 的方法主要有荧光激活细胞分离（FACS）和磁激活细胞分离（MACS）。磁激活细胞分离富集孕妇外周血胎儿有核红细胞较 FACS 方法具有简单、快速、价廉的特点。在确定单个胎儿细胞的基础上，用 PCR 方法进行基因诊断，或者进行染色体核型分析及荧光原位杂交（FISH）等。目前已可对胎儿性别、β 地中海贫血、HLA 多态连锁分析、21- 三体、13- 三体和 X、Y 染色体改变的染色体病进行诊断。目前，针对母血中存在的胎儿来源 DNA 的研究也在不断发展，虽然本方法仍处于实验阶段，还存在实验步骤繁多，实验设备较贵，实验操作专业技术性强等问题，但是无创性产前诊断技术代表了当前产前诊断的发展方向。

（七）产前诊断与降低出生缺陷

从遗传学的观点看，我们民族既有大量优质基因，也存在相当数量的有害基因，两者构成我们的基因库。重视遗传医学，防止和减少有遗传病和先天性疾病的患儿出生是一项重要的工作。产前诊断是其中的一个重要环节。

医学遗传方面的优生措施是优生内容的一部分，非遗传医学方面的优生措施如怀孕后孕妇营养不良、病毒感染、滥用药物、环境污染及接触有害物质，孕妇的并发症如分娩时引起新生儿窒息、颅内出血及产伤，新生儿期的护理、营养及疾病预防等也非常重要。

四、新生儿疾病筛查

新生儿疾病筛查（neonatal screening）是指医疗保健机构在新生儿群体中，用快速、简便、敏感的检验方法，对一些危及儿童生命、危害儿童生长发育、导致儿童智能障碍的一些先天性疾病和遗传性疾病进行群体筛检，从而使患儿在临床上未出现疾病表现，而其体内生化、激素水平已有明显变化时就做出早期诊断，结合有效治疗，避免患儿重要脏器出现不可逆的损害，保障儿童正常的体格发育和智能发育的系统服务。新生儿疾病筛查是预防医学的一项重要措施，目前已在世界范围内推广，成为人类卫生保健的重要内容之一。

经过40年的发展，新生儿疾病筛查的疾病病种逐步增多，由最初苯丙酮尿症一种增加到数十种，新生儿疾病筛查的概念被普遍认可，新生儿疾病筛查逐步由发达国家向发展中国家普及。我国自1981年开始进行新生儿疾病筛查，目前正在由大城市向中小城市推广，由经济较发达的沿海地区向内地发展。1994年10月颁布的《中华人民共和国母婴保健法》第二十四条提出要“逐步开展新生儿疾病筛查”，第一次以法律形式，确立了新生儿疾病筛查是一项提高人口素质的重要措施。

（一）国际新生儿疾病筛查的历史

自1934年挪威生化学家Folling首次报道了苯丙酮尿症（PKU）这种疾病以来，世界各国科学家对PKU进行了大量的研究。1953年德国Bickel医生首创使用饮食疗法治疗苯丙酮尿症获得成功，并提出早期诊断及早期治疗的重要性，由此设想把患儿尽早从正常人群中筛选出来，新生儿疾病筛查的概念因而形成。但是在当时条件下，实验诊断PKU的手段只有三氯化铁试验，其准确性和实用性都不适合新生儿群体普查。1961年美国Guthrie医生建立了细菌抑制法对血中苯丙氨酸进行半定量测定，尤其是创立了干血滤纸片血样采集法，血片采集简便，标本运送方便，为开展大规模人群筛查提供了基本条件，苯丙酮尿症的新生儿筛查开始得以实施。1962—1963年，他应用此方法在美国进行了40万新生儿筛查，发现病人20多名，并且进行了早期治疗，证明新生儿疾病筛查具有良好的经济效益和社会效益。从此，新生儿疾病筛查逐步得到推广，成为预防医学的一项重要措施。在此基础上，其他疾病的新生儿筛查项目不断增加。

先天性甲状腺机能减低症（CH）的新生儿筛查首先从美国Pittsburgh用脐血测定促甲状腺激素（TSH）开始，1973年Dussault等用干血滤纸片放射免疫方法测定出生4～7天的新生儿末梢血T4进行CH筛查。1975年Irie和Naruse在日本采用干血滤纸片法测定TSH的方法进行CH筛查。由于这一方法更为灵敏，简便，迅速在欧美等国普遍开展。1977年日本在全国用行政手段实施，至1983年，全日本已经筛查出CH 400多例。

随着新生儿疾病筛查技术的发展，可进行筛查的疾病也越来越多。1982年在日本东京召开了第二届国际新生儿筛查大会，会上提出了适合大规模筛查的四种疾病：PKU、CH、半乳糖血症和先天性肾上腺皮质增生症。随着对遗传代谢病的深入了解和技术的发展，其他一些疾病也被列入了筛查范围，例如葡萄糖-6-磷酸脱氢酶（G-6-PD）缺乏症、生物素酶缺乏、酪氨酸血症、镰刀状红细胞贫血、组氨酸血症、枫糖尿病、同型胱氨酸尿症、囊性纤维变性、高胱氨酸尿症以及地中海贫血等数十种疾病。

目前的共识是在众多的出生缺陷疾病中开展新生儿疾病筛查，应该结合本国国情，筛查的疾病选择一般应符合以下几个标准：

（1）疾病危害严重，可导致残疾或致死，已构成公共卫生问题。

（2）有一定发病率，筛查的疾病在人群是相对常见或流行的疾病。

（3）疾病早期无特殊症状，但有实验室指标能显示阳性。

（4）有可靠的、适合于大规模进行的筛查方法，假阳性和假阴性率均较低，并易为家长所接受。

（5）筛查疾病可以治疗，特别是通过早期治疗，能逆转或减慢疾病发展，或者改善其预后。

（6）筛查费用相对低廉，筛查、诊断和治疗所需的费用应低于发病后的诊断、治疗的支出费用，即投入/产出比的经济效益良好。

新生儿疾病筛查需在众多人口中进行普查，规模大，费用高，往往在几千名新生儿中才能发现一名患儿，即通过几千名新生儿的普查才能挽救一名伤残儿，因此筛查在经济上的支出与诊治方面获益的权衡是判断筛查可行性的一个重要因素。根据40年来各国的经验，只要能够建立一个完整有效的筛查系统，对个人、家庭和社会都可收到极好的效果，有显著的经济效益。筛查预防了一些智力伤残的发生，减少了残疾儿童对家庭和社会的各种负担，最终取得的经济效益超过筛查的花费。以苯丙酮尿症为例，在国际上，日本人的PKU发病率最低，为1/80 500，其成本/效益比达1 ：2.5，根据计算，即使发病率为1/140 000，其成本/效益比仍达到1 ：1.7。我国的PKU发病率约为1 ：11 000，经济效益应该更为可观。1994年日本总结了开展筛查17年的费用，发现若不进行筛查，治疗和护理患儿的费用将是用于全民筛查费用的4.2倍。若从社会效益来看，新生儿疾病筛查的意义更为明显。

由于各国的经济、文化、科技水平、疾病的流行与发病情况不同，开展的项目也不同，其中PKU和CH发病率较高，治疗效果好，多数国家都首先从这两种疾病开始筛查，逐步增加项目。

日本的新生儿疾病筛查于1976年通过政府干预实施，其宗旨是在新生儿中对一些可以治疗的疾病进行筛查，在患儿的临床症状和体征还不明显的早期阶段查出疾病，并给予适当的治疗。新生儿疾病筛查覆盖率由1977年的29.2%上升至1986年的99.8%，至今筛查已超过3 000万新生儿，筛查疾病包括苯丙酮尿症、枫糖尿病、同型胱氨酸尿症、半乳糖血症、先天性甲状腺功能减低症和先天性肾上腺皮质增生症等6种疾病。活产新生儿的筛查覆盖率近乎100%。筛查疾病的发病率如表9-4所示。此外，日本还对婴儿进行了神经母细胞瘤筛查，调查发现发病率为1 ：8 000。目前全球每年有上千万新生儿进行疾病筛查，一些发达国家已将新生儿疾病筛查列入国家卫生法，或者采用行政手段实施，筛查覆盖率接近100%。美国每年有400万婴儿接受新生儿疾病筛查。发展中国家由于经济原因，新生儿疾病筛查开展较为滞后。

表9-4　日本开展筛查的新生儿疾病及其发病率

筛查疾病	发病率
苯丙氨酸羟化酶缺陷	1 ：80000
四氢生物蝶呤缺乏	1 ：1600000
枫糖尿症	1 ：500000
同型胱氨酸尿症	1 ：1 250000
半乳糖血症（Ⅰ型）	1 ：800000
先天性甲状腺功能减低症	1 ：5000
先天性肾上腺皮质增生症	1 ：15000

（二）我国新生儿疾病筛查历史

我国新生儿疾病筛查起步于20世纪80年代初。1981年上海市儿科医学研究所开始对新生儿筛查三种疾病（CH、PKU及半乳糖血症），1983年首次报告31 862例新生儿疾病筛查结果，PKU发病率为1 ：15 930；CH为1 ：6 309，未检出半乳糖血症。

1982—1985年，北京医科大学第一医院组织了全国11省市PKU筛查协作组，共筛查新生儿约20万，发现PKU发病率为1 ：16 500。

1986年上海市儿科医学研究所研制成功国产低苯丙氨酸奶粉，为PKU的治疗和大规模开展PKU筛查奠定了基础。20世纪90年代初北京医科大学研制了PKU治疗奶粉及其他治疗辅食，丰富了PKU病人的饮食。

1986 年上海市儿科医学研究所改良 Guthrie 细菌抑制法，在 PKU 筛查试剂中添加青霉素酶，用于消除青霉素族引起的细菌抑制环干扰，提高了实验准确性和可靠性，在国内外得到普遍推广。1988 年上海市儿科医学研究所在 PKU 病人中鉴别出首例四氢生物蝶呤（BH_4）缺乏引起的非经典型 PKU，建立了 HPLC 方法进行尿蝶呤谱分析，开展了 BH_4 缺乏的筛查、诊断和治疗。

1992—1993 年，卫生部与联合国世界卫生组织（WHO）合作，在七个城市（沈阳、天津、北京、济南、上海、成都和广州）推广新生儿疾病筛查项目，筛查新生儿 23 万。

1994 年 10 月颁布的《中华人民共和国母婴保健法》第 24 条规定："医疗保健机构对婴儿进行体格检查和预防接种，逐步开展新生儿疾病筛查，婴儿多发病和常见病防治等医疗保健服务。"第一次以法律形式确定了新生儿筛查在疾病预防方面的地位。

根据 1992—1997 年八大城市 110 万新生儿疾病筛查结果，CH 发病率为 1 ∶ 5 469，PKU 为 1 ∶ 14 767。PKU 发病率有一定地区差别，南方低于北方，广州发病率最低，为 1 ∶ 37 036。

1997—1999 年中国、芬兰新生儿疾病筛查合作项目在五大省市（天津、上海、河南、湖南及江西）新生儿疾病筛查中心启动。1998 年卫生部组织专家从卫生经济学的角度对新生儿疾病筛查进行了成本 / 效益分析。研究结果表明，国家用于患儿诊治、护理及教育的费用是新生儿筛查投入费用的 3.7 倍，充分体现了开展新生儿疾病筛查具有良好的经济效益。

自 1998 年开始，卫生部临床检验中心对全国 16 省市 18 个筛查中心进行新生儿疾病筛查实验室能力对比检验（质量控制），提高了各筛查实验室的质量意识。随着新生儿疾病筛查的普及和规范，参加新生儿疾病筛查实验室能力对比检验的实验室在不断增加。

1999 年 9 月第一届全国新生儿疾病筛查学术交流会在贵州省贵阳市召开，会上成立了中华预防医学会儿童保健分会领导下的新生儿疾病筛查学组。从此，全国新生儿疾病筛查有了专业性的组织。

新生儿疾病筛查得到了政府的重视，2001 年国务院颁布了《中华人民共和国母婴保健法实施管理办法》，新生儿疾病筛查的推广和提高是其中的重要内容之一。2009 年卫生部颁布了《新生儿疾病筛查管理办法》，进一步推动和规范了新生儿疾病筛查工作。

（三）我国新生儿疾病筛查现状

据不完全统计，目前全国有近百家新生儿疾病筛查实验室，许多城市筛查工作组织较好，地方政府制定了新生儿疾病筛查管理办法，筛查网络较健全，制度较完善，实验室的年筛查量在 3 万 ~ 6 万例新生儿。上海于 1999 年 7 月在全国率先建立了新生儿疾病筛查标本专收、专投系统（绿色通道），使筛查标本能每天送至筛查实验室，为病儿的早期诊断和治疗提供了时间的保证，使筛查诊断的患儿在生后 20 天左右即得到治疗，大大改善了预后。

目前全国各地主要筛查 CH 和 PKU 两种导致智能发育障碍的疾病，广东及广西省根据当地疾病谱的特点增加了 G-6-PD 缺乏症筛查，上海地区除了筛查 CH 和 PKU 两种导致智能发育障碍的疾病外，2007 年起增加了先天性肾上腺皮质增生症和 G-6-PD 缺乏症，使新生儿疾病筛查病种增加到 4 种。

1999 年中华预防医学会儿童保健分会新生儿疾病筛查学组收集了各地新生儿筛查数据，根据不完全统计，15 年各地筛查 PKU 222 万例新生儿，发现患儿 199 例，发病率 1 ∶ 11 188；筛查 CH 194 万，发现 CH 病人 537 例，发病率 1 ∶ 3 624。

根据近年国内大样本新生儿筛查资料的统计结果，全国高苯丙氨酸血症 / 苯丙酮尿症的患病率为 1 ∶ 11 144，先天性甲状腺功能减低症的患病率为 1 ∶ 3 009。先天性肾上腺皮质增生症的患病率约为 1 ∶ 15 000。G-6-PD 缺乏症是一种红细胞酶的缺陷病，我国华南及西南各省（广东、广西、云南及四川）等地为高发区。广州市根据 143 256 例新生儿 G-6-PD 缺乏筛查统计，G-6-PD 缺乏发生率为 3.6%。广东湛江地区发病率为 4.66%。

（四）新生儿疾病筛查的组织与管理

经过 20 年的摸索，我国的新生儿疾病筛查经历了由自发开展到有序和系统规划的组织过程。新生儿疾病筛查的组织由卫生部统一规划，各省市卫生局（厅）妇幼处具体实施。对开展新生儿疾病筛查工作的机构和人员要根据《医师法》、《母婴保健法实施办法》和《医疗机构管理办法》的规定进行严格审批。我国的新生儿疾病筛查的组织形式和管理体系。

（五）提高认识，依法进行新生儿疾病筛查

新生儿疾病筛查在我国尚未全面普及，群众对这些疾病预防措施了解还不多。新生儿疾病筛查检出的患儿外表正常，常无临床表现，故不被人们所认识，有时患儿家属因为不了解新生儿疾病筛查而拒绝进行复查、诊断，甚至拒绝治疗。为保证不遗漏一个病人，必须加强全社会的保健预防知识宣传，提高广大群众特别是孕产妇对新生儿疾病筛查重要性的认识，动员全社会关心和支持这项工作，积极配合筛查及追访，提高实验阳性标本的召回率及病人的治疗率。因此，新生儿疾病筛查是一项社会群体性工作，是多环节协作的系统工程。

根据多年新生儿疾病筛查经验，我们得出开展新生儿疾病筛查需具备下列几个条件。

（1）提高认识，依法进行新生儿疾病筛查。新生儿疾病筛查是提高人口素质的重大措施，必须在卫生部领导下，得到各级医疗单位重视。

（2）各妇幼保健院及各医院产科医务人员应按照筛查常规，准确采血，及时将标本送往筛查实验室。

（3）筛查实验室技术人员必须严格遵守筛查操作常规，准确报告结果，及时召回阳性病人。

（4）筛查实验室必须做好实验室质量控制。新生儿疾病筛查是在患儿未显现临床症状，必须通过实验检查明确诊断。因此，实验结果是发现患儿的唯一指征。一旦实验漏诊，患儿将失去治疗时机，造成残疾或者严重后果。

（5）筛查阳性病人一经确诊，应立即由专业医师治疗，进行遗传咨询。如果对病人只进行筛查而不治疗，便失去了新生儿疾病筛查的意义。

（6）为了使广大群众理解和支持新生儿疾病筛查，需经常通过传播媒介加以宣传，使每个孕妇及每个家庭认识筛查的必要性，配合医院完成筛查工作，同时，医疗保健机构在为新生儿做疾病筛查前，要尊重群众的知情选择权。

新生儿疾病筛查是对新生儿群体进行筛查，此时患者无任何临床症状，但体内生化已有改变。新生儿疾病筛查是在患儿临床未显示症状之前，通过实验检查把病人筛选出来，并且经过合理的治疗，避免或者大大减轻疾病对机体的伤害。因此，对疾病诊断的唯一依据就是实验结果，这与通常进行的临床检验项目意义显然不同。筛查结果显示阳性，就能把病人检查出。如果是假阴性，就是出现病人漏诊，经过几个月后或者一段时间后，病人必定出现症状。

新生儿疾病筛查的疾病是终生性疾病，不早期治疗将导致严重后果，疾病对智能发育和体格发育的影响往往不可逆转，后果无法挽回。因此，新生儿疾病筛查的实验室工作不同于临床检验，是无法弥补的一次性检验，来不得任何疏忽。实验的每一步骤，如试剂的配制、操作的精确性和熟练程度、严谨的科学态度和高度责任感等均与结果判断的准确性和可靠性密切相关。

为了对上述各方面进行监督，提高新生儿疾病筛查质量，筛查实验室质量控制和质量保证必不可缺。卫生部指定下属临床检验中心对各筛查单位进行实验室能力比对检验（质量控制）。实验室能力比对检验是新生儿疾病筛查实验室质量保证的一部分，只有通过保证筛查工作每一步骤的质量来保证新生儿疾病筛查工作质量，才能最大限度地降低差错发生，提高服务质量。

在增强质量意识，进行实验室质量控制的同时，我们也必须清醒地认识到，由于实验技术的局限性、生理指标的变化和个体的差异，新生儿疾病筛查会出现一定百分比的漏诊，有些轻型疾病不能被筛查出来。例如先天性甲状腺机能减低症的筛查采用放射免疫分析方法测定 TSH，发病率约为 1 ∶ 8 000 ~ 1 ∶ 6 000，而采用酶联免疫吸附分析法（ELISA）、荧光酶免疫分析法（FEIA）或者时间分辨荧光分析法（Delfia），由于方法的灵敏度提高了，先天性甲状腺机能减低症的发病率因此提高到 1 ∶ 3 000 左右。又比如采用 TSH 进行先天性甲状腺机能减低症筛查，仅能够对原发性先天性甲状腺机能减低症进行筛查，下丘脑，垂体原因引起的先天性甲状腺机能减低症必定会漏诊。极个别先天性甲状腺机能减低症可能表现为 TSH 升高延迟，表现为出生 3 天的血 TSH 标本在正常或者轻度增高水平，造成检测的假阴性。采用测定 17- 羟孕酮进行先天性肾上腺皮质增生症新生儿筛查，约 20% 的轻型病人不能被筛查出来。所以在严格筛查各环节质量的同时，对新生儿疾病筛查漏诊的原因需具体分析。

（六）新生儿疾病筛查的发展趋势

自1961年开展苯丙酮尿症筛查以来，随着医学技术的发展，符合进行新生儿疾病筛查标准的疾病也在不断增加，无论在新生儿疾病筛查的病种，还是在新生儿疾病筛查的技术方法上，都有了非常显著的进步。近年来，国际新生儿疾病筛查的发展趋势主要注重在以下几个方面。

（1）串联质谱技术（tandem mass spectrometry）用于新生儿遗传代谢病筛查：长期以来，新生儿疾病筛查主要采用细菌抑制法、放射免疫分析法、时间分辨荧光免疫法以及酶免疫分析法等，这些均是“一项实验检测一种疾病”的方法。随着临床对遗传代谢病的诊断和鉴别诊断要求在增加，可筛查疾病种类也随之增加，要同时开展众多项目的检验，不仅工作量大，成本亦高，还有假阴性及假阳性率较高等问题。

质谱主要是将被测物质分子电离成各种质荷比m/s不同的带电粒子，然后应用电磁学原理，使这些带电粒子按照质荷比大小在空间或时间上产生分离排列成的图谱，通过测定离子峰的强度，以此获得确定化合物的相对分子质量及分子式。串联质谱基本原理就是将两个质谱仪经一个碰撞室串联而成，既用质谱仪作混合物样品的分离器，又用质谱仪作为组分的鉴定器。当在直接进样系统中导入一个混合物样品并经离子源电离时，首先调节第1个质谱仪的磁场，经过质量分析器的质量分离，离子按质量数的不同而分开，然后选择需要分析鉴定的离子进入碰撞室，经碰撞活化后，使其进一步裂解，产生的子离子在进入第2个质量分析器分离，然后经过不同的扫描记录即可得到串联质谱图谱。利用超敏性、高特异性、高选择性和快速检验的串联质谱技术，能在2～3分钟内对一个标本进行几十种代谢产物分析，即同时检测几十种遗传代谢病，实现了“一项实验检测多种疾病”的要求。这是一项十分有潜力的技术。最近几年来，一些发达国家已常规应用该技术进行代谢病的临床诊断，串联质谱技术也已在新生儿疾病筛查领域得到推广和应用，使新生儿疾病筛查在内容和质量上都提高到一个新水平。发达国家用该技术进行新生儿代谢病的筛查，初步得出遗传代谢病筛查阳性率为1：5 000～1：3 000。专家普遍认为该技术用于新生儿疾病筛查效率高，费用相对低廉。

上海新华医院自2002年引进串联质谱技术，开展了新生儿遗传代谢病筛查和临床遗传代谢病高危标本选择性筛查诊断。串联质谱技术是一种快速、准确、高效的氨基酸和酰基肉碱谱分析方法，能够检测30余种遗传代谢病，包括氨基酸代谢紊乱、有机酸代谢紊乱和脂肪酸代谢紊乱性疾病。初步结果显示我国的发病率与国外报道相似，但是疾病种类有差别。该技术的应用使国内遗传代谢病的诊治水平得到显著提高。可用串联质谱技术进行新生儿疾病筛查和诊断的遗传代谢性疾病疾病谱（表9-5）。

表9-5　串联质谱技术可检测的遗传代谢性疾病

一、氨基酸代谢病	3-羟-3-甲基戊二酰辅酶A裂解酶缺乏症
高苯丙氨酸血症	生物素酶缺乏症
枫糖尿病	全羧化酶合成酶缺乏症
氨甲酰磷酸合成酶缺乏症	β-酮硫解酶缺乏症
乌氨酸氨甲酰转移酶缺乏症	丙二酸血症
瓜氨酸血症Ⅰ型、Ⅱ型	2-甲基丁酰辅酶A脱氢酶缺乏症
精氨琥珀酸尿症	异丁酰辅酶A脱氢酶缺乏症
精氨酸血症	三、脂肪酸氧化障碍疾病
高乌氨血症、高氨血症、同型瓜氨酸尿症综合征	肉碱转运体缺陷
高乌氨酸血症	肉碱/酰基肉碱移位酶缺乏症
同型半胱氨酸尿症	肉碱棕榈酰转移酶Ⅰ缺乏症
高甲硫氨酸血症	肉碱棕榈酰转移酶Ⅱ缺乏症
酪氨酸血症Ⅰ、Ⅱ型	短链酰基辅酶A脱氢酶缺乏症
非酮性高甘氨酸血症	中链酰基辅酶A脱氢酶缺乏症
二、有机酸血症	极长链酰基辅酶A脱氢酶缺乏症

续 表

甲基丙二酸血症	短链羟酰基辅酶 A 脱氢酶缺乏症
丙酸血症	长链羟酰基辅酶 A 脱氢酶缺乏症
异戊酸血症	多种酰基辅酶 A 脱氢酶缺乏症
戊二酸血症 I	2，4 —二烯酰辅酶 A 脱氢酶缺乏症
3- 甲基巴豆酰辅酶 A 羧化酶缺乏症	三功能蛋白缺乏症
3- 甲基戊烯二酰辅酶 A 水解酶缺乏症	

新生儿疾病筛查病种的确定应该根据各国的社会发展、经济条件和疾病的危害程度进行选择。以往在美国，各州之间强制性新生儿筛查的疾病种类也存在很大差异，有些州只筛查 3 种疾病，有些州筛查 43 种疾病。针对这种情况，美国健康资源与服务管理部（Health Resources and Services Administration）和妇幼保健处（Maternal and Child Health Bureau）从 2002 年开始委托美国医学遗传学会（American College of Medical Genetics）对新生儿疾病筛查的效果进行分析，并对新生儿疾病筛查系统的各个重要环节进行分析。2006 年，美国医学遗传学会新生儿筛查专家组公布了一份名为《新生儿疾病筛查：朝着统一病种和统一系统努力》（Neonatal Screening: Toward a Uruform Screening Panel and System）的研究报告。该报告利用专家意见和文献评阅的方法，对 84 种新生儿先天性疾病的重要程度进行了评分，然后根据筛查技术、治疗及鉴别诊断等相关条件，将疾病分为三类，第一类为首要筛查疾病（core panel），包括 29 种；第二类为次要筛查目标，即疾病属于首要筛查疾病鉴别诊断的一部分，有 25 种；第三类为现阶段不宜筛查的疾病。在 29 种首要筛查疾病中，9 种属于有机酸代谢疾病，5 种属于脂肪酸代谢疾病，6 种属于氨基酸代谢疾病，3 种属于血红蛋白病，6 种为其他不同类型的疾病。这一报告为美国各州和世界各国的新生儿疾病筛查政策提供重要参考。目前美国各州都采用串联质谱技术和其他技术，筛查病种在 29 种以上。

（2）新生儿听力障碍的筛查：新生儿听力筛查是 20 世纪 90 年代首先在欧美国家开展的一项技术。正常的听力是进行语言学习的前提。听力障碍的婴儿由于缺乏语言刺激和语言环境，在语言发育关键的 2 ~ 3 岁内不能建立正常的语言学习，最终将导致聋哑，发生语言障碍、社会适应能力低下和某些心理行为问题。国外的研究表明，在正常新生儿中，双侧听力障碍的发生率在 0.1% ~ 0.3%。听力障碍的发生率与遗传因素、药物毒性、缺氧、高胆红素血症或某些病毒感染有关。应用电生理测听方法检测新生儿外耳道、中耳道和外耳至脑干的传导通路的听觉能力，一旦发现异常，在出生后 3 个月内给予干预性治疗，能避免因听力缺陷导致的语言、社会活动和情感等方面的异常。我国卫生部已经把听力筛查作为新生儿疾病筛查的主要筛查病种之一，在全国大力推广。

（3）用 DNA 技术进行新生儿疾病筛查：DNA 技术是诊断遗传代谢病的特异方法，能明确疾病在基因上的病变，国际上一些实验室在开始用 DNA 技术进行 1 型糖尿病的遗传易感性和先天性囊性纤维变性筛查。但是，用 DNA 技术进行筛查有一定难度，不仅 DNA 提取成本高，诊断也有很大困难。例如，同一种遗传代谢病在基因水平有多种突变，以 PKU 为例，近年发现 PKU 的致病基因点突变已达 500 多种，检测成本很高，难以实现一一检测。未来基因芯片技术有可能在此领域得到大发展。

（4）感染性疾病的筛查：感染性疾病引起出生缺陷逐渐引起重视，特别是人类免疫缺陷病病毒感染（human immuno-deficiency virus，HIV）以及先天性弓形虫感染的新生儿疾病筛查已经在部分国家和地区开展。

（5）重视筛查阳性患儿及家庭成员的心理研究，对于新生儿筛查阳性病例进行长期的神经、心理方面的随访。

（6）完善和不断改进新生儿疾病筛查的指导方针、管理体制、伦理、法规及质量控制等。

第三节　染色体疾病

一、21- 三体综合征

（一）概述

21- 三体综合征又称 Down 综合征（DS），亦称先天愚型，是人类最早被确定的染色体病，是人类最早发现、最为常见的染色体畸变，占小儿染色体病的 70% ~ 80%。60% 患儿在胎内早期即夭折流产，存活者有明显的智能落后、特殊面容、生长发育障碍和多发畸形。

（二）流行病学

本病为小儿染色体病中最常见的一种，活产婴儿中发生率约 1 ∶ 1 000 ~ 1 ∶ 600，发病率随孕妇年龄增高而增加，母亲怀孕年龄愈大，发病率愈高。

（三）病理生理和发病机制

21- 三体综合征发生率与母亲怀孕年龄有相关，其发生机制系因亲代（多数为母方）的生殖细胞在减数分裂时染色体不分离所致。孕妇年龄越大，21- 三体综合征发生的可能性越大（表 9–6）。除有染色体易位外，双亲外周血淋巴细胞核型大都正常。

表 9–6　孕妇年龄与 21 – 三体综合征发病率关系

孕妇年龄（岁）	出生 21- 三体综合征胎儿风险
20	1 ∶ 1530
25	1 ∶ 1350
30	1 ∶ 910
35	1 ∶ 380
40	1 ∶ 110
45	1 ∶ 30

（四）临床表现

本病主要特征为智能落后、特殊面容和生长发育迟缓，并可伴有多种畸形。临床表现的严重程度随正常细胞核型所占百分比而定。21- 三体综合征的主要特征如表 9 –7 所示。

表 9 –7　21- 三体综合征的主要临床特征

发生部位	症状	出现频率
精神、神经	严重智力低下，IQ 最低 <25	100%
肌张力	肌张力低下，关节过度松弛	100%
头部	小头畸形，枕骨扁平	50% ~ 80%
眼部	眼距宽、外眼角上斜，内眦赘皮	50% ~ 80%
耳部	耳朵小（小于 3.5cm），低位或畸形	50%
鼻部	鼻梁发育差，鼻根低平	90%
口部	伸舌，有时流涎	100%
	上、下腭发育差，腭弓高、尖而窄	95%
心脏	各种先天性心脏病（室间隔缺损常见）	50%
手	手短而宽，小指向内弯曲、通贯手	70%

1. 特殊面容　出生时即有明显的特殊面容，表情呆滞。眼裂小，眼距宽，双眼外眦上斜，可有内

眦赘皮，鼻梁低平，外耳小，硬腭窄小，常张口伸舌，流涎多，头小而圆，前囟大且关闭延迟，颈短而宽，常呈现嗜睡和喂养困难。

2. 智能落后　这是本病最突出、最严重的临床表现。绝大部分患儿都有不同程度的智能发育障碍，随年龄的增长日益明显。嵌合体型患儿若正常细胞比例较大则智能障碍较轻。其行为动作倾向于定型化，抽象思维能力受损最大。

3. 生长发育迟缓　患儿出生的身长和体重均较正常儿低，生后体格发育、动作发育均迟缓，身材矮小，骨龄落后于实际年龄，出牙迟且顺序异常；四肢短，韧带松弛，关节可过度弯曲；肌张力低下，腹膨隆，可伴有脐疝；手指粗短，小指尤短，中间指骨短宽，且向内弯曲。

4. 伴发畸形　部分男孩可有隐睾，成年后大多无生育能力。女孩无月经，仅少数可有生育能力。约 50% 患儿伴有先天性心脏病，其次是消化道畸形。先天性甲状腺功能减低症和急性淋巴细胞性白血病的发生率明显高于正常人群，免疫功能低下，易患感染性疾病。如存活至成人期，则常在 30 岁以后即出现老年性痴呆症状。

5. 皮纹特点　手掌出现猿线（俗称通关手）、轴三角的 atd 角度一般大于 45°，第 4、5 指桡箕增多。

（五）实验室检查

1. 外周血细胞染色体核型分析　按染色体核型分析可将 21- 三体综合征患儿分为三型。

（1）标准型：患儿体细胞染色体为 47 条，有一个额外的 21 号染色体，核型为 47，XX（或 XY），+21，此型占全部病例的 95%。

（2）易位型：约占 2.5% ~ 5%，患儿的染色体总数为 46 条，多为罗伯逊 B 易位（Robertsonian translocation），是指发生在近端着丝粒染色体的一种相互易位，多为 D/G 易位，D 组中以 14 号染色体为主，即核型为 46，XX（或 XY），-14，+t（14q21q）；少数为 15 号染色体易位，这种易位型患儿约半数为遗传性，即亲代中有平衡易位染色体携带者。另一种为 G/G 易位，较少见，是由于 G 组中两个 21 号染色体发生着丝粒融合，形成等臂染色体 t（21q21q），或一个 21 号易位到一个 22 号染色体上。

（3）嵌合体型（mosaic）此型约占 2% ~ 4%，患者体内具有两种以上细胞系，由于受精卵在早期分裂过程中发生了 21 号染色体不分离，患儿体内存在两种细胞系，一种为正常细胞，一种为 21- 三体细胞，形成嵌合体，90% 其核型为 46，XY（或 XX）/47，XY（或 XX），+21。此型患儿临床表现的严重程度与正常细胞所占百分比有关。

细胞遗传学研究发现，在 21 号染色体长臂 21q22 区带为三体时，该个体具有完全类似 21- 三体综合征的临床表现，相反，该区带为非三体的个体则无此典型症状。由此推论，21q22 区可能是 21- 三体综合征的基因关键区带，又称为 Down 综合征区。

2. 羊水细胞染色体检查　羊水细胞染色体检查是 21- 三体综合征产前诊断的一种有效方法，常见核型与外周血细胞染色体核型相同。

3. 荧光原位杂交　以 21 号染色体的相应部位序列作探针，与外周血中的淋巴细胞或羊水细胞进行杂交，可快速、准确进行诊断。在本病患者的细胞中呈现 3 个 21 号染色体的荧光信号。若选择 DS 关键决定区域的特异序列作探针进行 FISH 杂交分析，可以对第 21 号常染色体的异常部位进行精确定位，从而提高检测第 21 号染色体数目和结构异常的精确性。

4. 产前筛查血清标志物　目前可在所有孕妇中进行孕早期或者孕中期 21- 三体综合征产前筛查，采用测定孕妇血清绒毛膜促性腺激素（βHCG）、甲胎蛋白（AFP）及游离雌三醇（FE_3），根据孕妇检测此三项值的结果，并结合孕妇年龄，计算出本病的危险度，以决定是否进行产前诊断。采用这一方法可以检出大约 50% ~ 75% 的 21- 三体综合征胎儿。近年发现的妊娠相关血浆蛋白 A（PAPP-A）的诊断价值日益受到重视。PAPP-A 为胎盘滋养层细胞产生，早期怀 21- 三体综合征胎儿的孕妇血清水平明显降低，推测可能与滋养层细胞功能降低有关。这是一种怀孕早期筛查指标，适用于怀孕 8 ~ 14 周孕妇筛查。采用 PAPP-A、hCG 及 AFP 等指标筛查不仅可筛查出 21- 三体综合征，还可检出 18- 三体综合征、先天性神经管缺陷以及先天性腹壁缺损等其他先天异常。此外，通过 B 超测量胎儿颈项皮肤厚度也是诊断 21- 三体综合征的重要指标。因此，对怀孕早、中期的孕妇开展 21- 三体综合征筛查，及早采取积极预防措施，对保证妇幼健康水平有一定意义。

（六）诊断

该病的先天愚型面容、手的特点和智能低下虽然能为临床诊断提供重要线索，但是诊断的建立必须依赖于染色体核型分析，因此染色体核型分析和 FISH 技术是 21- 三体综合征的主要实验室检查技术。这两项检查还对 21- 三体综合征嵌合型的预后估计有积极意义，由于嵌合畸形患儿的表型差异悬殊，可从正常或接近正常到典型的临床表现，他们的预后主要取决于患儿体细胞中正常细胞株所占的百分比率。因此了解嵌合型患儿体细胞中正常核型细胞与 21- 三体核型细胞的比例，可以根据其具体情况指导患儿的家庭及社会对其进行教育。

本病应与先天性甲状腺功能减低症鉴别，后者在出生后即可有嗜睡、哭声嘶哑、喂养困难、腹胀及便秘等症状，舌大而厚，但无本症的特殊面容。可检测血清 TSH、T_4 和染色体核型分析进行鉴别。

（七）治疗

目前尚无有效治疗方法。对患儿宜注意预防感染，如伴有先天性心脏病、胃肠道或其他畸形，可考虑手术矫治。要采用综合措施，包括医疗和社会服务，对患者以进行长期耐心的教育和训练，对弱智儿进行预备教育以使其能过渡到普通学校上学，训练弱智儿掌握一定的工作技能。家长和学校应帮助孩子克服行为问题，社会应对残疾儿的父母给予道义上的支持。

（八）预防

1. 遗传咨询　母亲年龄愈大，风险率愈高。标准型 21- 三体综合征的再发风险率为 1%。易位型患儿的双亲应进行核型分析，以便发现平衡易位携带者：如母方为 D/C 易位，则每一胎都有 10% 的风险率；如为父方 D/C 易位，则风险率为 4%。绝大多数 G/G 易位病例均为散发，父母亲核型大多正常，但亦有发现母亲 21q/21q 平衡易位携带者，其下一代 100% 罹患本病。

2. 产前诊断　这是防止 21- 三体综合征患儿出生的有效措施。已有该病生育史的夫妇再次生育时应做产前诊断，即染色体核型分析，所采用的材料包括孕中期羊膜腔穿刺做羊水细胞、孕中期胚胎绒毛细胞和孕中期脐带血淋巴细胞等分析。产前筛查血清标志物 HCG 及 AFP 测定有一定临床意义，因为它能够减少羊膜穿刺进行产前诊断的盲目性，提示高危孕妇群的存在，使这些孕妇得以做进一步的产前检查和咨询，最大限度地防止 21- 三体综合征患儿的出生。

二、18- 三体综合征

（一）概述

18- 三体综合征是 1960 年由 Edwards 等人发现的，又称 Edwards 综合征，患者成活率极低，存活 2 年的病例罕见。患儿有突出的枕骨、低位畸形耳、小眼、先天性心脏病等外表和内脏畸形。

（二）流行病学

18- 三体综合征是次于 21- 三体综合征的第二种常见染色体三体综合征。在新生婴儿中的发生率为 1 ∶ 8 000 ~ 1 ∶ 3 500，父母亲年龄增高对发生率增加有一定影响，52% 超过 35 岁。女孩比男孩发生率高，约为 3 ∶ 1 ~ 4 ∶ 1。

（三）病理生理和发病机制

18- 三体综合征是由于染色体畸变所致的多发畸形综合征，三体型细胞内含有 3 条 18 号染色体，破坏了体内遗传物质的平衡，导致骨骼、泌尿生殖系统、心脏、皮肤皱褶、毛发、肺脏和肾脏等多脏器的畸形和异常。

（四）临床表现

1. 生长发育障碍　新生儿常为过期生产，母亲平均妊娠 42 周。患儿一般出生体重较轻，胎盘常常很小，多为单侧脐动脉。患者精神和运动发育迟缓，体格小，哺乳困难，对声响反应微弱，骨骼和肌肉发育不良。

2. 多发畸形

（1）颅面部：头前后径长，头围小，枕骨突出。两眼及眉距增宽，两侧内眦赘皮，角膜混浊，眼睑外翻，小眼畸形常见。鼻梁细长及隆起，鼻孔常向上翻。嘴小，腭弓高且窄，下颌小。耳位低，耳郭平，上部较尖。此外，偶见脑膜膨出、唇裂、腭裂、后鼻孔闭锁及外耳道闭锁等畸形。

（2）胸部：颈短，蹼颈。胸骨短，乳头小，发育不良，两乳头距离远。95%以上病例有心脏畸形，常见为室间隔缺损及动脉导管未闭，房间隔缺损则少见，亦可见主动脉或肺动脉二瓣化、主动脉缩窄、法洛四联症、主动脉骑跨、右位心、右位主动脉弓等。这些心血管畸形常是死亡原因。还可出现食管气管瘘。右肺异常分叶或缺如。

（3）腹部：腹肌缺陷多见脐疝及腹股沟疝。幽门狭窄和膈疝亦较多见。尚可见胰或脾异位、肠回转不良及胆囊发育不良等。肾脏畸形包括多囊肾、异位肾与马蹄肾、肾盂积水、巨输尿管及双输尿管等。骨盆狭窄比较常见。

（4）四肢：手的姿势是18-三体综合征的特征性表现：手指屈曲，拇指、中指及食指紧收，食指压在中指上，小指压在无名指上，手指不易伸直。指甲发育不良。食指、中指常有并指、多指。第五掌骨短。拇趾短且背屈。因肌张力增高，大腿外展受限。有先天性髋关节脱位。偶见短肢畸形。

（5）生殖器：男孩1/3有隐睾，女孩1/10有阴蒂和大阴唇发育不良，常可见到会阴异常和肛门闭锁。少见有卵巢发育不全、双角子宫及阴囊分裂。

（6）内分泌系统：可有甲状腺发育不良，胸腺及肾上腺发育不良。

（7）皮肤：皮肤多毳毛，皱褶多。指纹特征包括六个以上弓形纹，第五指只有一横纹，30%有通贯手（或称猿线）等。

（8）X线检查：拇指及第一掌骨短，第三、四、五指向尺侧偏斜，上、下颌骨发育不良，肋骨纤细削尖，胸骨发育不良，骨化中心减少，胸骨可有异常分节。

（五）实验室检查

1. 外周血淋巴细胞染色体核型分析　18号染色体染色很深。短臂一般为浅带，只有一个区。长臂近侧和远侧各有一条明显的深带。此臂分为两个区，两深带之间的浅带为2区1号带。正常人体细胞18号染色体为1对，该病第18号染色体比正常人多1条，即第18号染色体三体。该病80%为纯三体型，核型为47，XX（XY），+18；10%为嵌合型，核型为46，XX（XY）/47，XX（XY），+18；其余10%病例情况复杂，包括各种易位，主要是18号染色体与D组染色体易位。

2. 羊水细胞培养染色体检查　18-三体综合征病变广泛、严重，常常早期死亡。降低这类患儿的出生是优生优育的关键，取羊水细胞进行染色体检查是常用的产前诊断方法，核型分析类同外周血淋巴细胞染色体检查。

（六）诊断

18-三体综合征临床表现有很大的变异，而且没有一种畸形是18-三体综合征特有的，因此，不能仅根据临床畸形做出诊断，必须做细胞染色体检查，确诊根据核型分析结果。

（七）预后

该病临床主要表现为严重的生长迟缓，严重的智力落后，90%～95%患儿心脏畸形，常成为死亡原因。男孩平均生存期2～3个月，女孩10个月，少有存活至儿童期。

嵌合型的18-三体综合征患儿因有正常细胞系，生存期相对较长，临床表现差别很大，从接近正常到严重的18-三体综合征症状不一。

本征无特效治疗。

（八）预防

在患者父母再次生育的遗传咨询方面，标准型18-三体综合征的再发率虽无足够的资料，根据研究自然流产胎儿的染色体分析估计，再发率大概比21-三体综合征要小。对于染色体易位型患儿，则需检查其父母的染色体，以确定他们之一是否是平衡易位的携带者。这种携带者再生此综合征患儿的机会较大，需进行产前诊断。

三、13- 三体综合征

（一）概述

13- 三体综合征又称 Patau 综合征，1966 年才被确认为 13 号染色体三体综合征，也是一种较常见的染色体畸变疾病。其临床特征主要表现为生长发育障碍和多发性畸形。13- 三体综合征的病死率较高。

（二）流行病学

13- 三体综合征发生频率在 1 ∶ 10 000 ～ 1 ∶ 4 000 之间。

（三）病理生理和发病机制

13- 三体综合征的病因仍不清楚。通常发现孕母妊娠年龄分布存在 25 岁和 38 岁两个高峰，似乎后一个高峰与孕母的高龄密切相关。已知染色体数目异常可能是由于破坏了正常基因的平衡，出现不同程度的先天异常表现。三体可能与基因的剂量效应和（或）位置效应相关联。由于双亲之一的生殖细胞在减数分裂时染色体不分离，使其不能平均地分配到两个子细胞中去，出现了具有 2 条染色体的配子，这种配子与正常配子相结合时就产生了染色体数目异常子代，显带技术证明额外的染色体是 D 组 13 号染色体，即 13 号染色体三体综合征。

（四）临床表现

多发畸形比 18- 三体综合征及 21-1 体综合征均严重，出现生长发育障碍、喂养困难、常常窒息，生活力差、智能迟钝、肌张力低下，常有呼吸暂停及运动性惊厥发作，伴有脑电图高峰性节律不齐改变。患儿头小，前额后缩，前囟大及骨缝宽，颅顶头皮有溃疡。睑裂呈水平线，可见不同程度的小眼至无眼，眼距宽，有白内障、虹膜缺损及视网膜发育异常。可见独眼畸形及小下颌。2/3 病例见唇裂，常伴有腭裂。耳位低，耳轮较平而界限不清，且有耳聋。面、前额或颈背可有一个或多个血管瘤。颈部皮肤松弛。第 12 肋骨发育不良或缺如。80% 病例有先天性心脏病，主要为室间隔缺损、动脉导管未闭及房间隔缺损等。消化道畸形可见结肠旋转不良、胰腺或脾组织异位等。常见六指（趾）畸形，指甲过度凸出。30% ～ 60% 患儿有泌尿系畸形，可见多囊肾、肾盂积水、双肾及双输尿管。男性 80% 有隐睾，见阴囊畸形。女性可有双角子宫、阴蒂肥大及双阴道。

（五）实验室检查

1. 外周血淋巴细胞染色体核型分析主要可见三种核型

（1）13- 三体型（标准型）：为 13 号染色体不分离而产生，约占 80%。

（2）易位型：约占 15%，主要由 D 组染色体易位，13 号染色体与 13 ～ 15 号染色体之间的易位，例如 t（13q；14q）。

（3）嵌合型：占 5% 左右，13- 三体与正常染色体嵌合，染色体组核型为 47，XX（或 XY）+13/46，XX（或 XY）。

2. 羊水细胞染色体检查　羊水细胞染色体检查是 13- 三体综合征产前诊断的一种有效方法，但终止妊娠必须在孕中期或者更早。核型分析类同外周血淋巴细胞染色体检查。

3. 荧光原位杂交　通过 13- 三体综合征核心区特异性探针，可以检测 13 号染色体数目和结构异常。应用已定位的探针进行 FISH 杂交，结合 Q 显带方法检测 13 号染色体数目和结构异常，大大提高了准确性。

4. 胎儿血红蛋白检测　患儿常有胎儿型血红蛋白持续过久现象。血细胞形态检查可见中性多核粒细胞有无蒂或有蒂的突起，呈镰刀状。

（六）诊断

13- 三体综合征的诊断主要依据细胞遗传学检查及临床特征的表现。

（七）预后

45% 患者死于 1 个月内，70% 患者死于 6 个月内，95% 患者 3 岁内死亡，易位型和嵌合型的存活率高于三体型患儿。本病无特殊治疗，由于预后不良，病死率很高，应力求产前诊断，及早终止妊娠。

四、猫叫综合征

（一）概述

猫叫综合征（Cri du Chat 综合征）是由于第 5 号染色体短臂缺失（5p 缺失）所引起的染色体缺失综合征，又称 5 号染色体短臂缺失综合征，为最典型的染色体缺失综合征之一。临床主要表现为出生时的猫叫样哭声，头面部典型的畸形特征，小头圆脸、宽眼距、小下颌、斜视、宽平鼻梁及低位小耳等，生长落后及严重智力低下。

（二）流行病学

据估计，该综合征的发病频率在活产婴儿中为 1 ∶ 100 000 ~ 1 ∶ 5 000。自 1963 年首次报道以来，至今国内外已陆续报道了数百例患者。

（三）病理生理和发病机制

细胞遗传学研究证实，多数第 5 号染色体短臂缺失是由于细胞有丝分裂时染色体的两次断裂所致，如果断裂发生在短臂，就是一种中间缺失，如果断裂分别发生在短臂和长臂上，则形成环状的染色体。还有些患儿的第 5 号染色体易位到 C、D 或 G 组染色体上，形成嵌合体或臂间倒位等。

临床表现程度与 5p 缺失所处的部位有关，而与缺失长度无明显相关性，因而有人提出根据患儿的临床表现（猫叫样哭声及典型面部特征）来确定关键区域。据此，人们将猫叫综合征的关键区域定位于 5p15.2，位于 DNA 标记 D5S713 和 D5S18 两个遗传标记之间，该区域约占 5p 总长度的 10%，含 400 ~ 600kb DNA，为研究该病提供了遗传学资料。

（四）临床表现

病儿出生时体重低，平均体重小于 2 500g，身长低于正常儿，平均头围 31cm。生长障碍，最显著的特征为婴儿期有微弱的、悲哀的、咪咪似猫叫的哭声，此种哭声在呼气时发生，吸气时不出现，其产生机制不明，有人认为可能是会厌软骨软弱或喉软化导致呼气时喉部漏气所致，也有人认为与脑损害有关。典型哭声常在幼儿早期逐渐消失，但有些年龄较大儿童及成人患者仍有独特的哭声。

患儿颅面部发育不良，头小而圆，满月脸。两眼距离过宽及小下颌均很明显，睑裂轻度斜向外下，有内附赘皮，斜视，白内障。鼻梁宽而平。小耳，稍低位，有时耳道窄。随年龄变化，小头持续存在，但脸变长，下颌骨发育不良更为明显。龋齿，腭弓高。1/3 病例可有先天性心血管畸形。肾及各种骨骼畸形（如脊柱侧弯，并指、趾和肋骨畸形等）亦可见。四肢肌张力低，随年龄增长肌张力增高，反射增强。发育明显落后，2 岁时才会坐，4 岁时才会走，出现一种痉挛性步态。有些病儿似婴儿样卧床不起，不会说话或只能简单说几个字，智能低下，智商多低于 20。

（五）实验室检查

1. 外周血细胞染色体核型分析　该病患儿第 5 对染色体中的一条发生短臂缺失，但缺失区域大小不等。起始部位为 5p14 –5p15，造成第 5 号染色体短臂为单体核型：46，XX（XY），5p–。该综合征患儿的缺失类型包括简单的末端缺失、中间缺失、易位型缺失以及其他类型的缺失。偶有嵌合体或环状染色体核型发生。

2. 羊水细胞染色体检查　在孕妇妊娠中期抽取羊水，经细胞培养后做胎儿染色体核型分析，一旦发现异常核型便可及时终止妊娠。

3. 荧光原位杂交　根据猫叫综合征的关键区域特异序列选择探针，并经生物素或地高辛标记后与被检查淋巴细胞或羊水细胞进行杂交，通过带有荧光素的亲和素显示信号进行定位，能有效地发现有无 5p 缺失及缺失断裂部位。正常人细胞中可见探针杂交部位显示特异的荧光信号。若无荧光信号，说明该部位缺失，是诊断该综合征的可靠依据。

（六）诊断

5p 短臂缺失综合征的诊断除了依据临床表型以外，细胞遗传学的检验亦是主要依据。普通染色体核型分析可做出初步诊断，但由于难以精确定位，往往对染色体易位型缺失或其他特殊类型缺失不易做出明确诊断，此时应采用 FISH 技术做进一步的精确定位，以明确缺失的起始部位。

（七）预防

由于猫叫综合征的 12% 源自双亲之一的染色体平衡易位，因此对患儿的双亲进行染色体检查也很重要，以预测再发风险，减少或者杜绝患儿出生。

（八）预后

死亡率低，多数病儿可活到成人，但体重及身高均低于常人。

五、先天性卵巢发育不全综合征

（一）概述

本病由 Tumer 于 1938 年首先报道，故称为 Tumer 综合征（TS）。1959 年证实该病因为性染色体 X 呈单体性所致。Tumer 综合征的表型是女性，其发生率低是因为 X 单体的胚胎不易存活，99% 的病例发生流产。该病也是人类唯一能生存的单体综合征。TS 的主要临床特征是身材明显矮小、青春期不发育、原发性闭经、颈蹼及肘外翻等，其性腺呈纤维条索状。

（二）流行病学

在活产女婴中的发生率约为 1 ： 10 000 ~ 1 ： 5 000。

（三）病理生理和发病机制

Tumer 综合征是由于细胞内 X 染色体缺失或结构发生改变所致。有关 X 单体染色体的遗传基础还不清楚，目前已排除遗传印迹的可能性，认为可能的机制为：①亲代生殖细胞的减数分裂发生不分离；②合子卵裂中姐妹染色单体不分离；③在有丝分裂过程中 X 染色体的部分丢失。

由于在胚胎发育早期，女性两条 X 染色体之一就已失活而不转录，因此仅有一条 X 染色体在人体的发育中起积极作用。由此看来，Tumer 综合征表型并非由 X 单体所致，可能涉及某些至今尚未明确的 Tumer 综合征相关基因的缺陷。这种推测的理论依据有：①早期表达学说。在胚胎发育早期及 X 染色体失活之前，涉及人体细胞发育的 X 连锁基因可能即已表达，并呈双倍剂量的基因表达。②不完全失活学说。失活 X 染色体上的 X 连锁基因似乎并未完全失活，可能存在不完全失活区域，由于该区域的基因表达是造成 Tumer 综合征临床表型的关键因素，因此提示 Turner 综合征相关基因很可能位于该区域内。有关 Y 染色体的研究结果表明，由于部分 Tumer 综合征患者伴有 Y 染色体着丝粒衍生物，因此人们认为性别决定基因和 Tumer 综合征相关基因在遗传学上是两个完全独立的基因控制位点。研究还发现，部分患者中存在涉及 Tumer 综合征相关的 Y 染色体基因（RPS4Y）与 X 染色体基因（RPS4X）连锁，并能编码一种 40S 的蛋白异构体，提示该连锁基因可能是 Tumer 综合征的候选基因。

目前有关 TS 表型特征的相关分子遗传学研究显示，身材矮小相关基因（SFIOX）和 FOXC2 基因分别与 Tumer 骨骼异常及淋巴管膨胀及淋巴水肿有关。SHOX 基因定位于 Xp22 的伪长染色体区 1（pseud-oautosomal region 1，PAR1），包含 7 个外显子，分别编码 292 和 225 个氨基酸残基组成的两种转录蛋白（SHOXa 和 SHOXb），目前推测 SHOX 基因缺陷所致相关蛋白单倍剂量表达不足是与 TS 患者矮身材及骨骼畸形有关，但对 TS 的其他表型无重要作用。FOXC2 基因定位于 16 号染色体长臂（16q），仅 1 个外显子，mRNA 1.5kb，相关转录蛋白涉及胎儿相关发育旁路途径。该基因缺陷可致患者淋巴管发育不全、淋巴阻塞和继发性淋巴水肿。总之，目前 Tumer 综合征致病机制正在向分子遗传学方向深入。

（四）临床表现

典型的 Turner 综合征患者在出生时就有身高和体重发育落后，在新生儿时期可见颈后皮肤过度折叠以及手、足背发生水肿等特殊症状。

患者为女性表型，生长缓慢，成年期身高约 135 ~ 140cm。除生殖器、乳腺不发育、原发性闭经及缺乏第二性征之外，尚有呆板面容、智力正常或稍低，约有 18% 的患者有智能落后。颈短，50% 有颈蹼，后发际低，两乳头距离增宽，随年龄增长而乳头色素变深。还有肘外翻及皮肤多痣等症状。约 35%。患儿伴有心脏畸形，以主动脉缩窄为多见。最近有报道，用超声心动图检查 Tumer 综合征患者，查出有 34% 病例并发主动脉瓣二叶型，但无狭窄。患者还可并发肾脏畸形。手的第四、五掌骨较短。

患者多因生长迟缓、青春期无性征发育以及原发性闭经等而就诊，其血清 FSH 及 LH 在婴儿期即已升高，而雌二醇水平很低。

（五）实验室检查

1. 染色体核型分析 临床确诊 TS 的关键检测手段，用外周血淋巴细胞培养技术进行核型分析，先天性卵巢发育不全综合征的异常核型有以下类型：

（1）单体型，45，X 是最多见的一种，约占 60%。这种核型的个体绝大部分在妊娠早期自然流产，其余存活的个体具有典型的临床症状。

（2）嵌合型，核型为 45，X/46，XX，约占该病的 25%。细胞类型以 46，XX 为主的个体临床症状较轻，约 20% 的患者可有月经来潮，部分有生育能力。若患者以 45，X 细胞为主，其表型与单体型相似。

（3）X 染色体结构异常，46，Xdel（Xq）或者 46，Xdel（Xp），即 1 条 X 染色体长臂或短臂缺失，同时伴有 X 染色体易位；46，Xi（Xq），即一条 X 染色体的短臂缺失而形成了等长臂 X 染色体。

2. 内分泌激素检查 垂体促性腺激素黄体生成激素（LH）及促卵泡生长激素（FSH）明显升高，E2 降低，提示卵巢功能衰竭。部分患者血清生长激素（GH）激发峰值常可小于 10ng/mL，血清胰岛素样生长因子 1（ICF-1）分泌低下。

3. B 超检查 显示子宫及卵巢发育不良，严重者呈纤维条索状。

（六）诊断及鉴别诊断

如发现女孩身材矮小，肘外翻，颈蹼，青春期无第二性征，又伴有某些先天畸形时应怀疑此病。确诊需进行细胞遗传学检查。

在鉴别诊断时应考虑下列疾病。

1. 垂体性侏儒症 患者多无畸形，其生长激素分泌不足，部分病人还出现促甲状腺激素及促肾上腺皮质激素不足。

2. 青春期发育延迟 虽青春期较正常儿延迟数年，但最后可达到发育正常水平，其内分泌功能亦正常，无血 TSH 及 LH 升高。

3. 出生低体重儿 以足月出生，但体重明显低于正常儿以及体格发育始终低于正常为其特征。其生长激素及骨龄接近正常。有时伴有一些先天畸形，构成各种综合征，但无颈短、后发际低及肘外翻等 Tumer 综合征的表现。

4. Noonan 综合征 临床表现与 Tumer 综合征相似，智能发育迟缓者较多，部分病人合并心血管畸形，其中以肺动脉狭窄及房间隔缺损最常见，其核型为正常男性或者女性。

（七）治疗

本病的治疗以改善其成人期最终身高、促进性征发育、辅助生殖技术、社会心理治疗及相关疾病防治为目标。

1. 矮身材治疗 治疗目的在于提高患者生长速率，改善成年身高。重组人生长激素对 TS 患儿身高改善有一定作用，明确诊断后每晚临睡前皮下注射 0. 15 U/kg。影响 GH 疗效因素包括开始治疗年龄及骨龄、GH 用药剂量及疗程、遗传靶身高以及雌激素替代治疗的时间等。

2. 雌性激素替代治疗 在青春期可用雌激素进行替代疗法，一般从 12 ~ 14 岁开始，先用小剂量结合雌激素治疗 6 ~ 12 个月，逐步增加到成年人替代治疗剂量，以促使乳房及外阴发育。2 年后可进行周期性的雌激素 - 孕激素疗法（人工周期治疗），有助于患者的第二性征发育及提高生活质量。由于性激素具有促进骨骺愈合，限制骨骼生长的作用，故在青春期前忌用，12 岁后方可考虑使用。诱导患者性发育须遵循个体化原则。极少数嵌合型患者可能有生育能力，但其流产或者死胎率极高，30% 后代患有染色体畸变。

六、先天性睾丸发育不全综合征

（一）概述

先天性睾丸发育不全综合征又称 Klinefelter 综合征，是一种发病率较高的性染色体疾病，在染色体鉴定之前，1942 年 Klinefelter 首先报道了此症，1956 年 Bradbury 等表明患者体细胞内呈女性 X 染色质，

1959 年 Jacobs 和 Strong 首先发现该病患者的染色体核型为 47，XXY。由于性染色体异常导致睾丸发育不全、不育及智能低下等。

（二）流行病学

发生率在新生儿男性活产儿中约占 1 ∶ 2 000 ~ 1 ∶ 1 000。47，XXY 核型在自然流产儿中很少发现。在智能障碍的患儿中，其发生率估计为 1 ∶ 100。在男性无生育力或性腺发育不良患者中高达 30%。

（三）病理生理和发病机制

先天性睾丸发育不全综合征是一种先天性睾丸生精发育不全或不发育的疾病，患者常因不育或体检外生殖器不发育而就诊，然后经染色体检查确诊。

该病不同类型的共同特征是性染色体比正常的 XY 多一个或一个以上的 X 染色体。多余的 X 染色体对睾丸及体征均有不良影响，尤其对体征影响更甚。X 染色体越多，睾丸发育不良程度越明显，症状越严重，智能发育越差，其他畸形也往往愈多。由于 Y 染色体有睾丸决定基因（TDF），该病患者均有 Y 染色体，因此患者表型为男性，但超过正常的 X 染色体导致不同程度的女性化。

先天性睾丸发育不全综合征的染色体核型较多，1987 年在国内王德芬等报道的 62 例中，47，XXY 占 71.0%，47，XXY/46，XY 嵌合体占 24.2%，48，XXXY 及 48，XXYY 各约 3.2% 和 1.6%。这些核型的形成是由于细胞成熟分裂，或受精卵在卵裂中发生的性染色体或性染色单体不分离的结果。染色体基因标记研究提示，卵子细胞的不分离多于精子的 2 倍。性染色体畸变，以高龄孕妇妊娠中机会为多，可因卵细胞的衰老、着丝点纵裂动力减弱或纺锤丝迷向的缘故，导致亲代在生殖细胞形成过程中发生了性染色体不分离。有分析表明，60% 的患者是由于母体染色体不分离，40% 是由于父体染色体不分离所致。成熟分裂过程中染色体不分离约有 83% 的可能发生在第一次减数分裂，17% 的可能发生在第二次减数分裂。

由于 X 染色体的增多，致使睾丸未发育，阴茎短小，血浆睾酮降低，FSH 及 LH 升高；雄性激素分泌不足，FSH 升高可能是因为支持细胞损伤，分泌抑制素减少之故。睾酮水平偏低，说明该病患者睾丸间质细胞分泌睾酮功能降低，这就必然使 LH 代偿性升高。通过电镜观察，患者睾丸的间质细胞内有异常线粒体和内质网，这可能是干扰睾酮生物合成障碍、的物质基础。

（四）临床表现

患者表型男性，体格较瘦长，身材较高，指间距大于身高。乳房往往增大，乳房女性化约占 40%。在 47，XYY 及 48，XXYY 核型，具有两个 Y 染色体患者高体型表现更为明显。青春期发育常延缓，由于无精子，一般不能生育（偶有例外）。

体格检查发现男性第二性征不明显，无胡须，无喉结，皮肤白皙，睾丸小，阴茎亦小，可有隐睾或尿道下裂，阴毛发育差。

患者可有性格孤僻、腼腆、不活跃、胆小，缺乏男孩性格。在标准 47，XXY 核型中，约有 25% 显示中等度智能发育落后，表现为语言和学习障碍。此征在青春期前缺乏明显症状，不易认识。若对智能落后或行为异常的儿童作常规的染色体核型分析，可进行早期诊断。

（五）实验室检查

1. 染色体核型分析

（1）外周血淋巴细胞染色体核型分析：正常男性体细胞中的性染色体为 XY，该病性染色体标准型为 XXY，为性染色体三体型。该病 80% 核型为标准型 47，XXY 或者标准型核型变型，例如 48，XXXY；48，XXYY；49，XXXXY；49，XXXYY。15% 为嵌合体型，嵌合体有 47，XXY/46，XY；47，XXY/46，XX；47，XXY/46，XY/45，X；47，XXY/46，XY/46，XX 等。

（2）羊水细胞染色体核型分析：为了防止先天性性染色体疾病患儿的出生，在妊娠中期第 16 ~ 20 周行羊膜腔穿刺，抽取羊水细胞，经培养后进行胎儿染色体核型分析，发现异常核型及时终止妊娠，可降低出生缺陷。

2. 荧光原位杂交　妊娠中期对胎儿染色体核型分析，无论是外周血淋巴细胞还是羊水细胞均需做细胞培养后才能进行核型分析，因此很费时间，而荧光原位杂交检测不需细胞培养，可直接对间期细胞进行杂交检测，缩短了诊断时间。用于产前诊断则该方法更显出其优势，可直接和绒毛细胞、羊水细胞杂交，1 天即可得出结论。

3. 生化检验及其他检验　患者血清中睾酮降低，对下丘脑垂体反馈抑制减弱，垂体促性腺激素黄体生成激素（LH）及促卵泡生长激素（FSH）水平升高，血清睾酮水平较正常为低；促性腺激素释放激素（LHRH）兴奋试验显示 FSH 反应增高，LH 反应正常；人绒毛膜促性腺激素（HCG）刺激试验睾酮呈低反应。

患者精液中无精子生成，睾丸活体组织病理检查见曲细精管变性，间质细胞增生。

（六）诊断

Klinefelter 综合征在儿童期可因隐睾或者小睾丸来诊，但多数因症状不严重，缺乏特征性或体格检查疏忽不易被重视。一般在青春发育期，由于睾丸不发育，男性化不全，部分患者有女性乳腺发育或不育而来诊。

根据临床特征怀疑为先天性睾丸发育不全综合征的患者可先予生化检查。若血清 FSH 及 LH 增高，睾酮水平较正常为低，可对患者作外周血淋巴细胞染色体核型分析。确定 X 染色体数目，是诊断先天性睾丸发育不全的主要依据。FISH 技术是快速诊断方法。

本症要与青春期发育延迟作鉴别诊断。Klinefelter 综合征青春期血促性腺激素明显升高，睾酮水平较低，而青春期发育延迟者处于未发育水平，无促性腺激素升高。如对本症患者在青春期后做睾丸活体组织检查，可见曲细精管玻璃样变，其睾丸间质细胞（Leydig 细胞）虽有增加，但内分泌活力不足。

（七）治疗

患者自 11 ~ 12 岁开始应进行雄激素疗法。一般应用环戊丙酸酯（cyclopentylproplonate ester），开始每次肌注 50mg，每 3 周 1 次，每隔 6 ~ 9 个月增加剂量 50mg，直至达到成人剂量（每 3 周 250mg）。对较年长的病人，开始剂量和递增用量均可加大，以便收效较快。国内目前较常用的是十一酸睾酮（testosterone undecanoate）又称安雄（Mdriol），为睾酮的衍生物，有较强的雄激素作用和蛋白同化作用。油剂针剂每支 250mg，每月注射 1 次，连续 4 个月。注射后通过淋巴系统缓慢吸收，血药浓度峰值时间为 2 天，药效可维持 1 个月。口服剂型每粒 40mg，易被胃肠道吸收，2.5 ~ 5 小时达高峰，10 小时后恢复原先水平。口服起始量为每日 120 ~ 160mg，分 3 次服用，连续 2 ~ 3 周，然后改为维持量每日 40 ~ 120mg。由于十一酸睾酮通过淋巴系统吸收，不经过肝脏，故对肝功能无影响。

自青少年期起辅以雄激素治疗，常可见其学习技能水平提高，与正常儿差距缩小，变得开朗，自信力增强，但停止治疗后有的又复后退。

（八）预后

KJinefelter 综合征患者根据其染色体核型可初步判断其预后，核型中 X 染色体越多，预后越差，其次早期诊断，尽早治疗对患儿症状的改善也很有关系。

七、脆性 X 综合征

（一）概述

脆性 X 综合征（fragile X 综合征，FX）是一种不完全外显的 X 染色体连锁显性遗传性疾病，因患者 X 染色体的短臂 Xq27.3 带有一脆性断裂点而得名。FX 是一种家族性智力障碍疾病，临床以智力低下、特殊面容、巨睾症、大耳、语言和行为异常为其典型表现。本病是第一个被鉴定的人类动态突变性遗传病，已成为动态突变遗传病研究的范例。

（二）流行病学

FX 发病率仅次于 21- 三体综合征。据报道该病在普通男性群体中的患病率为 1 ： 4 000，在普通女性群体中的发病率为 1 ： 6 000。也有报道认为 FX 在男孩中的发病率为 1 ： 1 500，在女孩中为 1 ： 2 500。FX 在弱智者中占 6.0% ~ 10.4%，在学习困难儿童中占 2.6%。河南医科大学对 130 例先天性智力低下儿童进行了细胞遗传学研究，检出 5 例脆性 X 综合征，检出率为 3.77%。

（三）病理生理和发病机制

FX 病人 Xq27.3 区带存在脆性位点（FRAXA）是其典型的细胞遗传学特征。1993 年 FX 病编码基因 cDNA 被克隆，发现（CGG）n 结构中 n 拷贝数由正常 6 ~ 52 扩增至大于或等于 230 时是脆性 X 综合征患者发病的分子基础，异常扩增的（CGG）n 结构位于 FMR-1 基因翻译区外显子 1。至今已知 FMR-1 基因的错义突变和缺失突变携带者也表现出 FMR-1 基因动态突变相同的临床症状，从而显示出脆性 X 综合征临床症候的患者具有高度的遗传异质性，进而使这些患者及其家庭成员的基因诊断进一步复杂化。

1. 细胞遗传学　X 染色体长臂 27.3 带上一个叶酸敏感的部位与 FX 有关，该部位经特殊处理后可显示脆性断裂，因而被称为脆性部位。具有脆性部位的染色体被称为脆性染色体。迄今已有 26 个染色体的脆性部位被发现，其中仅 X 染色体 X27-X28 区域的脆性部位（FRAXA）与遗传性疾病有关，而其他与疾病无关的脆性部位称为普通脆性部位。

X 脆性部位产生的机制尚不完全清楚，目前认为与 DNA 的合成代谢过程有关。已发现在缺乏叶酸或用较大剂量的 5- 氟尿嘧啶（5-FU）等条件下处理，可致使胸腺核苷合成部分受到抑制，染色体结构就可能在某些特定的部位上产生裂隙或断裂。

2. FMR-1 基因的结构、转录和翻译　FX 的基因称为脆性 X 智能落后 1 基因（fragile X mental retardation-1，FMR-l），定位于 Xq27.3 区带，在基因组中跨越 38kb，由 17 个外显子和 16 个内含子组成。FMR-1 基因的 mRNA 为 4.4kb，编码一个分子量约为 69 ~ 70kD，由 596 个氨基酸组成的脆性智能落后蛋白（FMRP），这是一种 RNA 结合蛋白，在体内多种组织中都表达。

FMR-1 基因的各外显子较小（51 ~ 196bp），但内含子较大，平均大小为 2.2kb，其中内含子 1 约为 9.9kb。基因中存在多种累及 FMR -1 基因 3' 端外显子 10、12、14、15 和 17 的多种转录拼接形式，其中涉及外显子 12 和 14 通常导致整个外显子的丢失。但累及外显子 10、15 和 17 的则只丢失这 3 个外显子 5' 端的部分序列，这是因为这 3 个外显子的 5' 一端序列上分别存在一个拼接保守信号，转录后拼接如发生在这个位置上，则导致这 3 个外显子 5' 端的部分序列丢失。

3. FMR-1 基因的动态突变　FMR-1 基因的 5' 端有一个 CGG 三核苷酸重复区域，在正常个体中 CGG 结构的重复次数具有多态性，介于 6 ~ 52 次之间，平均为 30 次，中国人群中以（CGG）28 最多见。在 FX 患者中，CGG 拷贝数一般 >200 次，多则可达 1 000 次以上。脆性 X 综合征发生的根本原因是 FMR-1 基因的突变所致。动态突变是指 FMR-1 基因在传递过程中 CGG 拷贝数不稳定，会发生扩增，这是 95% 以上的 FX 患者发病的分子遗传学基础。动态突变包括 3 种类型。

（1）FMR-1 基因的前突变（premutation）：FMR-1 基因（CGG）n 结构中 n 拷贝数扩增至 53 ~ 230 时，携带者虽然表型正常，但在传代过程中易发生进一步的扩增，使后代的 CGG 重复数大为增加，并有异常表型出现。FMR-1 基因的这种突变称为前突变，男性或者女性 FMR-1 前突变基因携带者智力水平与正常人并没有区别。

根据统计，男性或者女性携带前突变 FMR-1 基因（CGG）n 结构中，n 拷贝数没有区别，但随着女性携有的前突变 FMR-1 基因（CGG）n 结构中 n 拷贝数的逐渐增大，在传代过程中扩增至前突变概率也逐渐增加。而 38% 前突变型 FMR-1 基因经父源性传递至女儿时其（CGG）结构中 n 拷贝数发生了缩减，但这现象仅见于 2% 母源性前突变型 FMR -1 基因传递至女儿时，从而提示前突变型 FMR -1 基因在母女传递的过程中其（CGG）n 结构中 n 拷贝数具有扩增的倾向，但父女传递时则存在缩减的趋势。

（2）FMR -1 基因的全突变（full mutation）：FMR -1 基因由前突变状态（CGG）53 ~ 230 扩增至 > 230 次时，100% 男性携带者表现为典型的脆性 X 综合征，53% 的女性携带者表现出轻重程度不等的智力低下，此时称为全突变。全突变与智力低下临床表现的出现直接相关。经研究发现，当 CGG 结构的重复数达 230 次以上时，FMR -1 基因 5' 端的 CpG 岛开始非正常地甲基化，这种甲基化延伸至启动子区，致使转录不能启动，mRNA 不能转录，基因编码的蛋白产物也因之缺乏，导致临床症状产生。

值得指出的是极少数男性全突变型 FMR -1 基因携带者缺乏应有的 FRAXA 位点脆性现象，其分子遗传学的基础有待于进一步加以研究。就智力低下临床表现而言，几乎 100% 男性 FMR -1 全突变基因携带者存在智力低下，其中约 89%（245/274）为中度智力低下，但仅 21%（36/170）女性 FMR -1 全突变携带者表现出中度智力低下，而且高达 59%（100/170），女性 FMR-1 全突变型携带者并不出现智力低下。

（3）FMR-1 基因的回复突变：处于前突变或全突变状态的 FMR-1 基因的 CGG 结构在传代过程中其拷贝数目会发生一定范围的缩减，称为 FMR-1 基因的回复突变（reverse mutation）。根据突变前后 FMR-1 基因所处的状态，回复突变可分为 3 种类型：全突变型—前突变型；全突变型—全突变或前突变嵌合型；嵌合型或前突变型→正常 FMR-1 基因。这些现象可发生于父源性传递过程，也可发生于母源性传递过程中，虽然较少见，却增加了预测 FMR-1 基因动态突变规律的困难，导致家族内遗传咨询及产前基因诊断进一步复杂化。

4. 性别因素对 FMR-1 基因动态突变的影响　目前认为 FMR-1 基因（CGG）n 结构的扩增是一个多途径多步骤递次扩增的过程，FX 的遗传模式常有特殊的规律，即具表型正常的男性携带者可将脆性部位传递给其女儿，后者一般无智力低下或其他临床症状，但她可将受累染色体传递给后代，使家系中的第三代出现 FX 患者。此时第三代男孩具有较明显的智力低下，而女孩往往无明显智力异常，也即由母亲传递给子女所造成的危害较由父亲传递为大，且男孩受累程度较女孩为重，此现象称 Sheman 现象。此外，还发现男性全突变型 FMR-1 基因携带者精子标本中只存在前突变型 FMR-1 基因。因此，现认为 FMR-1 基因的全突变并未累及男性全突变携带者的生殖细胞，但目前尚缺乏足够的证据表明女性卵细胞也未发生 FMR-1 基因的全突变。

此外，女性 FMR-1 基因动态突变携带者在传代过程中，其（CGG）n 结构的扩增和大小尚依后代的性别而发生变化，即传至男性后代时则具有进一步扩增的趋势，但传至女性后代时则扩增程度较小，且尚可见到（CGG）n 结构发生缩减的现象，可能女性所携有的另外 1 条 FMR-1 基因正常的 X 染色体抑制了女性胚胎早期阶段全突变型 FMR-1 基因（CGG）n 结构的进一步扩增。总之，全突变型 FMR-1 基因（CGG）n 结构的变化趋势（是扩增，还是缩减）以及变化适度的大小尚受亲代和子代性别的双重影响。因此，在 FMR-1 基因动态突变家族的遗传咨询时必须考虑 FMR -1 基因的这种突变特征。

5. FMR -1 基因的非动态突变　FMR-1 基因除了动态突变，少数病人还会发生碱基置换和缺失等非动态突变，目前已发现一种错义突变和 8 种缺失型突变。这些突变所导致的临床症状和动态突变相同，但缺乏 FRAXA 脆性位点这一特征。目前的报道未显示这种突变有热点区。

（四）临床表现男性患者典型临床症状

1. 智力低下　IQ 常低于 50，并呈进行性加重。

2. 特殊面容　面部瘦长，前额突出。头围增大、眶上饱满、虹膜颜色变淡、耳大外翻、高腭弓、大嘴、厚唇以及下颌大而突出等。

3. 大睾丸　多在青春期后期出现，少见于年幼患者，常伴大阴茎。

4. 语言发育障碍　较为常见，表现为会话和言语表达能力的发育严重迟缓，存在构音障碍、病理性模仿和重复言语以及语法和词汇缺乏等。

5. 人格行为异常　包括好动、精力不集中、性情孤僻、焦虑及自残等。

6. 神经系统症状　多较轻微，常见为四肢运动障碍。不随意运动迟缓、关节过度强直及全身反射亢进等。

7. 生殖系统　性功能低下，成年患者阴毛呈女性分布和乳房女性化，但可生育后代。

（五）实验室检查

1. 细胞学检测

（1）脆性 X 染色体检查：脆性 X 染色体的检查对于了解脆性部位的表达频率以及脆性部位处染色体的结构非常重要，是确认最初先证者的基本手段。但本方法的检出率较低，一般只有 50% 左右。由于在 X 染色体上还存在别的与智力低下无关的脆性部位（如 FRQXD 等），所以即使检出脆性 X 位点的存在也不能确诊为 FX 患者或携带者。因此，该检查只能作为初筛试验，不能用作确诊的工具。

（2）荧光原位杂交技术检查：对于疑为 FMR -1 基因大片段缺失的患者可做 FISH 检测。以荧光标记的探针，对经过秋水仙素等处理，处于中期分裂象的细胞染色体进行原位杂交，正常染色体有荧光显示，而相应部位有缺失的染色体则无荧光显示。

2. 基因检测

（1）DNA 印迹技术（Southern blotting）：动态突变和大片段的缺失突变会造成 FMR -1 基因片段长度的显著改变，因此可用 Southern 印迹技术进行检测。针对 FMR -1 基因不同的突变类型可以选用不同的限制性内切酶和探针。EcoR Ⅰ或 Hind Ⅲ限制性内切酶加 pE5.1（或 afaxal）探针，可检测出全突变或大片段的前突变，因此适用于检测具有智力异常的先证者。Bcl Ⅰ内切酶加 StB12.3 等探针可检测出含 CGG 在内的弥散区带，能较好地检出并初步确定前突变的大小。Pst Ⅰ内切酶加 OXO 0.55 探针可检测 CGG 重复数较小的前突变。如果使用一些对甲基化敏感的限制性内切酶，如 Eag Ⅰ、BssH Ⅰ及 Sac Ⅰ等，则能检测出 CpG 岛的甲基化，可较好地检测出全突变、前突变及嵌合型。Southern 印迹技术敏感、准确，是经典的检测方法，但技术繁杂，不适用于普通群体或高危群体的筛选，也无法精确测定 CGG 的重复数。

（2）聚合酶链反应（PCR）技术：选用合适的引物，对患者的 FMR -1 基因片段进行 PCR 扩增，扩增产物经变性聚丙烯酰胺凝胶电泳分离后直接观察结果，可准确判断 CGG 的重复数。此法用于发现重复数小的前突变以及观察普通群体中的（CGG）n 分布，由此确定正常和前突变之间 CGG 重复数的分界。该方法简便，适于普查，缺点是 CGG 重复次数多的全突变顺序中含有大量 GC 碱基，PCR 反应有一定难度。PCR 技术无法检出甲基化，故也不能检出嵌合型。

3. 蛋白质检测　由于 FMRP 在正常人几乎每种组织和细胞中均有表达，而在 FX 的患者中却不表达或异常表达，因此用抗 FMRP 单克隆抗体作免疫组化或免疫荧光技术可以检测该蛋白质的存在。早期人们仅对可疑者的血涂片采用此法做检测，近来采用羊水中的胎儿脱落细胞观察是否存在 FMRP 作为 FX 产前诊断的指标。

（六）诊断

脆性 X 综合征的临床表现多种多样，性格、心理及精神方面的改变也不完全相同，况且有的患者其临床症状并不十分典型，单靠临床表现很难做出诊断。实验室检查不仅为及早明确诊断提供了可靠的依据，还可以进行携带者的诊断和产前诊断，以及家系调查和群体普查。

以细胞学技术检测 X 脆性位点是一种形态学的检测方法，但准确性和敏感性不是很高。基因检测虽然是诊断 FX 的主要手段，但是基因检测不能完全替代染色体检测，因为随着研究的深入，发现脆性 X 综合征不仅只是与脆性部位 FRAXA 有关，而且与原来认为是普通脆性部位的 F-RAXE 也相关，近来又发现 FRAXF 部位似乎也与 FX 有关，而目前只能检测与 FRAXA 相关的 FMR-1 基因的突变，所以只进行基因检测容易漏诊。

DNA 印迹技术可以检测出前突变、嵌合体、全突变以及大片段的缺失，但对较小片段的前突变和缺失则效果较差，PCR 则适合于检测重复数小的前突变，但不能检测甲基化。

治疗本病为 X 连锁显性遗传病，无有效治疗方法。

第十章

中医儿科疾病

第一节　厌食

厌食是指小儿较长时期见食不贪，食欲不振，甚则拒食的一种常见病症。西医亦称为厌食。若是其他外感、内伤疾病中出现厌食症状，则不属于本病。

一、诊疗

（一）病因病机（图 10-1）

形成本病的病因较多。小儿时期脾常不足，加之饮食不知自调，挑食、偏食，好吃零食，食不按时，饥饱不一，或家长缺少正确的喂养知识，婴儿期喂养不当，乳食品种调配、变更失宜，或纵儿所好，杂食乱投，甚至滥进补品，均易于损伤脾胃。也有原本患其他疾病脾胃受损，或先天禀赋脾胃薄弱，加之饮食调养护理不当而成病。因此，本病多由于饮食不节喂养不当而致病，其他病因还有他病失调脾胃受损、先天不足后天失养、暑湿熏蒸脾阳失展、情志不畅思念伤脾等，均可以形成本病。

厌食的病变脏腑在脾胃，发病机制总在脾运胃纳功能的失常。胃司受纳，脾主运化，脾胃调和，则口能知五谷饮食之味。小儿由于以上各类病因，易造成脾胃受损运纳功能的失常。因病因、病程、体质的差异，证候又有脾运功能失健为主与脾胃气阴不足为主的区别。厌食为脾胃轻症，多数患儿病变以运化功能失健为主，虚象不著，因饮食喂养不当，或湿浊、气滞困脾，脾气失展，胃纳不开。部分患儿素体不足，或病程较长，表现虚证，有偏气虚、有偏阴虚者。脾为阴土，喜燥而恶湿，得阳则运；胃为阳土，喜润而恶燥，以阴为用。故凡脾气、胃阴不足，皆能导致受纳、运化失职而厌食。

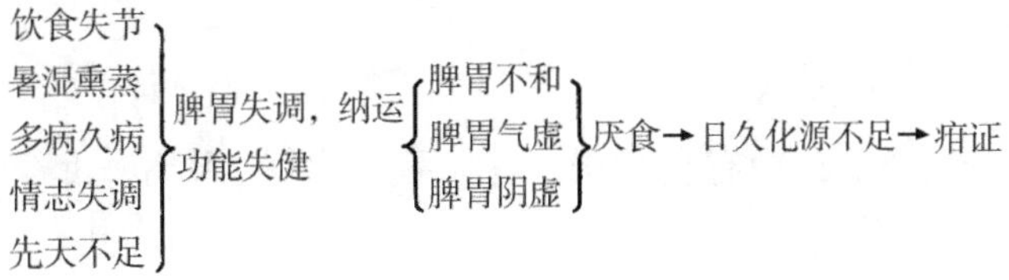

图 10-1　病因病机示意

（二）诊断

1. 辨病

（1）诊断要点。

①长期不思进食，厌恶摄食，食量显著少于同龄正常儿童。

②可有嗳气、泛恶、脘痞、大便不调等症，或伴面色少华、形体偏瘦、口干喜饮等症，但精神尚好，活动如常。

③排除其他外感、内伤慢性疾病。

（2）鉴别诊断：厌食要与食积、疳病、疰夏相鉴别。

①食积：为乳食停积中脘所致，除食欲不振，不思乳食外，伴见嗳气酸腐，大便酸臭，烦躁多啼，脘腹胀满疼痛等症，有伤食病史。厌食患儿不思进食，所进甚少，故多无腹胀疼痛等症。

②疳病：有食欲不振，但亦有食欲亢进或嗜食异物者；其形体明显消瘦，病可涉及五脏，出现烦躁不安或萎靡不振，以及舌疳、眼疳、疳肿胀等兼证。厌食则多形体正常，或略瘦，未至羸瘦程度，为脾之本脏轻症，一般不涉及他脏。

③疰夏：亦有食欲不振，发病有季节性，有“春夏剧，秋冬瘥”的特点，秋凉后自行转愈，伴全身倦怠乏力，大便溏薄，或有身热、苔厚腻等。

2. 辨证　厌食患儿一般症状不多，辨证要区别以运化功能改变为主，还是脾胃气阴不足之象已现。脾运失健证除厌食主症外，其他症状不多，无明显虚象。脾胃气虚证伴面色少华、形体偏瘦等气虚证象；脾胃阴虚证伴口舌干燥、食少饮多等阴虚证象。若因症状不多而辨证困难时，可重点从舌象分析证候。

（1）辨病史：厌食患儿症状不多，要问初生是否胎怯，喂养史中有无喂养不当，饥饱不均。既往史中曾患哪些疾病，教育方法是否妥当，追寻发病与以上因素的联系，可以明确病因。

（2）辨证候：若嗳气，恶心，苔腻，多食后脘腹作胀呕吐，形体尚可者，多属脾运失健；食而不化，大便偏稀，伴面色萎黄，精神萎靡者，多属脾胃气虚；食少饮多，大便干结，伴口干，面色欠华，皮肤不润者，多属胃阴不足。

（3）辨舌象：脾运失健者，舌质多正常，苔腻；湿浊重者为厚腻苔；食滞重者为垢腻苔；偏气虚者，舌淡少津，苔薄白；偏阴虚者，舌红少津，少苔或花剥。

（三）治则

本病治疗，以脾健不在补贵在运为原则。宜以轻清之剂解脾气之困，拨清灵脏气以恢复转运之机，使脾胃调和，脾运复健，则胃纳自开。运脾疗法对厌食十分重要，要达到运脾，必须消除导致脾胃郁困的病理因素，如脾湿、食积、气郁、郁热等；若有虚象，应根据病情予以健脾、养胃、益气、育阴。又由于脾胃为相辅相成、相反相佐的两个脏腑，如脾喜燥恶湿，胃喜湿恶燥，脾主升清，胃主降浊，因此，化湿不可过于香燥，清热不可过于苦寒，行气不可过于窜烈，健脾不可壅补，养阴不宜滋腻。治疗厌食贵在调理脾胃，而用药之道贵在中和。脾运失健证固当以运脾开胃为治。若是脾胃气虚证，亦当注意健脾益气而不壅补碍胃，同时佐以助运开胃之品；若是脾胃阴虚证，亦当注意益阴养胃而不滋腻碍脾，同时适加助运开胃之品。在药物治疗的同时应注重饮食调养，纠正不良的饮食习惯，才能取效。

（四）辨证论治

厌食的治疗，关键在运脾不在补脾。脾主运化，小儿脾常不足。较易患脾胃病症，若专用补益，易于阻滞气机；峻削消导又损伤脾之正气，故应以调和脾胃转运中焦气机为主，使脾运复健则胃纳可开。

同时根据不同证型的临床表现分别佐以不同治法。还必须配合饮食调理，食疗与药疗相结合，才能收到良好效果。

1. 乳食壅滞

[证候]纳呆厌食，呕吐乳食，口中有乳酸味，腹胀不适，大便酸腐，舌苔厚腻，脉弦滑，指纹紫滞。

[治法]消食导滞。

[主方]保和丸加减。

法半夏6g，茯苓9g，陈皮3g，连翘9g，莱菔子6g，鸡内金6g. 枳壳6g，焦三仙各6g，厚朴3g。每日1剂，水煎服。（以5岁为例）

2. 脾胃虚弱

[证候]纳呆厌食或拒食，稍进饮食则大便稀溏或夹有不消化残渣或奶瓣，神疲倦怠，面色萎黄或㿠白，形体偏瘦，舌质淡胖嫩、苔白或薄腻，脉细弱无力，指纹淡红。

[治法]健脾开胃。

[主方]香砂六君子汤加减。

党参6g，茯苓9g，白术6g，甘草3g，法半夏6g，陈皮2g，砂仁3g，木香3g（后下），焦三仙各6g。每日1剂，水煎服。（以5岁为例）

3. 痰湿中阻

[证候]纳呆厌食，形体虚胖，面色黄，经常呕吐痰涎，心下痞满，大便溏，舌质淡苔白腻，脉濡滑，指纹淡红。

[治法]燥湿化痰，健脾开胃。

[主方]二陈汤加味。

法半夏 6g，陈皮 3g，茯苓 9g，甘草 3g，砂仁 3g（后下），枳壳 5g，炒麦芽 9g。每日 1 剂，水煎服。（以 5 岁为例）

4. 虫积伤脾

[证候]面色苍黄，肌肉消瘦，精神不安，不思饮食或嗜食异物，睡时磨牙，肚腹胀大，时时腹痛，大便不调，可见虫体，巩膜蓝斑，面有白斑，唇口起白点，脉多弦细。

[治法]驱虫消积，健运脾胃。

[主方]使君子散加槟榔、神曲、麦芽、山楂、鸡内金等。

使君子 6g，苦楝子 5g，芜荑 6g，槟榔 3g，神曲 6g，麦芽 6g，山楂 3g，鸡内金 6g，甘草 3g。每日 1 剂，水煎服。（以 5 岁为例）

加减法：俟虫尽积消之后，再用五味异功散加麦芽 12g、山楂 5g 调理脾胃，增加食欲。若体质过虚，则去苦楝子、芜荑、槟榔，加太子参 10g、茯苓 10g、白术 10g 以攻补兼施。

5. 胃阴不足

[证候]纳呆不欲食，口干多饮，皮肤干燥，缺乏润泽，大便多干结，舌质偏红而干苔多光剥或舌光红少津，脉细数。

[治法]养胃育阴。

[主方]养胃增液汤加减。

石斛 9g，沙参 9g，玉竹 9g，白芍 3 ~ 6g，甘草 3g，焦三仙各 6g，天花粉 6g。每日 1 剂，水煎服。（以 5 岁为例）

（五）随证处理

（1）在脾失健运证型中，舌苔白腻加半夏 5g，佩兰 5g；舌苔黄腻加薏苡仁 15g，青蒿 15g；腹胀便干加枳实 5g，厚朴 5g；大便偏稀加山药 10g，焦建曲 10g；乳食不化加麦芽 10g，莱菔子 10g。

（2）在脾胃气虚证型中，舌苔白腻加苍术 10g，扁豆 10g；脘腹作胀加木香 5g，香附 5g；大便稀溏加煨姜 5g，益智仁 10g；水谷不化加山药 10g，焦山楂 10g；多汗易感加黄芪 15g，防风 5g。参、芪为益气要药，非气虚者不用或少用，因参、芪甘味厚腻，有壅滞之弊，用之不当，或用之过量，不但不能健脾，反而碍胃，应予注意。不可一见脾虚，就用参、芪。若大便稀溏，日 3 ~ 4 次，可加炮姜 5g，益智仁 10g，煨诃子 5g。

（3）在脾胃阴虚证型中，脾气薄弱加山药 10g，扁豆 10g；口渴引饮加天花粉 10g，芦根 15g；大便秘结加火麻仁 10g，瓜蒌子 10g；阴虚内热加牡丹皮 10g，知母 10g；夜寐不宁加酸枣仁 10g，莲子心 10g。

（六）预后转归

本病及时、正确治疗，大多预后良好。但若病情严重，治疗失当，病久不愈则可导致严重的营养不良，体力衰减及神经精神异常，严重影响患儿的生长发育，甚至危及生命。

（七）预防与调护

（1）对儿童，尤其是婴幼儿，要注意饮食调节，掌握正确的喂养方法，饮食起居按时、有度。

（2）对先天不足，或后天病后脾弱失运的患儿，要加强饮食、药物调理，使之早日康复。

（3）厌食矫治，不可单纯依赖药物。必须纠正不良的饮食习惯，如贪吃零食、偏食、挑食，饮食不按时等。

（4）注意少进肥甘厚味、生冷干硬之类食品，更不能滥服补品、补药等。

（5）食物不要过于精细，鼓励患儿多吃蔬菜及粗粮。

（6）对患儿喜爱的某些简单食物，如豆腐乳、萝卜干等，应允其进食，以诱导开胃。

（八）疗效评定

1. 治愈　食欲显著增强，食量增加。

2. 好转　食欲好转，食量略有增加。

3. 未愈　食欲未见改善。

二、名家名医经验方

（一）詹起荪——脾虚夹湿厌食方治痰湿中阻

组成：厚朴花 5g，郁金 5g，淡芩（炒）2g，白术（炒）5g，枳壳（炒）2g，大腹皮 6g，茯苓 9g，神曲 6g。

主治：厌食。症见长期胃纳不思，面色萎黄，形体较瘦，时有胸闷不舒，脘腹作胀，时感口淡无味，大便粗糙不化或溏薄不化，溲黄，肢倦乏力，舌苔薄白腻，脉濡细。

（二）刘弼臣——调中进食汤治脾虚肝亢

组成：丁香 3g，代赭石 10g（先煎），白芷 5g，青皮 3g，炒山楂 10g，香稻芽 10g，陈皮 3g。

主治：小儿厌食症见厌食拒食，性急心烦，发锌测定较低。

加减：如性急心烦甚者，加柴胡 10g，栀子 1.5g；睡眠不实者，加酸枣仁 10g、法半夏 3g、钩藤 10g；腹胀拒食者，加枳壳 5g、炒厚朴 3g、大腹皮 10g；口干作渴者，加葛根 10g、天花粉 10g；大便秘结者，加火麻仁 10g、郁李仁 10g；面黄形瘦者，加太子参 10g、黄精 10g。若胃阴不足，舌呈地图，苔剥者慎用。

（三）王静安——乌梅汤加减治虫积

组成：乌梅 6g，细辛 1.5g，炒川椒 3g，当归 6g，槟榔 3g，炒麦芽 10g，炒谷芽 10g，苏梗 6g，黄连 3g，白蔻仁 3g，木通 9g，炒川楝 9g。

主治：虫积。证见面色苍黄，肌肉消瘦，纳差，或嗜食异物，睡时磨牙，腹胀大，时腹痛，大便不调，面有白斑，唇口起白点，脉弦细。

加减：如呕吐，加姜汁 2 滴于药中，俟虫安后，用五味异功散健胃。

（四）舒鸿年——舒氏验方治脾气虚

组成：茯苓 12g，炒扁豆 12g，焦白术 9g，焦神曲 9g，山楂 9g，鸡内金 9g，大腹皮 9g，木香 3g，枳壳 4.5g，陈皮 4.5g。

主治：小儿厌食证属脾气虚者。症见纳呆厌食，时有腹痛，大便溏，苔薄腻，脉左弦右细。

加减：夹虫积者，加使君子肉 9g、槟榔 6g、川楝 6g。

（五）单方验方

（1）鸡内金粉每服 0.5 ~ 2g，每日 3 次，用于乳食壅滞之厌食。

（2）苍术、陈皮、鸡内金、谷芽，研极细末，适量蜂蜜调和，开水冲服，2 岁以下每次 1g，3 ~ 5 岁每次 1.5g，1 日 3 次。半月 1 个疗程，共服 2 个疗程。用于脾运失健证。

（3）水红子（炒），每周岁 5g，水煎服。用治饮食积滞之厌食。

（4）山药 10g，山楂、鸡内金、白扁豆各 5g，甘草 4g。加水煎沸 15 分钟，滤出药液，再加水煎 20 分钟，去渣，两煎液兑匀，分服，每日 1 ~ 2 剂。用于食滞伤脾之厌食。

（5）鸡蛋 1 个，蜈蚣粉 2g，将蜈蚣粉装入鸡蛋内，搅匀，煨熟，分次食服，每日 1 剂。用于厌食症。

（6）鸡内金、莱菔子等份，分别研粉，然后混合再研，过 100 目筛，水泛为丸如莱菔子大，晒干瓶装。以塑料袋分装，每袋 30g，封口。10 岁以下儿童每日服 1 ~ 2 次，开水送服。用治小儿厌食证各型。

第二节　积滞

积滞是因小儿喂养不当，内伤乳食，停积胃肠，脾运失司所引起的一种小儿常见的脾胃病症。临床以不思乳食，腹胀嗳腐，大便酸臭或便秘为特征。又称伤食、宿食，若迁延日久，可转为疳病。常见于西医慢性消化不良。

一、诊疗

（一）病因病机（图 10-2）

引起本病的主要原因为乳食不节，伤及脾胃，致脾胃运化功能失调，或脾胃虚弱，腐熟运化不及，乳食停滞不化。其病位在脾胃，基本病理改变为乳食停聚中脘，积而不化，气滞不行。

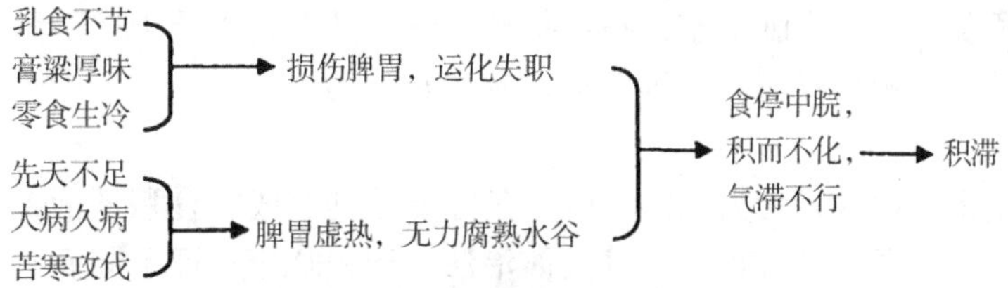

图 10-2　病因病机示意

1. 乳食伤脾　小儿脾常不足，乳食不知自节。若调护失宜，喂养不当，则易为乳食所伤。伤于乳者，多因哺乳不节，过急过量，冷热不调；伤于食者，多由饮食喂养不当，偏食嗜食，暴饮暴食，或过食膏粱厚味，煎炸炙博，或贪食生冷、坚硬难化之物，或添加辅食过多过快。盖胃主受纳，为水谷之海，其气主降；脾主运化，为生化之源，其气主升。若乳食不节，脾胃受损，受纳运化失职，升降失调，宿食停聚，积而不化，则成积滞。正如《证治准绳·幼科·宿食》所说："小儿宿食不消者，胃纳水谷而脾化之，儿幼不知撙节，胃之所纳，脾气不足以胜之，故不消也。"伤于乳者，为乳积；伤于食者，则为食积。

2. 脾虚夹积　若禀赋不足，脾胃素虚；或病后失调，脾气亏虚；或过用寒凉攻伐之品，致脾胃虚寒，腐熟运化不及，乳食稍有增加，即停滞不化，而成积滞。此即《诸病源候论·小儿杂病诸候·宿食不消候》所言："宿食不消由脏气虚弱，寒气在于脾胃之间，故使谷不化也，宿谷未消，新谷又入，脾气既弱，故不能磨之。"

若积久不消，迁延失治，则可进一步损伤脾胃，导致气血生化乏源，营养及生长发育障碍，形体日渐消瘦而转为疳病。

病位在脾胃，基本病理改变为乳食停聚，积而不化，气滞不行。

（二）诊断

1. 辨病

（1）诊断要点。

①有伤乳、伤食史。

②以不思乳食，食而不化，脘腹胀满，大便溏泄，臭如败卵或便秘为特征。

③可伴有烦躁不安，夜间哭闹或呕吐等症。

④大便化验检查，可见不消化食物残渣、脂肪滴。

（2）鉴别诊断。

①厌食：厌食以较长时间食欲不振、食量减少为主症，一般无脘腹胀满、大便酸臭不调等症状。

②疳病：该病以形体消瘦，精神萎靡或烦躁和饮食异常为主要表现，以虚证为主，而食积以实证居多，但积久可以成疳，故有"积为疳之母，无积不成疳"之说。

③臌胀：该病以腹部外形胀大如鼓为特征，按之腹皮急，病在大腹，多为无形气滞或有形水湿潴留；食积则是有形乳食积于中焦致腹部胀满。

2. 辨证

（1）辨虚实：主要从发病时间的新久鉴别：初病多实，积久则虚实夹杂，由脾胃虚弱所致者，也可初起即见虚实夹杂证候。

（2）辨寒热：一般热积多，寒积少，寒积日久也多从热化。

①热积：多见于素体阳盛或阴虚患儿，或由过食肥甘厚味引起，症见不思乳食，脘腹胀满或疼痛，得热则甚，遇凉稍缓，口气臭秽，呕吐酸腐，面赤唇红，烦躁易怒，大便秘结酸臭，手足心热，舌红苔黄厚腻等。

②寒积：多见于素体阳虚患儿，或由贪食生冷、过用寒凉药物引起，症见脘腹胀满，喜温喜按，神疲肢倦，面向唇淡，四肢欠温，朝食暮吐，或暮食朝吐，吐物酸腥，大便稀溏，舌淡苔白腻等。

（3）辨轻重：凡起病缓，病程短，仅表现不思乳食，脘腹胀满，口气臭秽，大便酸臭者为轻证；若起病急，病程长，烦躁拒食，夜卧不宁，腹痛拒按，呕吐酸腐，大便干稀不调，或面黄消瘦，神疲肢倦者为重证。若病情进展，积久不消，迁延失治，则可转化为疳病。

（三）治则

本病治疗以消食化积，理气行滞为基本法则。正如《幼幼集成・食积证治》所言：“夫饮食之积必用消导，消者散其积也，导者行其气也。”其具体治法，当视临床见证不同而有所区别。实证以消食导滞为主，积滞化热者，佐以清解积热；偏寒者，佐以温阳助运。积滞较重，或积热结聚者，当通腑导滞，泻热攻下，但应中病即止，不可过用。虚实夹杂者，宜消补兼施，积重而脾虚轻者，宜消中兼补；积轻而脾虚重者，宜补中兼消，以达养正而积自除之目的。本病治疗，除内服药外，推拿及外治等疗法也常运用。

（四）辨证论治

1. 乳食内积

[证候]不思乳食，嗳腐酸馊或呕吐食物、乳片，脘腹胀满疼痛，大便酸臭，烦躁啼哭，夜眠不安，手足心热，舌质红，苔白厚或黄厚腻，脉象弦滑，指纹紫滞。

[辩证]有乳食不节史，以不思乳食，脘腹胀满，嗳吐酸腐，大便酸臭等为证候特点。从患儿所伤乳、食种类，可以区别伤乳与伤食，以及所伤食物品种之不同。食积不消可化热，症见肚腹热甚，低热，舌苔黄腻。

[治法]消乳化食，和中导滞。

（1）乳积者，主方选用消乳丸加减。

麦芽 5g，砂仁（后下）3g，神曲 5g，香附 5g，陈皮 3g，谷芽 5g，茯苓 5g。（以 6 个月为例）

（2）食积者，主方选用保和丸加减。

山楂 10g，神曲 10g，鸡内金 10g，莱菔子 10g，香附 5g，陈皮 5g，砂仁（后下）5g，茯苓 10g，半夏 5g，连翘 10g。（以 5 岁为例）

2. 脾虚夹积

[证候]面色萎黄，形体消瘦，神疲肢倦，不思乳食，食则饱胀，腹满喜按，大便稀溏酸腥，夹有乳片或不消化食物残渣，舌质淡，苔白腻，脉细滑，指纹淡滞。

[辨证]有素体脾虚、病后失调或过用寒凉药物史；或由乳食内积证日久不愈转化而来。以面黄神疲、腹满喜按之脾虚证候，及嗳吐酸腐、大便酸腥稀溏不化、指纹紫滞之食积证候为辨证要点。

[治法]健脾助运，消食化滞。

[主方]健脾丸加减。

人参 5g，白术 10g，茯苓 10g，甘草 6g，麦芽 10g，山楂 10g，神曲 10g，陈皮 5g，枳实 5g，砂仁（后下）5g。（以 5 岁为例）

（五）随证处理

（1）在乳食内积证型中，腹胀明显加木香 5g，厚朴 5g，枳实 5g；腹痛拒按，大便秘结加大黄 5g，槟榔 10g；恶心呕吐加竹茹 10g，生姜 5g；大便稀溏加扁豆 10g，薏苡仁 15g；舌红苔黄，低热口渴加胡黄连 5g，石斛 10g，天花粉 10g。

（2）在脾虚夹积证型中，呕吐加生姜 5g，丁香 5g，半夏 5g；大便稀溏加山药 10g，薏苡仁 15g，苍术 10g；腹痛喜按加干姜 5g，白芍 10g，木香 5g；舌苔白腻加藿香 5g，佩兰 5g。

（3）山楂善消肉积，神曲、鸡内金善消陈腐食积，莱菔子善消面食之积。

（六）预后转归

本病一年四季皆可发生，夏秋季节发病率略高。各年龄组的小儿都可能发病，以婴幼儿较多见。一般预后良好，但少数患儿积滞久治不愈，迁延缠绵，脾胃功能严重受损，影响小儿营养及生长发育，形体日渐羸瘦，可转化为营养不良。

（七）预防与调护

（1）调节饮食，合理喂养，乳食宜定时定量，富含营养，易于消化，忌暴饮暴食、过食肥甘炙煿、生冷瓜果、偏食零食及妄加滋补。

（2）应根据小儿生长发育需求，逐渐给婴儿添加辅食，按由少到多、由稀到稠、由一种到多种，循序渐进的原则进行。既不可骤然添加过多，造成脾胃不能适应而积滞不化；亦不可到期不给添加，使婴儿脾胃运化功能不能逐渐增强而不耐饮食。

（3）伤食积滞患儿应暂时控制饮食，给予药物调理，积滞消除后，逐渐恢复正常饮食。

（4）注意病情变化，给予适当处理。呕吐者，可暂停进饮食，并给生姜汁数滴加少许糖水饮服；腹胀者，可揉摩腹部；便秘者，可予蜂蜜 10 ~ 20mL 冲服，严重者可予开塞露外导；脾胃虚弱者，常灸足三里穴。

（八）疗效评定

1. 治愈　症状消失，大便正常。
2. 好转　症状有所改善，大便基本正常。
3. 未愈　症状无变化。

第三节　泄泻

泄泻是以大便次数增多，粪质稀薄或如水样为特征的一种小儿常见病。本病以 2 岁以下的小儿最为多见。虽一年四季均可发生，但以夏秋季节发病率为高，秋冬季节发生的泄泻，容易引起流行。一般及时治疗预后良好，但重者泄下过度，易见气阴两伤，甚至阴竭阳脱。久泻迁延不愈者，则易转为疳病或出现慢惊风。由于发病率高，危害性大，目前被列为我国儿童重点防治的“四病”之一。本病包括西医学所称的小儿肠炎、消化不良、肠功能紊乱。

一、诊疗

（一）病因病机（图 10-3）

小儿泄泻发生的原因，以感受外邪、伤于饮食、脾胃虚弱为多见。其主要病变在脾胃。因胃主受纳腐熟水谷，脾主运化水湿和水谷精微，若脾胃受病，则饮食入胃之后，水谷不化，精微不布，清浊不分，合污而下，致成泄泻。故《幼幼集成. 泄泻证治》说：“夫泄泻之本，无不由于脾胃。盖胃为水谷之海，而脾主运化，使脾健胃和，则水谷腐化而为气血以行荣卫。若饮食失节，寒温不调，以致脾胃受伤，则水反为湿，谷反为滞，精华之气不能输化，乃至合污下降，而泄泻作矣。”

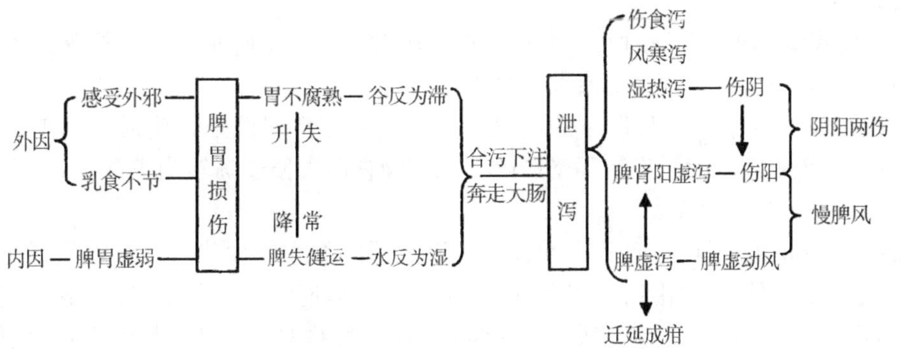

图 10-3　病因病机示意

1. 感受外邪　小儿脏腑柔嫩，肌肤薄弱，冷暖不知自调，易为外邪侵袭而发病。外感风、寒、暑、热诸邪常与湿邪相合而致泻，盖因脾喜燥而恶湿，湿困脾阳，运化失职，湿盛则濡泻，故前人有“无湿不成泻”“湿多成五泻”之说。由于时令气候不同，长夏多湿，故外感泄泻以夏秋多见，其中又以湿热泻最常见，风寒致泻则四季均有。

2. 乳食不节　小儿脾常不足，运化力弱，饮食不知自节，若调护失宜，乳哺不当，饮食失节或不洁，过食生冷瓜果或难以消化之食物，皆能损伤脾胃，发生泄泻。如《素问·痹论》所说：“饮食自倍，肠胃乃伤。”小儿易为食伤，发生伤食泻，在其他各种泄泻证候中亦常兼见伤食证候。

3. 脾胃虚弱　小儿素体脾虚，或久病迁延不愈，脾胃虚弱，胃弱则腐熟无能，脾虚则运化失职，因而水反为湿，谷反为滞，不能分清别浊，水湿水谷合污而下，而成脾虚泄泻。亦有暴泻实证，失治误治，迁延不愈，如风寒、湿热外邪虽解而脾胃损伤，转成脾虚泄泻者。

4. 脾肾阳虚　脾虚致泻者，一般先耗脾气，继伤脾阳，日久则脾损及肾，造成脾肾阳虚。阳气不足，脾失温煦，阴寒内盛，水谷不化，并走肠间，而致澄澈清冷，洞泄而下的脾肾阳虚泻。病机为脾胃运化失常，清浊相干，并走大肠。

病变脏腑在脾胃：无论是外感、食伤、还是正虚，其共同的病理变化，都是脾主运化的功能失常。脾胃升降失司，精华糟粕不分，清浊合污下流，是形成泄泻的基本机制。病理因素为湿滞：外感暑热或风寒，皆夹湿；乳食内停酿生湿浊；脾胃虚弱湿自内生。脾喜燥恶湿，湿困中焦，运化失司，下泄作泻。

由于小儿稚阳未充、稚阴未长，患泄泻后较成人更易于损阴伤阳发生变证。重症泄泻患儿，泻下过度，易于伤阴耗气，出现气阴两伤，甚至阴伤及阳，导致阴竭阳脱的危重变证。若久泻不止，脾气虚弱，肝旺而生内风，可成慢惊风；脾虚失运，生化乏源，气血不足以荣养脏腑肌肤，久则可致疳病。

（二）诊断

1. 辨病

（1）诊断要点。

①大便次数增多，每日超过 3 ~ 5 次，多者达 10 次以上，呈淡黄色，如蛋花汤样，或黄绿稀溏，或色褐而臭，可有少量黏液。或伴有恶心，呕吐，腹痛，发热，口渴等症。

②有乳食不节，饮食不洁或感受时邪病史。

③重症腹泻及呕吐严重者，可见小便短少，体温升高，烦渴神疲，皮肤干瘪，囟门凹陷，目眶下陷，啼哭无泪等脱水征，以及口唇樱红，呼吸深长，腹胀等酸碱平衡失调和电解质紊乱的表现。

④大便镜检可有脂肪球或少量白细胞、红细胞。

⑤大便病原体检查可有致病性大肠埃希菌或病毒检查阳性等。

在正常情况下，婴儿大便次数比成人多，特别是母乳喂养的婴儿，大便呈糊状，质地稠匀，每天 2 ~ 4 次，食欲良好，精神正常，无呕吐、无发热等症状。泄泻患儿的大便次数较平常明显增多，大便质地的变化较次数的增加更为重要，如果大便次数虽然增加不明显，但大便内水分增多，质地稀薄，甚至如水样，精神萎软，亦当诊断为泄泻。

（2）鉴别诊断。

1）痢疾：大便稀，有黏冻或脓血，便次增多，里急后重，腹痛明显。大便常规检查红细胞、白细胞均多，可找到吞噬细胞；大便培养有痢疾杆菌生长。

2）生理性腹泻：多见于 6 个月以下的小儿，外观虚胖，常伴湿疹，生后不久就腹泻，除大便次数增多外，食欲好，无呕吐，生长发育不受影响。添加辅食后大便逐渐转为正常。

2. 辨证

（1）辨病因：不同的病因可导致不同的证型，以及不同的大便性状。一般大便稀溏夹乳凝块或食物残渣，气味酸臭，或如败卵，多由伤乳伤食所致。大便清稀多泡沫，色淡黄，臭气不甚，多由风寒引起。水样或蛋花汤样便，量多，色黄褐，气秽臭，或见少许黏液，腹痛时作，多是湿热所致。大便稀薄或烂糊，色淡不臭，多食后作泻，是为脾虚所致。大便清稀，完谷不化，色淡无臭，多属脾肾阳虚。

（2）辨轻重：大便次数一般不超过10次，精神尚好，无呕吐，小便量可，属于轻证。泻下急暴，次频量多，神萎或烦躁，或有呕吐，小便短少，属于重证。若见皮肤干枯，囟门凹陷，啼哭无泪，尿少或无，面色发灰，精神萎靡等，则为泄泻的危重变证。

（3）辨虚实：泄泻病程短，泻下急暴，量多腹痛，多属实证。泄泻日久，泻下缓慢，腹胀喜按，多为虚证。迁延日久难愈，泄泻或急或缓，腹胀痛拒按者，多为虚中夹实。

（三）治则

泄泻治疗，以运脾化湿为基本法则。泄泻有虚有实，实证之湿，有寒湿、湿热之分，因此，祛除湿邪又有温化寒湿、清化湿热之别。虚证之湿，多由脾虚不能化湿，须用健脾化湿，若脾肾阳气不足者，则用温阳化湿之法。化湿必须使邪有出路，燥湿于中，选用芳香辟秽之品，使其消于无形；渗湿于下，选用淡渗利水之品，使其从小便而去。辨证时，实证以驱邪为主，根据不同的证型分别治以消食导滞，祛风散寒，清热利湿。虚证以扶正为主，分别治以健脾益气，补脾温肾。泄泻变证，分别治以益气养阴、酸甘敛阴，育阴回阳、救逆固脱。本病除内服药外，还常使用外治、推拿、针灸等法治疗。

（四）辨证论治

泄泻的治疗，以运脾化湿为基本法则。实证以驱邪为主，根据不同的证型分别治以清肠化湿、祛风散寒、消食导滞。虚证以扶正为主，分别治以健脾益气、补脾温肾。泄泻变证，总属正气大伤，分别治以益气养阴、酸甘敛阴、护阴回阳、救逆固脱。虚中夹实宜扶正祛邪，补中有消或消中有补，消补兼施。有伤阴、伤阳证者，宜养阴温阳。

1. 湿热泻

[证候]大便水样，或如蛋花汤样，泻下急迫、量多次频，气味秽臭，或见少许黏液，腹痛时作，或伴呕恶，或发热烦躁，口渴，小便短黄，舌质红，苔黄腻，脉滑数。

[治法]清肠解热，化湿止泻。

[主方]葛根黄芩黄连汤加减。

葛根12g，黄芩10g，黄连3g，苍术7g，川朴7g，车前子10g，火炭母草10g，滑石18g，薏苡仁12g，甘草3g。每日1剂，水煎服。（以5岁为例）

2. 风寒泻

[证候]大便清稀，夹有泡沫，臭气不甚，或肠鸣腹痛，或伴恶寒发热，鼻流清涕，咳嗽，舌质淡，苔薄白，脉浮紧，指纹淡红。

[治法]疏风散寒，化湿和中。

[主方]藿香正气散加减。

藿香8g（后下），苏叶7g，陈皮3g，苍术7g，茯苓10g，川朴7g，法半夏9g，大腹皮10g，白芷6g，甘草3g。每日1剂，水煎服。（以5岁为例）

3. 伤食泻

[证候]大便稀溏，夹有乳凝块或食物残渣，气味酸臭，或如败卵，脘腹胀满，便前腹痛，泻后痛减，腹痛拒按，嗳气酸馊，或有呕吐，不思乳食，夜卧不安，苔白厚腻，或微黄，脉滑实，指纹滞。

[治法]运脾和胃，消食化滞。

[主方]保和丸加减。

山楂7g，神曲7g，谷芽10g，麦芽10g，莱菔子10g，陈皮3g，茯苓10g，法半夏7g，连翘10g，砂仁4g（后下），苍术7g，甘草3g。每日1剂，水煎服。（以5岁为例）

4. 脾虚泻

[证候]大便稀溏，色淡不臭，多于食后作泻，时轻时重，面色萎黄，形体消瘦，神疲倦怠，舌淡苔白，脉缓弱，指纹淡。

[治法]健脾益气，助运止泻。

[主方]参苓白术散加减。

太子参12g，茯苓10g，白术9g，山药12g，扁豆12g，莲子10g，砂仁6g（后下），薏苡仁15g。

每日1剂，水煎服。（以5岁为例）

5. 脾肾阳虚泻

[证候]久泻不止，大便清稀，澄澈清冷，完谷不化，或见脱肛，形寒肢冷，面色苍白，精神萎靡，睡时露睛，舌淡苔白，脉细弱，指纹色淡。

[治法]温补脾肾，固涩止泻。

[主方]附子理中汤合四神丸加减。

制附子3g，人参6g，白术9g，炙甘草3g，补骨脂10g，肉豆蔻6g，吴茱萸6g，五味子6g，大枣6g。每日1剂，水煎服。（以5岁为例）

6. 气阴两伤

[证候]泻下无度，次频量多，质稀如水，精神萎靡或心烦不安，眼窝及囟门凹陷，皮肤干燥，啼哭泪少，口渴引饮，小便短少，甚至无尿，唇红面干，舌红津少，苔少或无苔，脉细数。

[治法]健脾益气，酸甘敛阴。

[主方]人参乌梅汤加减。

人参5g，乌梅6g，莲子10g，山药12g，甘草3g，白术9g，茯苓12g。每日1剂，水煎服。（以5岁为例）

7. 阴竭阳脱

[证候]泻下不止，次频量多，精神萎靡，表情淡漠，面色青白或苍白，哭声微弱，啼哭无泪，尿少或无，四肢厥冷，舌淡无津，脉沉细欲绝。

[治法]挽阴回阳，救逆固脱。

[主方]生脉散合参附龙牡救逆汤加减。

麦冬10g，五味子3g，制附子3g，人参6g，龙骨15g（先煎），牡蛎15g（先煎），白芍10g，甘草3g，茯苓12g，白术10g，怀山药12g。每日1剂，水煎服。（以5岁为例）

（五）随证处理

1. 常证

（1）在湿热泻证型中，热重泻频加鸡苏散10g，辣蓼10g，马鞭草10g；发热口渴加生石膏10g，芦根10g；湿重水泻加车前子10g，苍术10g；泛恶苔腻加藿香5g，佩兰5g；呕吐加竹茹10g，半夏5g；腹痛加木香5g；纳差加焦山楂10g，焦神曲10g。

（2）在风寒泻证型中，大便质稀色淡，泡沫多，加防风炭10g；腹痛甚，里寒重，加干姜5g，砂仁（后下）5g，木香5g；腹胀苔腻，加大腹皮5g，厚朴5g；夹有食滞者，去甘草、大枣，加焦山楂10g，鸡内金10g；小便短少加泽泻10g，车前子10g；恶寒鼻塞声重加荆芥10g，防风10g。

（3）在伤食泻证型中，腹痛加木香5g，槟榔10g；腹胀加厚朴5g，莱菔子10g；呕吐加藿香5g，生姜5g。

（4）脾虚泻中，胃纳呆滞，舌苔腻，加藿香5g，苍术10g，陈皮5g，焦山楂10g；腹胀不舒加木香5g，乌药10g；腹冷舌淡，大便夹不消化物，加炮姜5g；久泻不止，内无积滞者，加煨益智仁10g，肉豆蔻10g，石榴皮10g。

（5）在脾肾阳虚泻证型中，脱肛加炙黄芪10g，升麻10g；久泻滑脱不禁加诃子5g，石榴皮10g，赤石脂10g。

（6）小儿泄泻虽然可分风寒、伤食、湿热、脾虚、脾肾阳虚等不同证型，然各型之间常相互交织。风寒、脾虚泻易夹食，伤食泻又多外感风寒，湿热泻多伤暑，因此，治疗时要分清主次，相互兼顾。

2. 变证　在气阴两伤证型中，泻下不止加山楂炭10g，诃子5g，赤石脂10g；口渴引饮加石斛10g，玉竹10g，天花粉10g，芦根10g；大便热臭加黄连3g，辣蓼5g。

（六）预后转归

轻型腹泻无明显口干、眼窝凹陷、前囟凹陷、尿少、皮肤弹性差等脱水症状者预后较好。生理性腹泻和“秋季腹泻”一般预后良好。但应注意慢性迁延性腹泻影响婴儿对营养物质吸收，使婴儿抵抗力降低，易患各种感染性疾病，这不仅影响生长发育，还会由于并发症而发生危险。重型腹泻大便次数多，常伴频繁呕吐、精神萎靡、高热、腹胀、脱水症状等，应特别警惕。脱水、酸中毒和电解质紊乱都会对机体造成严重影响，如不及时抢救就会发生生命危险，因此应及时就医。

本病转归主要取决于素体脾胃强弱，治疗迟早得当，以及感邪轻重性质。感受暑热湿邪最易传变，其结果，或暑邪化火，内陷心包；或泻下不止，伤阴伤阳。另大泻不止，伤及脾阳，土虚水旺又可见慢脾风。

（七）预防与调护

（1）注意饮食卫生，食品应新鲜、清洁，不吃变质食品，不要暴饮暴食。饭前、便后要洗手，乳具、食具要卫生。

（2）提倡母乳喂养，不宜在夏季及小儿有病时断奶，遵照添加辅食的原则，注意科学喂养。

（3）避免长期滥用广谱抗生素，以防止难治性肠道菌群失调所致的腹泻。

（4）加强户外活动，注意气候变化，防止感受外邪，避免腹部受凉。

（5）适当控制饮食，减轻脾胃负担。对吐泻严重及伤食泄泻患儿暂时禁食，以后随着病情好转，逐渐增加饮食量。忌食油腻、生冷、污染及不易消化的食物。

（6）保持皮肤清洁干燥，勤换尿布。每次大便后，要用温水清洗臀部，扑上爽身粉，防止发生红臀。

（7）密切观察病情变化，及早发现泄泻变证。

（八）疗效评定

1. 治愈　大便成形，全身症状消失。大便镜检无异常，病原学检查阴性。

2. 好转　大便次数及水分减少，全身症状改善。大便镜检脂肪球或红、白细胞偶见。

3. 未愈　大便次数及水分未改善，或症状加重。

二、名家名方

（一）罗笑容——苍蚕止泻汤治疗脾虚泄泻

组成：苍术 6g，蚕砂 6g，炒麦芽 12g，山楂炭 7g，炒扁豆 12g，云苓皮 12g，石榴皮 7g，白芍 10g，党参 10g。

主治：脾虚泄泻或久泻不愈证。症见大便溏，食后即泻，气味微腥不臭，面色萎黄，形体消瘦，神疲倦怠，舌质淡，苔白，脉缓滑。

加减：腹胀不适者，加厚朴、香附以理气止痛；腹痛甚者，加广木香（后下）以行气止痛；久泻不止者，加诃子收敛止泻；胃纳积滞、苔腻白者，加藿香、陈皮以芳香化湿、消食助运；尿少者，加泽泻利小便以实大便。

（二）秦廉泉——桃仁山楂止泻汤治疗乳食所伤泄泻

组成：桃仁 6g，山楂 10g，枳壳 6g，神曲 6g，白术 6g，茯苓 6g，陈皮 3g，鸡内金 5g。

主治：乳食所伤而酿成泄泻或完谷不化之证。症见脘腹胀满，腹痛腹泻，泻后痛减，便色黄白相兼，水谷夹杂，苔白厚腻。

（三）周慕新——加减五苓散治疗脾虚湿困泄泻

组成：茯苓 6g，猪苓 6g，泽泻 6g，白术 6g，扁豆 15g，车前子 10g，怀山药 15g。

主治：脾虚湿困泄泻。长夏季节，感受暑湿之邪，脾被湿困，饮食不能运化，水湿停蓄在内，合污下降，而成泄泻。

（四）周炳文——香葛合剂治疗湿热泄泻

组成：香薷 3g，扁豆 6g，厚朴 3g，葛根 9g，黄芩 5g，黄连 3g，木瓜 9g，甘草 3g。

主治：湿热泄泻。症见高热吐泻，其泻如倾，烦渴肛赤，肠鸣腹痛，小便短赤，舌红，苔黄，脉数，指纹浮露。

方解：葛根清热解肌升清，香薷、扁豆、厚朴除湿化浊，黄芩、黄连清热燥湿苦味坚肠，木瓜酸温而涩，兼有收敛肠道之力。

（五）张介安——家传六味止泻散随症加减治泄泻

组成：白术 10g，泽泻 10g，茯苓 10g，猪苓 10g，车前子 10g，木瓜 6g。

主治：小儿各型泄泻，但需根据病之因、性、时令不同而随症加减。

加减：腹泻兼外感风寒，加苏叶、姜夏；兼呕吐者，可加砂仁、藿香；伴有发烧，口渴者，加葛根、柴胡；若泄泻后坠胀夹白色黏液、苔厚腻者，主方胃苓汤研末泡服；如遇夏季泄泻，口渴喜饮，苔薄白，舌质淡，加鲜藿香、扁豆等；泄泻日久，便见绿色，四肢不温，脾肾阳虚，宜参苓白术散化裁。

（六）何炎迁——加味缩脾饮治湿泻

组成：葛根（湿纸裹煨）9g，扁豆炒微黄 15g，炙草 3g，草果 5g，砂仁 5g，乌梅肉 3g，白术（土炒）12g，车前子（炒）9g。

主治：脾虚湿困之泄泻，症见泄泻溏薄，黄白相兼，如蛋花样，腹满肠鸣，时有阵痛，面黄，倦怠，小便不利，口渴，多饮则呕，脉濡细或缓滞，其舌多淡，苔滑腻而薄或厚。

（七）罗笑容——加味葛根芩连汤治湿热泻

组成：葛根 10g，黄芩 7g，黄连 3g，泽泻 10g，甘草 3g，茯苓 12g，厚朴 7g。

主治：因伤风夹热积，由于喂养不当，积食生热，或再兼感暑邪，蕴结肠胃，内外相并而发为泄泻者。症见水样稀便，色黄气臭，腹痛即泻，暴注下迫，身热口渴，烦躁不安，小便短赤，舌质红苔黄腻，脉细数。

（八）钱育寿——自拟方治湿困泻

组成：藿梗 10g，苍术 10g，茯苓 10g，苏梗 10g，陈皮 6g，扁豆衣 10g，白蔻仁 6g，泽泻 10g，藕节 10g。

主治：小儿泄泻，由于小儿脏腑娇嫩，脾常不足，内湿困住脾运。

加减：若兼有外邪，发热流涕者，加鸡苏散、防风，解表祛邪；湿热相兼或热重于湿，暴注下迫，泻下如蛋花水样者，加葛根、黄芩、黄连、甘草，或用马齿苋、地锦草，以清肠止泻；兼有食积者，选加山楂、谷芽、麦芽、鸡内金、神曲，以消导助运；素体脾胃不健，中气虚弱者，加太子参，苍术改为白术；若脾阳素虚，泄泻二周不止，舌质淡嫩者，加炮姜以温脾止泻；对久泻滑脱不固者，加赤石脂或罂粟壳，以涩肠固脱；若有伤阴伤阳变证者，则宗急则治其标，综合权治。

（九）单方验方

（1）神曲、茯苓、焦山楂、焦麦芽各 9g，炙鸡内金 3g，加水 100mL，煎成 30mL。每日 1 剂，分 3 次服。用于伤食泻。

（2）绿茶叶 3g，食盐 0.5 ~ 1g，白糖 20g，加水适量，煎成 200mL。每日 1 剂，分次饮服。用于气阴两伤泻。

（3）地锦草、辣蓼革各 30g，水煎服。每日 1 剂，分次饮服。用于湿热泄泻。

（4）苍耳草根、凤尾草各 30g，水煎服。每日 1 剂，分次饮服。用于湿热泄泻。

（5）石榴皮 9g，水煎加红糖服。每日 1 剂，用于久泻无积滞者。

（6）车前草 15g，马齿苋 15g，蒲公英 15g，水煎服。每日 1 剂，分次饮服。用于湿热泻。

（7）车前子（炒）研末，每服 3 ~ 6g，日服 3 次，用于水泻如注者。

第四节　白血病

一、概述

白血病是指造血组织中某一血细胞系统恶性增生，进入血流并浸润到各组织和器官，从而引起一系列临床表现的恶性血液病，是我国最常见的小儿恶性肿瘤。任何年龄均可发病，我国 <10 岁小儿发生率为（3 ~ 4）/10 万，男性高于女性。90% ~ 95% 以上为急性白血病，慢性白血病仅占 3% ~ 5%。

医对本病称“血痨”，急性者称“百日痨”等。

二、中医病因病机

中医认为本病病因为机体正气不足，易受毒邪侵袭，久之伏于骨髓，伤精动血，则出现出血证。也有人认为外感时邪，毒邪过猛、营血热灼、气滞血瘀形成瘕块，无论是先体虚后感邪，或是先感邪而后体虚，其极期均以本虚、邪实为主要特征。

三、诊断要点

1. 临床表现　如下所述。

（1）起病早期症状：有面色苍白、精神不振、乏力、食欲低下、鼻出血等，少数以发热和骨关节痛为首发症状。

（2）发热：多数起病时有发热，热型不定。

（3）贫血：出现较早，并随病情发展而加重。主要是由于骨髓造血干细胞受到抑制所致。

（4）出血：以皮肤和黏膜出血多见，表现为紫癜、瘀斑、鼻衄、齿龈出血、消化道出血和血尿。偶有颅内出血，为引起死亡的重要原因之一。在各类型白血病中，以 M3 型白血病的出血最为显著。

（5）脏器浸润：骨痛、关节痛、肝、脾和淋巴结肿大；腮腺、皮肤黏膜、神经系统、睾丸、卵巢及其他系统和器官等均可有浸润而出现相应症状和体征。

2. 辅助检查　如下所述。

（1）外周血象：血红蛋白、红细胞和血小板减少，多为正细胞正色素性贫血，网织红细胞多较低，白细胞升高占 50% 以上，分类可见数量不等的幼稚细胞。

（2）骨髓象：为诊断本病主要依据。骨髓大多增生活跃，少数增生低下，分类示某系细胞原始及早幼阶段细胞过度增生，幼红细胞和巨核细胞减少。具备发热、出血、骨痛、肝脾淋巴结肿大等白血病细胞浸润临床表现即应高度怀疑白血病，但确诊均必须以骨髓检查结果为准。

四、鉴别诊断

1. 再生障碍性贫血　本病血象呈全血细胞减少；肝、脾、淋巴结不肿大；骨髓有核细胞增生低下，无幼稚白细胞增生。

2. 传染性单核细胞增多症　本病肝、脾、淋巴结常肿大；白细胞数增高并出现异型淋巴细胞，易与急性淋巴细胞白血病混淆。但本病病程经过一般良好，血象多于 1 个月左右恢复正常；血清嗜异性凝集反应阳性；骨髓无白血病改变。

3. 类白血病反应　为造血系统对感染、中毒和溶血等刺激因素的一种异常反应，以外周血出现幼稚白细胞或白细胞数增高为特征。当原发疾病被控制后，血象即恢复正常。此外，血小板数多正常；白细胞中有中毒性改变，如中毒颗粒和空泡形成；中性粒细胞碱性磷酸酶积分显著增高等，可与白血病区别。

4. 风湿性关节炎　有发热、关节疼痛症状者易与风湿性关节炎混淆，须注意鉴别。

五、中医诊治要点

1. 虚损　如下所述。

（1）气血双亏：面色苍白，精神萎靡，少动，纳呆。较大儿童自诉头晕耳鸣或兼轻度鼻衄，紫癜，肝脾淋巴结肿大，舌淡，苔薄白，脉细数。

治法：补益气血，调和营卫。

方药：八珍汤、当归补血汤加减。常用药：人参、茯苓、猪苓、冬虫夏草、当归、川芎、白芍、地黄、黄芪、枸杞子、黄精、菟丝子等。

（2）心脾气虚：见于病初及治疗过程中。主要要表现为面色苍白，精神萎靡，烦躁，哭闹，纳差，睡眠不安，腹胀，便溏。较大儿童诉心悸，气短，舌淡，苔白，脉细数。

治法：健脾养心，调和气机。

方药：归脾汤加减。常用药：当归、黄芪、人参、茯神、远志、木香、白术、酸枣仁、大枣、桂圆肉、柏子仁等。

（3）肝肾阴虚：多见于病情缓解的中后期。主要表现为软弱无力，手足心发热。较大儿童诉头晕目眩、耳鸣，口干，腰膝酸软，五心烦热，舌嫩，无苔，脉弦细或数。

治法：滋肝肾，补阴阳，调气血。

方药：一贯煎、地黄丸加减。常用药：沙参、天冬、麦冬、地黄、枸杞子、丹皮、山茱萸、茯苓、泽泻、山药、地骨皮、鳖甲、青蒿、白薇等。肝脾淋巴结肿大者用膈下逐瘀汤、鳖甲煎丸，酌加乳香、没药、莪术、穿山甲、山慈姑等；若瘰疬癥瘕选用：山豆根、猪苓、豨莶草、焦栀子、紫丹参、蚤休、半枝莲，白花蛇舌草、夏枯草、山慈姑、土茯苓、徐长卿、黄药子、青黛等；若出血选用大蓟、小蓟、仙鹤草、三七、蒲黄、茜草、侧柏炭、槐花、地榆等。

2. 热证如下所述。

（1）卫分热证：发热，微恶风寒，咽干痛，或口渴，咳嗽，痰少或有泡沫痰，或有轻度鼻衄，少数可见紫癜，苔白或微黄脉浮数。

治法：辛凉解表，清热去邪。

方药：银翘散、银翘解毒汤加减。常用药：金银花、连翘、桔梗、薄荷、荆芥、牛蒡子、桑叶、菊花、芦根、杏仁、竹叶、虎杖、板蓝根、大青叶、山豆根、淡豆豉、生甘草等。

（2）气分热证：壮热汗出，胸痛咳嗽，咽痛口臭，口渴引饮，部分患儿有牙龈肿胀，口腔糜烂，烦躁，大便干结或溏稀，或有关节剧痛，舌干，苔黄或白而厚腻，脉洪大。

治法：清热救津。

方药：白虎汤、宣白承气汤或葛根芩连汤加减。若气分湿热则用三仁汤和藿香正气散加减。常用药：石膏、知母、甘草、粳米、连翘、金银花、大青叶、山豆根、板蓝根、黄芩、黄连、瓜蒌皮、大黄、藿香、佩兰、石菖蒲、薏苡仁、白豆蔻、人参。

（3）营分热证：高热不退，午后尤甚，烦乱不安，或有谵语，或头痛如裂，吐若喷射，甚者神志不清，项背强直，抽搐，惊悸，舌绛干，脉数。

治法：清心开窍，凉营透热。

方药：清营汤、清宫汤加减。常用药：玄参、莲子心、竹叶、连翘、麦冬、水牛角、丹参、生地、黄连、金银花、紫雪丹、至宝丹等。

（4）血分热证：高热，不寐，躁扰，烦乱，鼻衄，紫癜弥漫或有吐血便血，或突然昏迷，喉间痰鸣，尿闭，舌绦或紫瘀，脉细数。

治法：凉血、熄风、解毒。

方药：用犀角地黄汤加止血清热药。有瘀证者配合血府逐瘀汤加减。常用药：水牛角、生地、芍药、丹皮、茜革、紫珠叶、仙鹤草、侧柏叶、地榆、大蓟、小蓟、红花、桃仁、川芎、赤芍、丹参、柴胡、枳壳、桔梗、甘草。必要时可兑服安宫牛黄丸。

（5）虚热：持续发热，骨蒸盗汗，五心烦热，日晡加重，头晕神倦，咽干气粗，舌光无苔，脉细数。

治法：育阴潜阳，或益气退热，或养血退热，并配合清热祛邪、除秽解毒。

方药：阴虚以拯阴理劳汤、青蒿鳖甲煎及大补阴丸加减。药物酌选：人参、麦冬、五味子、当归、白芍、生地、丹皮、青蒿、鳖甲、知母、柴胡、地骨皮、薏苡仁、莲子、陈皮、甘草；阳虚，以补中益气汤加减。升麻、柴胡、当归、黄芪、人参、白术、大枣、陈皮、甘草、紫河车等。热毒郁积、气血瘀阻、肝脾、淋巴结肿大者，宜在清热解毒基础上配合软坚散结。

以上方药每日 1 剂，水煎分 3 ~ 6 次服。

六、预后

近十年来由于化疗的不断改进，急性淋巴细胞白血病已不再被认为是致死性疾病，5 年无病生存率达 70%甚至 80% 以上；急性非淋巴细胞白血病的初治完全缓解率亦已达 80%，5 年无病生存率为 40% ~ 60%。

参考文献

[1] 张嵘，张晨．孤独症谱系障碍［M］．北京：北京大学医学出版社，2018.
[2] 许峰．实用儿科机械通气操作手册［M］．北京：人民卫生出版社，2018.
[3] 刘湘云，陈荣华，赵正言．儿童保健学［M］．南京：江苏科学技术出版社，2017.
[4] 许尤佳，杨京华．中西医结合儿科学［M］．北京：科学出版社，2018.
[5] 马路一．儿科急危重症［M］．北京：中国协和医科大学出版社，2018.
[6] 朱翠平．儿科急症救治临床指引［M］．北京：人民卫生出版社，2018.
[7] 李晓捷．实用儿童康复医学［M］．北京：人民卫生出版社，2016.
[8] 申昆玲，黄国英．儿科学［M］．北京：人民卫生出版社，2016.
[9] 罗小平，刘铜林．儿科疾病诊疗指南［M］．北京：科学出版社，2016.
[10] 赵正言，顾学范．新生儿遗传代谢病筛查［M］．北京：人民卫生出版社，2015.
[11] 毛定安，易著文．儿科诊疗精粹［M］．北京：人民卫生出版社，2015.
[12] 王龙梅，于酩．中西医结合儿科［M］．北京：中国中医药出版社，2016.
[13] 朱玲玲，吴震．儿科学［M］．北京：科学出版社，2015.
[14] 孙宁，郑珊．小儿外科学［M］．北京：人民卫生出版社，2015.
[15] 陈树宝．小儿心脏病学前沿：新技术与新理论［M］．北京：科学出版社，2015.
[16] 赵祥文．儿科急诊医学［M］．北京：人民卫生出版社，2015.
[17] 王晓东，余海燕，刘兴会．出生缺陷的产前诊断与围生期处理［M］．成都：四川大学出版社，2015.
[18] 江载芳，申昆玲，沈颖．诸福棠实用儿科学［M］．北京：人民卫生出版社，2015.
[19] 李德爱，陈志红，傅平．儿科治疗药物的安全应用［M］．北京：人民卫生出版社，2015.
[20] 李杨，彭文涛，张欣．实用早产儿护理学［M］．北京：人民卫生出版社，2015.
[21] 赵春，孙正芸．临床儿科重症疾病诊断与治疗［M］．北京：北京大学医学出版社，2015.
[22] 陈忠英．儿科疾病防治［M］．北京：第四军医大学出版社，2015.
[23] 李秋．儿科临床手册．北京：人民卫生出版社，2014.
[24] 苏林雁．儿童神经医学．长沙：湖南科技出版社，2014.
[25] 江载芳．实用小儿呼吸病学．北京：人民卫生出版社，2010：23-57.
[26] 毛萌．中国儿童保健专科：特色与发展．中华儿科杂志，2015（12）：881-883.
[27] 中华医学会儿科学分会．儿科呼吸系统疾病诊疗规范．北京：人民卫生出版社，2015.
[28] 罗小平，刘铜林．儿科疾病诊疗指南，第 3 版．北京：科学出版社，2017.
[29] 童梅玲．儿童视力筛查．临床儿科杂志，2016，34（2）：159-160.